眼科ケーススタディ
網膜硝子体

編集

吉村　長久　京都大学大学院眼科学 教授
喜多美穂里　兵庫県立尼崎病院 眼科部長

執筆（五十音順）

大谷　篤史　京都大学大学院眼科学 講師
喜多美穂里　兵庫県立尼崎病院 眼科部長
木村　英也　医療法人社団誠明会 永田眼科 副院長
辻川　明孝　京都大学大学院眼科学 講師
西嶋　一晃　京都大学大学院眼科学
野中　淳之　京都大学大学院眼科学
板谷　正紀　京都大学大学院眼科学 准教授
宮本　和明　京都大学大学院眼科学 講師
吉村　長久　京都大学大学院眼科学 教授

医学書院

眼科ケーススタディ　網膜硝子体	
発　行	2010年11月1日　第1版第1刷Ⓒ
編　集	吉村長久, 喜多美穂里
発行者	株式会社　医学書院
	代表取締役　金原　優
	〒113-8719　東京都文京区本郷1-28-23
	電話 03-3817-5600（社内案内）
印刷・製本	横山印刷

本書の複製権・翻訳権・上映権・譲渡権・公衆送信権（送信可能化権を含む）は㈱医学書院が保有します.

ISBN978-4-260-01074-0

JCOPY 〈㈳出版者著作権管理機構　委託出版物〉
本書の無断複写は著作権法上での例外を除き禁じられています.
複写される場合は，そのつど事前に，㈳出版者著作権管理機構
（電話 03-3513-6969，FAX 03-3513-6979，info@jcopy.or.jp）の
許諾を得てください.

序

　1850年代の始めにHelmholtzが検眼鏡を発明して以来，眼底疾患の理解が急速に進行し，1860年代になると，現在私たちが知っている眼底疾患の多くが詳細に記載されるようになりました．近代医学は病理学を裏付けに進歩してきましたが，眼底疾患は他の領域に比較すれば病理学的な裏付けが必ずしも十分には取れないために，検眼鏡所見をGolden standardとして疾患の分類，病態の理解，治療効果の判定が行われてきました．このことは，検眼鏡の発明から160年後の今も変わりがありません．どれほど精密な眼底画像解析が可能となっても，眼底所見を正確に記載することが眼底疾患診断の基礎的な作業であることには些かの揺るぎもありません．

　しかし，走査レーザー検眼鏡，光干渉断層計の眼科臨床への導入以来，これまでの検眼鏡ではとらえることができなかった眼底疾患の新しい臨床像が次々と明らかとなってきました．今後も眼底診断機器はさらに高度化し，新しい機器が導入されて，眼底疾患の理解がさらに深まることが考えられます．

　本書は，代表的な網膜硝子体疾患を題材に，疾患の概念，診断と治療のプロセスを示すとともに，それぞれの疾患について最新の診断機器によって得られる画像をできるだけ多く提示することを試みました．もとより，網膜硝子体疾患のすべてを網羅するような書籍ではありませんが，比較的稀な疾患についても記載をするように心がけましたので，全体を通読いただければ，網膜硝子体疾患のかなりの部分をカバーできるのではないかと思います．

　分担執筆の書籍には分担執筆の，本書のように比較的少人数で作った書籍にはそれなりの長所があります．本書がその特徴を発揮して，読者の皆様の網膜硝子体疾患への理解を深める一助になることを願ってやみません．

　最後に，執筆にご協力いただいた京都大学眼科学教室の皆さん，そして医学書院の方々に厚くお礼を申し上げます．

2010年10月

吉村　長久
喜多美穂里

目次

症例 1	膜形成を伴う黄斑の皺	1
症例 2	黄斑円孔	7
症例 3	糖尿病黄斑浮腫	14
症例 4	黄斑の毛細血管瘤	23
症例 5	突然の中心暗点出現	29
症例 6	橙赤色隆起病巣を伴う黄斑病変	38
症例 7	黄斑の網膜剝離	47
症例 8	若年女性の脈絡膜新生血管	56
症例 9	変性近視	63
症例 10	偶然見つかった網膜出血	71
症例 11	原因不明の硝子体混濁	81
症例 12	硝子体出血による急激な視力低下	89
症例 13	外傷による硝子体出血	99
症例 14	前房蓄膿と網膜出血	105
症例 15	角膜後面沈着物と網膜滲出性病変	113
症例 16	網膜動脈炎	121
症例 17	網膜の白濁を伴う急激な視力低下	128
症例 18	網膜静脈の拡張蛇行	135
症例 19	血管を伴う増殖膜	143
症例 20	若年者の網膜剝離	154
症例 21	高齢者の網膜剝離	158
症例 22	裂孔不明の網膜剝離	164
症例 23	眼底周辺部の無血管野を伴った網膜剝離	171
症例 24	蒼白視神経乳頭	179
症例 25	視神経乳頭腫脹	185
症例 26	視神経乳頭形態異常	192
症例 27	網膜の白点	197
症例 28	幼少時からの夜盲	209
症例 29	原因不明の視野狭窄	218
症例 30	光視症を伴った盲点拡大	224
症例 31	眼底後極部の橙赤色隆起病変	231
付録	蛍光眼底造影検査と光干渉断層計検査	240

出典一覧　253
索引　255

装丁：糟谷一穂

症例 1 膜形成を伴う黄斑の皺

77歳，女性．
主訴：左眼視力低下・変視症
特記すべき既往歴・全身症状なし．家族歴なし．
3年ほど前より徐々に視力低下を自覚していたが，2か月前にテレビを見ていて変視症に気がつく．「ものがゆがんで見えたら黄斑の病気がある可能性があり，専門医を受診したほうがよい」と聞き，当院を受診．

初診時所見

- 視力
  右眼　0.9(1.0p× +0.5D)
  左眼　0.3(0.4p× +0.5D = cyl −0.5D Ax60°)
- 眼圧
  右　14 mmHg，左　16 mmHg
- 眼底所見
  軽度の白内障を認めるも左右差なし．
  左眼眼底検査にて黄斑部にセロハン様に反射する膜様物と網膜皺襞を認める（図1）．また，グリア環が認められる．周辺部を含め，眼底に他の異常所見を認めない．

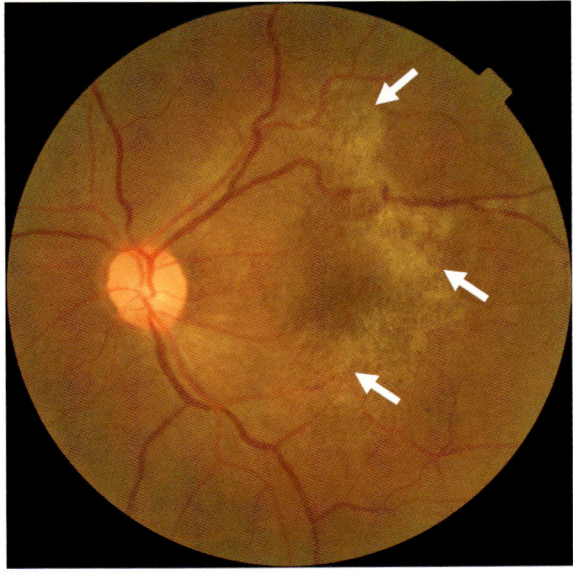

図1　眼底写真（初診時）
黄斑部に比較的厚い膜様物と網膜皺襞を認める（矢印）．

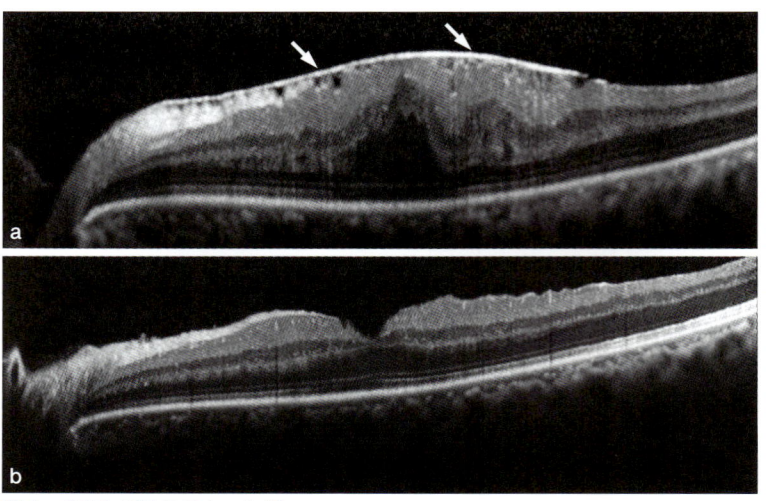

図2　OCT 水平Bスキャン像
a：初診時；黄斑部の網膜表層に膜状構造(矢印)と網膜の著明な肥厚を認める.
b：手術後6か月；黄斑部の肥厚は著しく改善している(平均中心窩厚 381 μm).

検査所見	■ OCT

光干渉断層計 optical coherence tomography(OCT)にて黄斑部の網膜表層に膜状構造と網膜の著明な肥厚を認める(図2a). 平均中心窩厚は 571 μm と正常の3倍弱の肥厚を認めた.

症例の要約	眼底検査で，黄斑部にセロハン様に反射する膜様物と放射状の網膜襞およびグリア環を認め，徐々に進行する視力低下と変視症を訴える高齢女性

鑑別診断	□ 特発性黄斑前膜(特発性黄斑上膜ともいう) □ 続発性黄斑前膜 □ 硝子体黄斑牽引症候群 □ 黄斑偽円孔　macular pseudohole □ 層状(分層)黄斑円孔　lamellar macular hole

診断・治療	検眼鏡による眼底検査で黄斑前膜とグリア環のみを認め，黄斑円孔様所見は認めない. 他の眼底疾患の存在を否定できるため，特発性黄斑前膜と診断した. OCT にて，500 μm を超える中心窩の肥厚を認め，黄斑前膜が視力低下の主たる原因と考えられたため，硝子体手術の適応と判断した. 軽度の白内障もあり，高齢でもあるため，術式は白内障硝子体同時手術として，23ゲージ硝子体手術と水晶体乳化吸引術＋眼内レンズ挿入術を併用したトリプル手術を選択した.

経過	術後黄斑部の肥厚は徐々に改善を認め(平均中心窩厚 381 μm, 図2b)，術後6か月で矯正視力は 1.0 まで回復した.

疾患の理解

特発性黄斑前膜は，50〜60歳以上によくみられる疾患である．

黄斑前膜の診断は，検眼鏡による眼底検査にて容易にできる．グリア環が存在する，すなわち後部硝子体剥離が完成している場合を黄斑前膜とよび，後部硝子体剥離が生じていない場合を硝子体黄斑牽引症候群とよぶ（図3，4）．両者の違いは，後部硝子体膜による黄斑への牽引の有無にある．また，黄斑前膜のうち，他の眼底疾患を伴わない症例を特発性黄斑前膜といい，網膜剥離術後，網膜裂孔レーザー光凝固治療後，ぶどう膜炎，網膜静脈閉塞症，糖尿病網膜症など他の疾患に続発するものを続発性黄斑前膜という．若年者では，続発性が多く，周辺部に血管腫などを認めることもある．

特発性黄斑前膜では，硝子体ゲルと黄斑部が分離しているため硝子体ゲルによる前方牽引は生じず，黄斑前膜の膜収縮による接線方向の牽引のみが働く．一方，硝子体黄斑牽引症候群では硝子体ゲルによる黄斑への前方牽引が病態の本質であり，これに膜収縮による接線方向の牽引を伴う場合もある．ともに，黄斑部は肥厚し，接線方向の牽引により網膜皺襞が生じる．

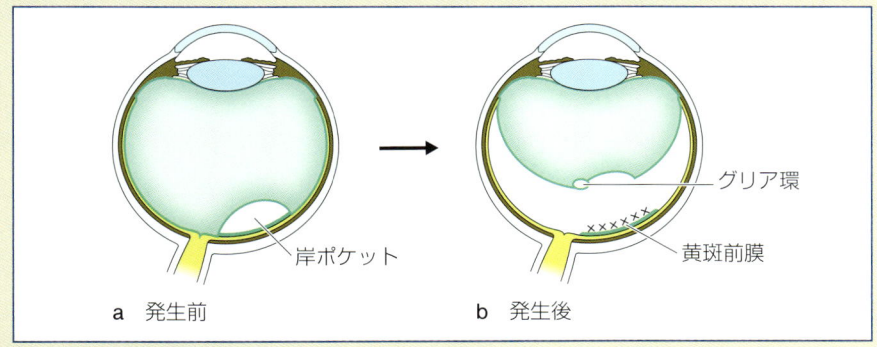

図3 後部硝子体剥離
a：発生前；硝子体にはいわゆる「岸ポケット」があるため，黄斑の硝子体は二重膜構造になっている．
b：発生後；「岸ポケット」の後壁が網膜面に付着したまま後部硝子体剥離が発生する．残存した後壁を場に細胞が増殖し，特発性黄斑前膜が起こると理解すれば病態がわかりやすい．

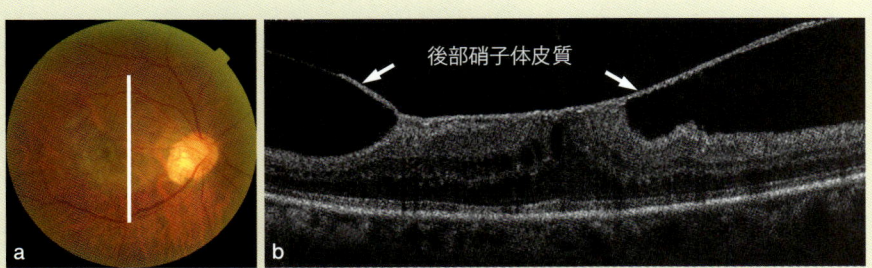

図4 硝子体黄斑牽引症候群
a：カラー眼底写真；特発性黄斑前膜と同様の膜様物を認める．
b：OCT垂直Bスキャン像（aの白矢印の断面）；後部硝子体皮質と網膜面は面状の癒着でつながり後部硝子体剥離は生じていない．特発性黄斑前膜（図2）では後部硝子体皮質が映っていないことに注意．

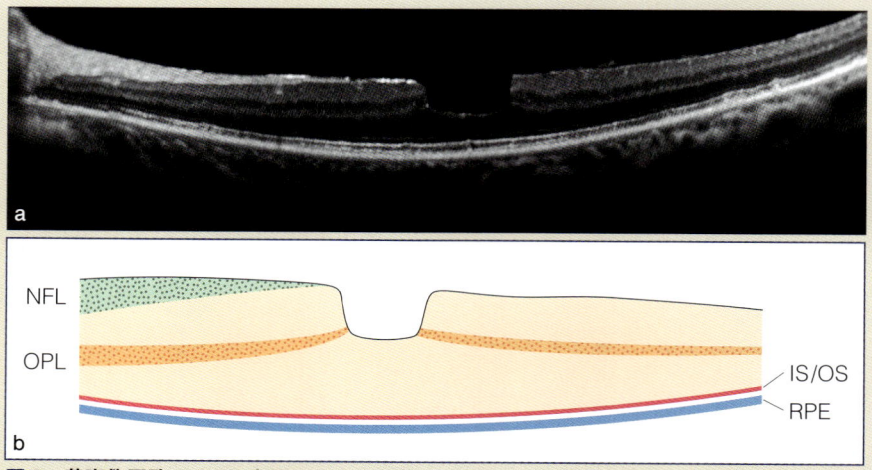

図5 黄斑偽円孔のOCT水平Bスキャン像
a：中心窩に巾着様の陥凹を認める．
b：aのシェーマ．
NFL（nerve fiber layer；網膜神経線維層）
OPL（outer plexiform layer；外網状層）
IS/OS（inner segment/outer segment；視細胞内節・外節境界）
RPE（retinal pigment epithelium；網膜色素上皮細胞）

　黄斑前膜では，時に検眼鏡による眼底検査で中心窩部分に黄斑円孔様の所見を伴うことがある．このような状態は，黄斑偽円孔か層状黄斑円孔のどちらかである．

　黄斑偽円孔 macular pseudohole（図5）では，中心窩以外の黄斑部には牽引がかかっている．黄斑偽円孔は，中心窩のみに膜収縮による牽引がかかっていない黄斑前膜とも考えられるが，黄斑前膜との発生機序の違いは明らかではない．

　一方，層状黄斑円孔 lamellar macular hole（図6）は，病態的には黄斑円孔の亜型と位置づけられる．すなわち，perifoveal posterior vitreous detachment（☞9頁）により中心窩が牽引され，中心窩囊胞様腔やHenle線維層に裂け目cleftが形成されたのち，中心窩外層の離開が生じる前に，中心窩囊胞様腔前壁がはずれて蓋となった状態である．その後，全層円孔に進行する症例もある．

　黄斑偽円孔とのOCT上の決定的な違いは，黄斑円孔にみられる傍中心窩のHenle層の分離 cleft が層状黄斑円孔では認められるのに対して，黄斑偽円孔では認められないことにある（図5）．

　OCTにより黄斑前膜，硝子体黄斑牽引症候群，黄斑偽円孔，層状黄斑円孔の疾患理解が進んだことからわかるように，OCT上の網膜硝子体界面の構造を観察することにより正確な診断が可能になる．また，OCTは検眼鏡的には難しい網膜の肥厚の定量化を可能とし，外科治療後の膜の残存や肥厚の軽減を正確に評価することができる．

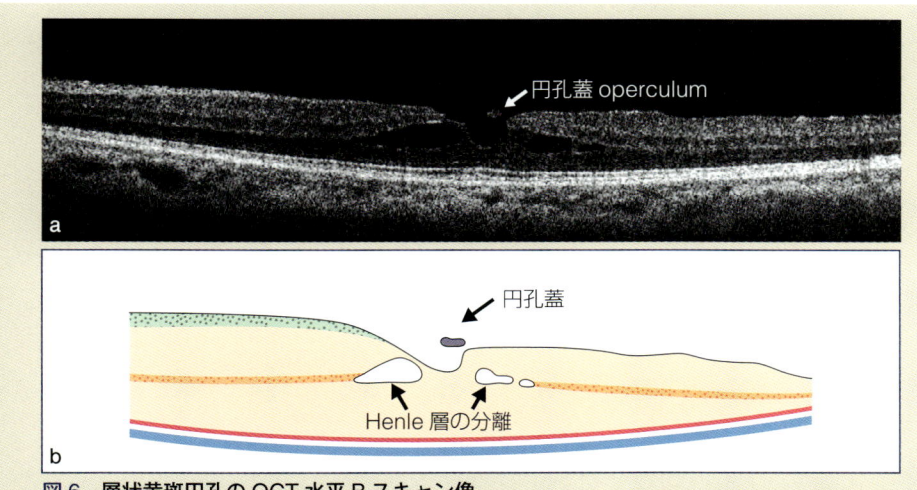

図6 層状黄斑円孔のOCT水平Bスキャン像
a：Henle層の分離の有無に違いがある．黄斑円孔と同様の円孔蓋 operculum を伴っており，両疾患は類縁疾患であることがわかる．
b：Henle層の分離がよくわかる．

今後の管理

黄斑部の網膜厚は軽減はするが，正常値に戻ることはない．視力は月単位で回復するので，ある程度の肥厚の残存は大きな問題とはならない．一方，変視症は必ずしも消失せず，自覚症状の完治は難しいのが現状である．

> **Point** 黄斑の皺襞を生じる主な疾患

☐ 特発性黄斑前膜
☐ 続発性黄斑前膜
☐ 硝子体黄斑牽引症候群
☐ 黄斑偽円孔
☐ 層状黄斑円孔
☐ 低眼圧黄斑症
☐ 特発性黄斑皺襞
☐ 眼窩腫瘍

特発性黄斑前膜の診断は難しいものではない．術前には，術後に残存する可能性のある変視症への説明を十分に行っておくこと，眼底周辺部をよく観察して，二次性の黄斑前膜の可能性を除外しておくことが重要である．OCTは黄斑前膜，硝子体黄斑牽引症候群の診断，病態理解にきわめて有用であり，いまや眼底疾患の診断と治療に必須の機器となった．

前述のように，黄斑前膜，硝子体黄斑牽引症候群，黄斑偽円孔，層状黄斑円孔は，いずれもその発症に硝子体が関与している．これに対し，低眼圧が持続

したときに認められることがある低眼圧黄斑症の発症には硝子体の関与はない．稀ではあるが，明らかな原因なしに黄斑部に皺襞形成が認められることがある．また，眼窩腫瘍で黄斑に皺襞形成を認めることもある．

まとめ

本症例は典型的な特発性黄斑前膜の症例である．硝子体手術によってよい視力が得られたが，変視症が残存している．

Memo 黄斑偽円孔の手術適応

黄斑偽円孔は，一般診療で比較的よくみる疾患である．細隙灯顕微鏡と接触型レンズを用いて眼底を詳細に観察すれば，黄斑円孔のようにpunched outした病変でないことは比較的容易にわかる．

黄斑偽円孔は，前述のように黄斑前膜類似疾患であるが，その手術適応には明確な基準がない．一般的にこの疾患では矯正視力が良好なことが多く，変視症を訴えて来院することが多い．どんなに手術がうまく行っても変視症が残存したり，かえって増強することもあるので黄斑偽円孔の手術適応は慎重にならざるを得ない．

■ 参考文献

特発性黄斑前膜の初期の報告
- Wise GN. Clinical features of idiopathic preretinal macular fibrosis. Schoenberg Lecture. *Am J Ophthalmol*. 1975 ; 79 : 349-357.

硝子体黄斑牽引症候群の自然経過を報告した論文
- Hikichi T, Yoshida A, Trempe CL. Course of vitreomacular traction syndrome. *Am J Ophthalmol*. 1995 ; 119 : 55-61.

黄斑偽円孔および層状黄斑円孔の発生機序をOCT画像により考察した論文
- Haouchine B, Massin P, Tadayoni R, et al. Diagnosis of macular pseudoholes and lamellar macular holes by optical coherence tomography. *Am J Ophthalmol*. 2004 ; 138 : 732-739.

| 症例2 | 黄斑円孔 |

65歳，女性．
主訴：突然の左眼中心暗点
　特記すべき既往歴・全身症状なし．家族歴なし．
　約1か月前より左眼の中心暗点を自覚した．近医を受診し，紹介にて当院受診．

初診時所見

- 視力
  - 右眼　1.0（1.5× +0.25D）
  - 左眼　0.1（n.c.）
- 眼圧
  - 右　15 mmHg，左　16 mmHg
- 眼科所見
  - 前眼部に異常なし．
  - 左眼眼底検査にて黄斑の中央（中心窩）に円孔様所見を認める（図1）．

検査所見

- OCT
  - 円孔蓋 operculum を伴う全層円孔の所見を認める（図2a）．

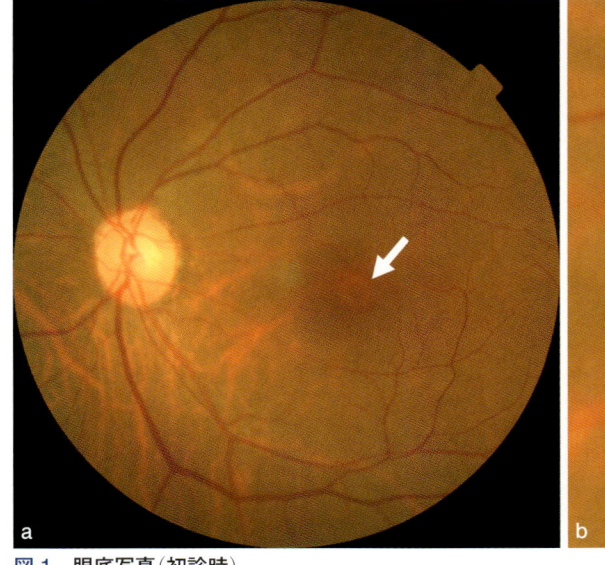 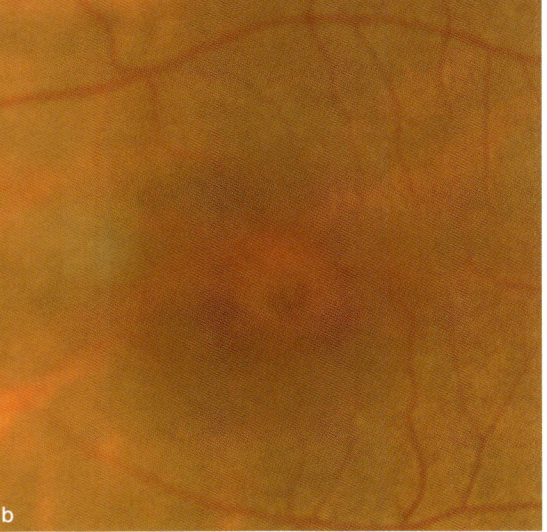

図1　眼底写真（初診時）
a：中心窩に円孔様所見を認める（矢印）．
b：拡大像：円孔の周囲に fluid cuff を認める．

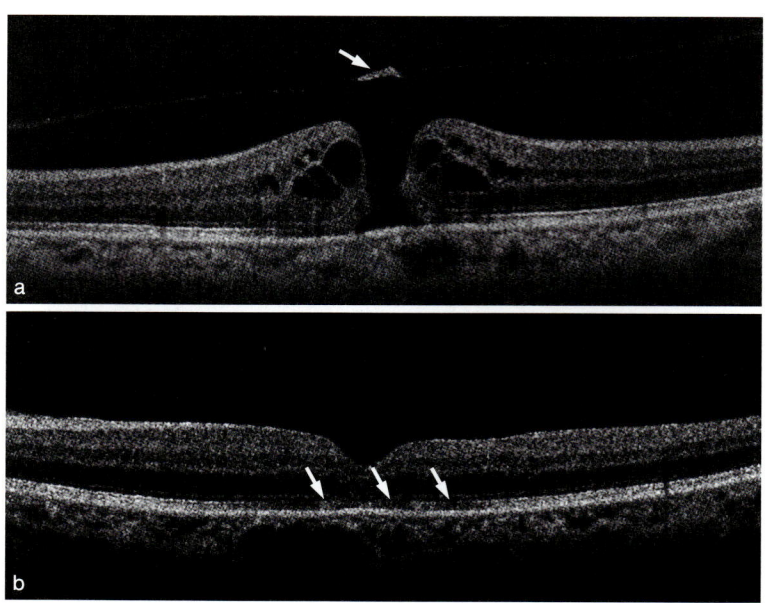

図2 OCTの垂直Bスキャン像
a：初診時；円孔蓋(矢印)を伴う全層円孔の所見を認める．円孔周囲網膜に囊胞様腔が認められる．円孔蓋は，後部硝子体膜につながっている．
b：手術6か月後；黄斑円孔は閉鎖したが中心窩のIS/OSラインの欠損を認める(矢印)．

| 症例の要約 | 突然発症の中心暗点と視力低下を自覚し，OCTで円孔蓋と全層黄斑円孔を認めた高齢女性 |

| 鑑別診断 | □ 特発性黄斑円孔
□ 黄斑偽円孔
□ 層状黄斑円孔
□ macular microhole |

診断・治療　　OCTが普及していなかった時代には，上記の鑑別診断の疾患を鑑別することは必ずしも容易ではなく，黄斑円孔のステージ分類も困難であった．OCTの普及により診断が容易となった．本症例は円孔蓋を伴う全層円孔，すなわち特発性黄斑円孔ステージ3である．
　　治療は23ゲージ硝子体手術を水晶体乳化吸引術＋眼内レンズ挿入術を併用したトリプル手術として施行し，内境界膜剥離術を行った．

経過　　術後，円孔閉鎖が得られ(図2b)，術後6か月時点で矯正視力は0.5まで回復した．

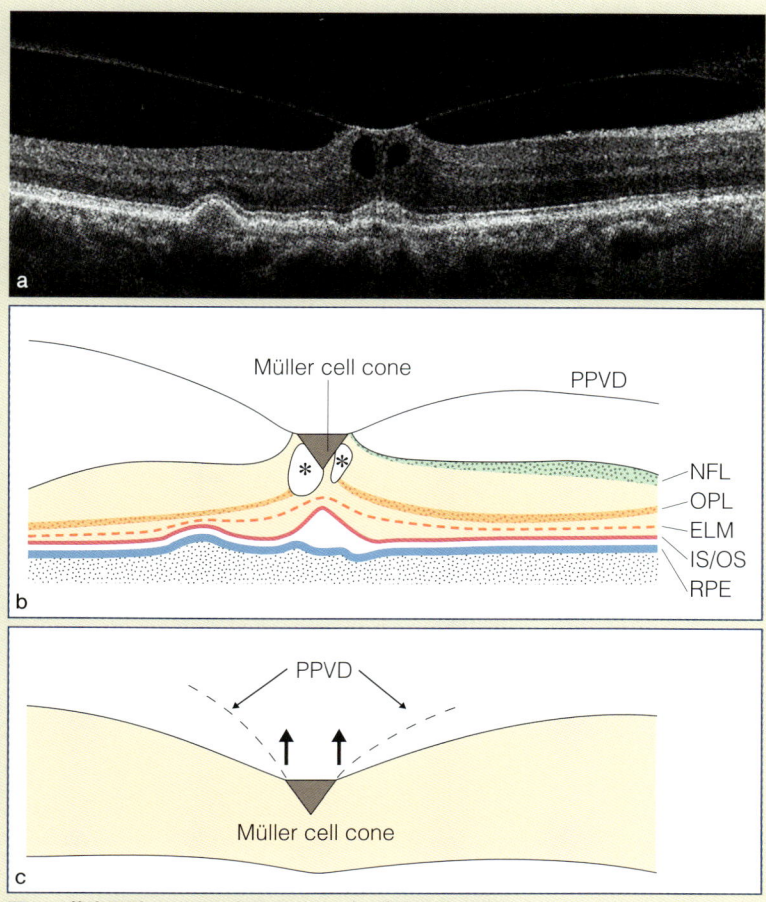

図3 黄斑円孔のOCT水平Bスキャン像（ステージ1）
a：perifoveal posterior vitreous detachment（PPVD）とそれによる前方方向への牽引による中心窩の構造変化（囊胞様腔の形成など）が観察される.
b：後部硝子体膜による中心窩への牽引がよくわかる. 囊胞様腔（*）に囲まれてみえる逆三角形型の組織はMüller cell coneである. PPVDによるこのMüller cell coneへの「牽引」,「引き抜き」が黄斑円孔形成の核心である. 網膜色素上皮のラインの盛り上がりはドルーゼンによる.
c：bをさらに模式化したシェーマ；PPVDによってMüller cell coneが前方へ牽引される. Müller cell coneは中心窩の栓のような役割を持っているため, この栓が抜けるような状態となって黄斑円孔が形成される.
NFL（nerve fiber layer；網膜神経線維層）
OPL（outer plexiform layer；外網状層）
ELM（external limiting membrane；外境界膜）
IS/OS（inner segment/outer segment；視細胞内節・外節境界）
RPE（retinal pigment epithelium；網膜色素上皮細胞）

疾患の理解　　図3, 4に特発性黄斑円孔の各ステージのOCT画像を示した. 特発性黄斑円孔は, 後部硝子体剥離が生じる加齢性生理的変化の過程で, 後部硝子体皮質の剥離が中心窩を残して黄斑部で生じる〔ステージ1黄斑円孔で観察される傍中心窩後部硝子体剥離 perifoveal posterior vitreous detachment（PPVD）, 図3〕ことにより, Müller cell cone（図3b, c）を介して中心窩へ前方方向の

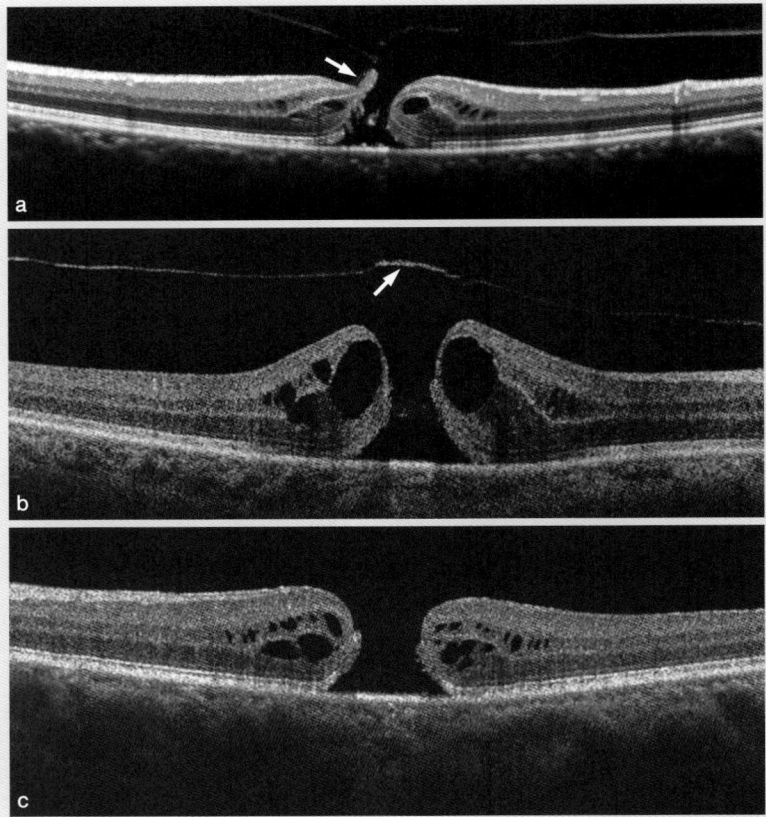

図4 黄斑円孔の OCT 垂直 B スキャン像(ステージ2〜4)
a：ステージ2；全層黄斑円孔へ進展した．後部硝子体膜と中心窩が円孔弁 flap でつながっているのが観察される(矢印)．
b：ステージ3；全層黄斑円孔．ステージ2の flap が中心窩から離断され円孔蓋となり後部硝子体膜による中心窩への牽引がなくなった．しかし，いわゆる後部硝子体剝離(PVD)が未完成であるため後部硝子体皮質に付着した円孔蓋(矢印)が円孔付近に観察される．
c：ステージ4；全層黄斑円孔．PVD が完成し，後部硝子体膜や円孔蓋が OCT 画像では観察されない．

牽引力が生じ，このため中心窩網膜内部に囊胞様腔形成(図3)や中心窩剝離などの形態変化が生じ，全層円孔形成へ進展する(ステージ2〜4；図4).

後部硝子体膜と中心窩が円孔弁 flap でつながっている段階をステージ2(図4a)，ステージ2の flap が中心窩から離断され，円孔蓋となり後部硝子体膜による中心窩への牽引がなくなったが，いわゆる後部硝子体剝離(PVD)が未完成であるため後部硝子体皮質に付着した円孔蓋が円孔付近に観察されるのがステージ3(図4b)，PVD が完成したらステージ4(図4c)である．ステージ4では後部硝子体皮質や円孔蓋は網膜から離れ，OCT 画像内に映らない．

> **Point** 黄斑円孔類似疾患

□ 特発性黄斑円孔
□ 黄斑偽円孔
□ 層状黄斑円孔
□ macular microhole

■ **特発性黄斑円孔**
本症例

■ **黄斑偽円孔**
症例1「疾患の理解」参照（☞4頁）

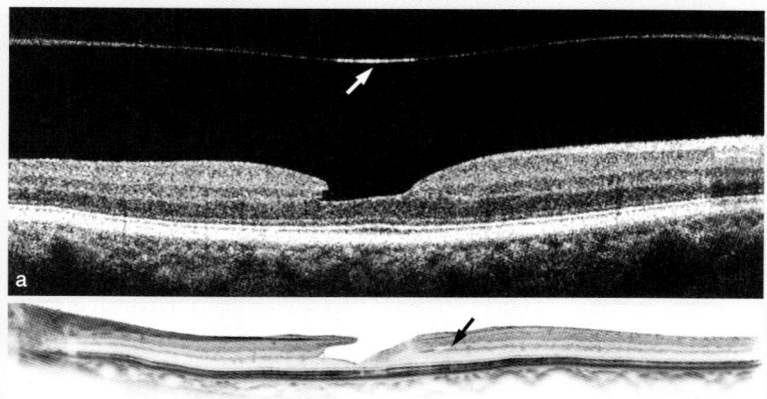

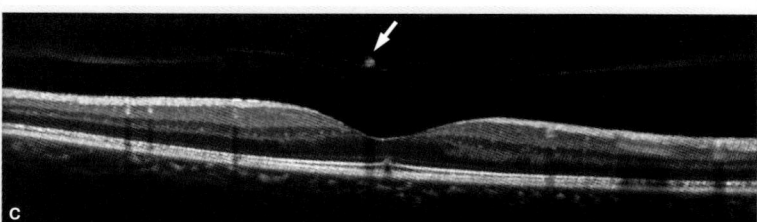

図5 層状黄斑円孔，層状黄斑円孔，macular microhole の OCT 水平 B スキャン像
a：層状黄斑円孔；全層円孔を形成することなくPPVDが完成した状態．円孔蓋（矢印）と後部硝子体膜が観察される．中心窩の形態変化は軽い．
b：層状黄斑円孔；全層円孔を形成することなくPPVDが完成した状態．中心窩はPPVDによる牽引によって偽黄斑円孔様の形態とHenle層の裂け目cleft（矢印）が観察される．
c：macular microhole；全層円孔を形成することなくPPVDが完成した状態．円孔蓋（矢印）と後部硝子体膜が観察され，中心窩のごく狭い領域の視細胞外節が欠損している．Microholeという言葉で呼称される疾患群は1つの疾患でない可能性が高く，すべてがPPVDに後遺するかどうかは不明である．鑑別すべき疾患の代表に中心性漿液性脈絡網膜症の治癒後がある．

層状黄斑円孔

PPVDが生じ全層円孔が形成される過程で，後部硝子体皮質が全層円孔形成を完成させることなく中心窩からはずれる場合がある．図5aは中心窩の形態異常が軽微であった症例，図5bはHenle層に裂け目を残存した場合で層状黄斑円孔とよばれる．ともにoperculumが観察される（あえて単純化すれば，黄斑偽円孔は黄斑前膜の一亜型であり，層状黄斑円孔は黄斑円孔がその発症途中で頓挫したものである）．

macular microhole

視細胞層だけに欠損を残す症例があり（図5c），macular microholeとよばれている新しい疾患概念との関係が注目される．層状黄斑円孔やmacular microholeの手術適応は不明である．

今後の管理

一部に円孔再開存の可能性があることを念頭に置く．また初発の場合，僚眼に特発性黄斑円孔が生じるリスクがあるため，僚眼の経過観察は重要である．

> Point 黄斑円孔の病態理解のキーワード

黄斑円孔，黄斑偽円孔，層状黄斑円孔，macular microholeの病態理解には，以下の病態の理解が重要である．
- □ 後部硝子体剥離
- □ 傍中心窩後部硝子体剥離（PPVD）
- □ Müller cell cone

まとめ

この症例は，典型的な黄斑円孔の症例である．黄斑円孔では独特の変視症を訴える患者が多く，詳細に問診をすればそれだけでほぼ診断がつく場合もある．OCTの登場によって黄斑円孔発生機序の理解が随分と進んだ．

■ **参考文献**

Gass による黄斑円孔のステージ分類，発生メカニズムの考察
- Gass JD M. Idiopathic senile macular hole. Its early stages and pathogenesis. *Arch Ophthalmol*. 1988 ; 106 : 629-639.
- Gass JD M. Reappraisal of biomicroscopic classification of stages of development of a macular hole. *Am J Ophthalmol*. 1995 ; 119 : 752-759.
- Gass JD M. Müller cell cone, an overlooked part of the anatomy of the fovea centralis : Hypotheses concerning its role in the pathogenesis of macular hole and foveomacualr retinoschisis. *Arch Ophthalmol*. 1999 ; 117 : 821-823.

黄斑円孔の発症メカニズムを OCT で観察した論文
- Gaudric A, Haouchine B, Massin P, et al. Macular hole formation : New data provided by optical coherence tomography. *Arch Ophthalmol*. 1999 ; 117 : 744-751.
- Kishi S, Takahashi H. Three-dimensional observations of developing macular holes. *Am J Ophthalmol*. 2000 ; 130 : 65-75.
- Chauhan DS, Antcliff RJ, Rai PA, et al. Papillofoveal traction in macular hole formation : The role of optical coherence tomography. *Arch Ophthalmol* 2000 ; 118 : 32-38.
- Tanner V, Chauhan DS, Jackson TL, et al. Optical coherence tomography of the vitreoretinal interface in macular hole formation. *Br J Ophthalmol* 2001 ; 85 : 1092-1097.
- Haouchine B, Massin P, Gaudric A. Foveal pseudocyst as the first step in macular hole formation : A prospective study by optical coherence tomography. *Ophthalmology*. 2001 ; 108 : 15-22.
- Haouchine B, Massin P, Tadayoni R, et al. Diagnosis of macular pseudoholes and lamellar macular holes by optical coherence tomography. *Am J Ophthalmol*. 2004 ; 138 : 732-739.
- Chan A, Duker JS, Schuman JS, et al. Stage 0 macular holes : Observations by optical coherence tomography. *Ophthalmology*. 2004 ; 111 : 2027-2032.

黄斑円孔をスペクトラルドメイン OCT で三次元的に観察した論文
- Hangai M, Ojima Y, Gotoh N, et al. Three-dimensional imaging of macular holes with high-speed optical coherence tomography. *Ophthalmology*. 2007 ; 114 : 763-773.

症例3 糖尿病黄斑浮腫

64歳,男性.
主訴:右眼視力低下

5年前より糖尿病を指摘されている.糖尿病内科にて血糖降下薬の内服,インスリン治療を受けている.血圧は150/100 mmHgで降圧薬を内服している.
5年前に両眼の白内障手術を,1年前にレーザー治療を受けた.
1か月前より右眼視力低下を自覚し,当科を受診.

初診時所見

- **視力**
  右眼　0.1(0.3×−1.5D)
  左眼　0.3(0.9×−1.75D = cyl−0.5D Ax90°)
- **眼圧**
  右　16 mmHg,左　18 mmHg
- **眼科所見**
  両眼とも偽水晶体眼で汎網膜レーザー光凝固が施行されている.
  網膜点状出血,網膜毛細血管瘤,黄斑周囲に硬性白斑を認めるが網膜新生血管や硝子体出血はない(図1).

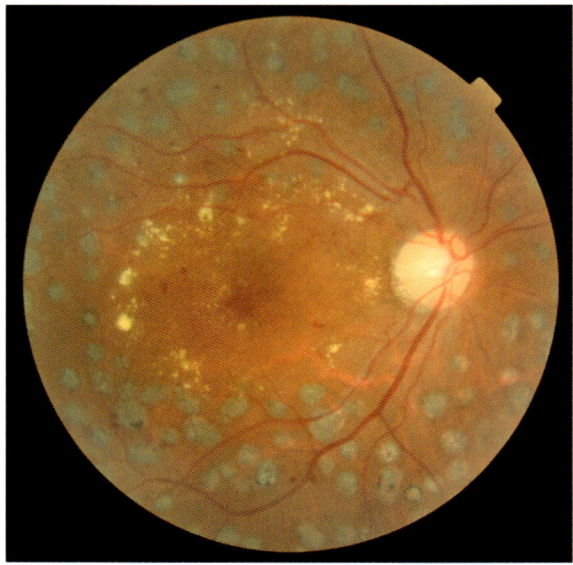

図1　右眼眼底(初診時)
黄斑周囲に網膜点状出血,網膜毛細血管瘤・硬性白斑を認める.

| 全身検査所見 | ■ 血液検査
CBC：正常，HbA1c 7.8%，空腹時血糖 105 mg/dL |

| 検査所見 | ■ フルオレセイン蛍光眼底造影 fluorescein angiography（FA）
後極部に網膜微小毛細血管瘤が散在している．中心窩に花弁状，その周囲に蜂巣状の過蛍光を認める．新生血管を示す蛍光漏出はない（図2）．
■ OCT
多数の嚢胞様腔を伴う黄斑浮腫と網膜内に硬性白斑を認める．網膜厚マップでは傍中心窩の網膜浮腫が著明である（図3，4）． |

| 症例の要約 | 汎網膜レーザー光凝固後，糖尿病網膜症の活動性は高くないが，視力低下を認めた偽水晶体眼の高齢男性 |

| 鑑別診断 | □ 糖尿病黄斑浮腫
□ 黄斑前膜
□ 網膜静脈閉塞症
□ 傍中心窩毛細血管拡張症
□ Irvine-Gass 症候群 |

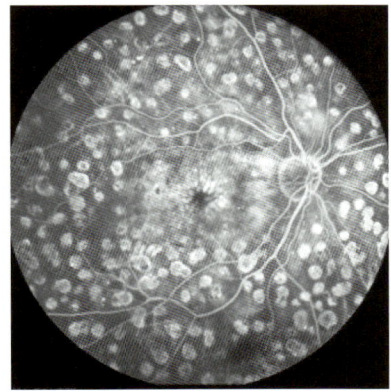

図2　FA 所見
中心窩に花弁状，その周囲に蜂巣状の過蛍を認める．

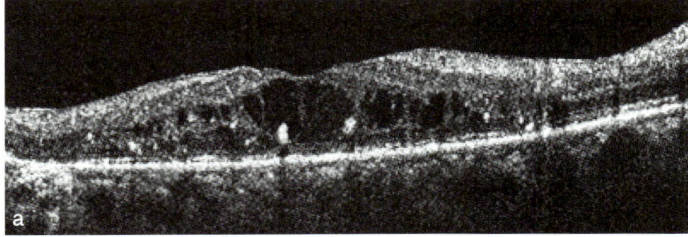
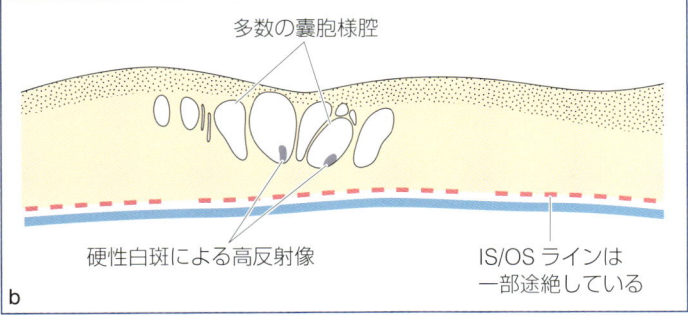

図3　右眼 OCT 垂直 B スキャン像
a：中心窩に多数の嚢胞様腔形成を認める．IS/OS ラインを示す高輝度ラインは途絶しながらも部分的に観察することができる．嚢胞様腔内に認められる高反射像は硬性白斑による．このような黄斑浮腫は後述の嚢胞様黄斑浮腫型に分類される．
b：a のシェーマ：嚢胞様腔，高反射像，一部途絶した IS/OS ラインに注目．

症例3　糖尿病黄斑浮腫

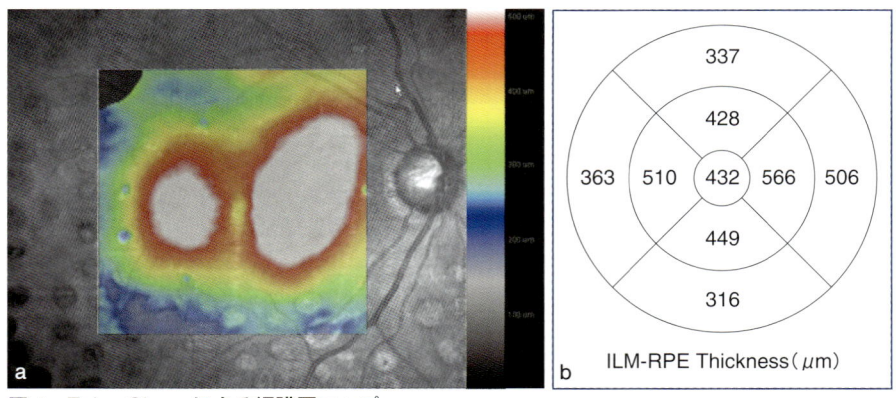

図 4　Zeiss Cirrus による網膜厚マップ
網膜厚を偽カラー表示している．この症例の中心窩網膜厚は正常値の約 2 倍に増加している．

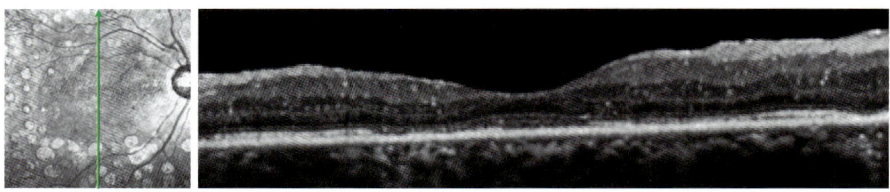

図 5　OCT 垂直 B モード像（術後 4 か月）
術前に認められた囊胞様腔は消失している．中心窩陥凹が認められ，黄斑部の形状は，ほぼ正常である．

治療

23 ゲージ硝子体手術を施行し，硝子体切除と黄斑部の内境界膜剝離を行った．手術から 4 か月後には黄斑浮腫は消失し（図 5），視力は 0.7 と改善した．術後 1 年経過した現在も，黄斑浮腫の再発を認めない．

疾患の理解

糖尿病黄斑浮腫には，VEGF，IL-6，MCP-1，PEDF，エリスロポエチン，SDF-1，RANTES，TNF-α などさまざまなサイトカインがかかわっていることが判明している．糖尿病黄斑浮腫に対する硝子体手術は，硝子体ゲルによる網膜の牽引除去という機械的な機序だけでなく，後部硝子体皮質前ポケットに貯留している上記のサイトカインを除去し，その後もクリアランスを高めることにより効果を発揮すると考えられている．最近の報告では ranibizumab（ルセンティス®）や bevacizumab（アバスチン）をはじめとする抗 VEGF 療法が糖尿病黄斑浮腫の改善に有効であることが示されている．

> **Point 1**　糖尿病黄斑浮腫の OCT 所見

　糖尿病黄斑浮腫の OCT 所見については，Otani らが以下の 3 つのパターンに分類することを提唱している．この分類は，いわゆる OCT 2 を使用したものであるが，現在の SD-OCT の画像でもこの分類を使うことが多い．図 6 にそれぞれの画像を示す．
　1）網膜膨化 sponge-like retinal swelling（図 6a）
　2）囊胞様黄斑浮腫 cystoid macular edema（図 6b）
　3）漿液性網膜剝離 serous retinal detachment（図 6c）

　1）網膜膨化と 2）囊胞様黄斑浮腫はいずれも VEGF に代表されるサイトカインによってその発症メカニズムを説明できるが，3）漿液性網膜剝離発生のメカニズムを説明するには，網膜の構造そのものをもっと詳細に検討する必要がある．外境界膜のバリア機能や外網状層の外側から外顆粒層までの構造が漿液性網膜剝離発生の重要な因子であると考えられる．糖尿病黄斑浮腫の発生には高度近視による網膜分離症発生と一部似通ったメカニズムが考えられるが，これは今後の重要な研究課題である．

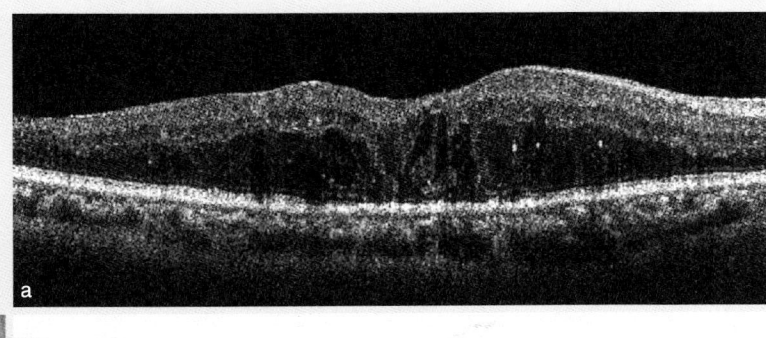

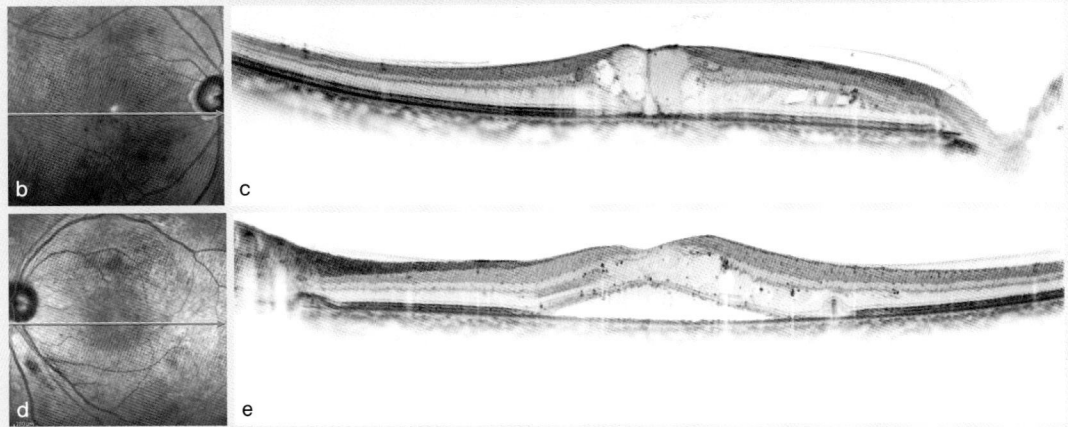

図 6　網膜膨化，囊胞様黄斑浮腫，漿液性網膜剝離の OCT 水平 B モード画像
a：網膜膨化；網膜外層とりわけ外網状層から外顆粒層にかけて浮腫を認める．CME も認められる．
b, c：囊胞様黄斑浮腫；大きな囊胞様腔が存在している．
d, e：漿液性網膜剝離；囊胞様腔が数多く認められ，網膜外層に浮腫がある．中心窩下には漿液性網膜剝離が存在する．

> **Point 2** 黄斑浮腫を生じる主な疾患

□ 糖尿病網膜症
□ 黄斑前膜
□ 網膜静脈閉塞症
□ 傍中心窩毛細血管拡張症
□ ぶどう膜炎
□ 加齢黄斑変性
□ Irvine-Gass症候群

■ 糖尿病網膜症
　本症例

■ 黄斑前膜
　症例1（☞1頁）

■ 網膜中心静脈閉塞症
　症例18（☞138頁）

■ 網膜静脈分枝閉塞症
　症例18（☞140頁）

■ 傍中心窩毛細血管拡張症
　症例4（☞23頁）

■ ぶどう膜炎
　さまざまなぶどう膜炎を生じる疾患で黄斑浮腫が出現する．代表的なものはサルコイドーシス，Behçet病，Eales病，HTLV-1関連ぶどう膜炎などである．鑑別方法は，これらの疾患が存在する場合には蛍光眼底造影撮影で網膜血管の周囲にフルオレセインの漏出がみられるので明らかである．血液検査の所見を参考にし，内科との連携が重要になる．

■ Irvine-Gass症候群
　白内障手術後に生じる黄斑浮腫を特徴とする疾患である．硝子体牽引との関係や前眼部の炎症がその発症に関係していることが知られている．NSAIDsでの治療が有効であるが，最近はbevacizumab（ルセンティス®）やtriamcinolone（ケナコルト-A®）の硝子体注入が有効であるとの報告もある．

今後の管理

定期的に眼底検査，OCT，FA を行い，黄斑浮腫の再発や網膜新生血管の発生をモニタリングし，血管新生緑内障の発症防止に努める．

まとめ

本症例は，典型的な糖尿病黄斑浮腫の症例である．糖尿病患者の視力障害の原因として黄斑浮腫は最大のものであり，また明確な治療方針の定まっていない病態の代表である．

エビデンスレベルの高い治療法に網膜格子状光凝固術があるが，この治療は，わが国では実際にはさほど行われていない．硝子体手術の治療効果については，まだ十分なエビデンスがあるとは言いがたい面もあるが，わが国では広く行われている治療法である．

今後，糖尿病黄斑浮腫の病態理解が進むとともに，よりよい治療法が確立していくことが期待される．

Memo 1　Clinically significant macular edema（CSME）

CSME とは ETDRS（Early Treatment for Diabetic Retinopathy Study）の用語である．CSME は以下のように定義されている．

1) 大きさが 1 乳頭径以上の網膜の肥厚が，中心窩から 1 乳頭径以内に存在（図 7a）．
2) 中心窩から 500μm 以内に硬性白斑が存在し，隣接した網膜の肥厚（図 7b）．
3) 中心窩から 500μm 以内に存在する網膜の肥厚（図 7c）．

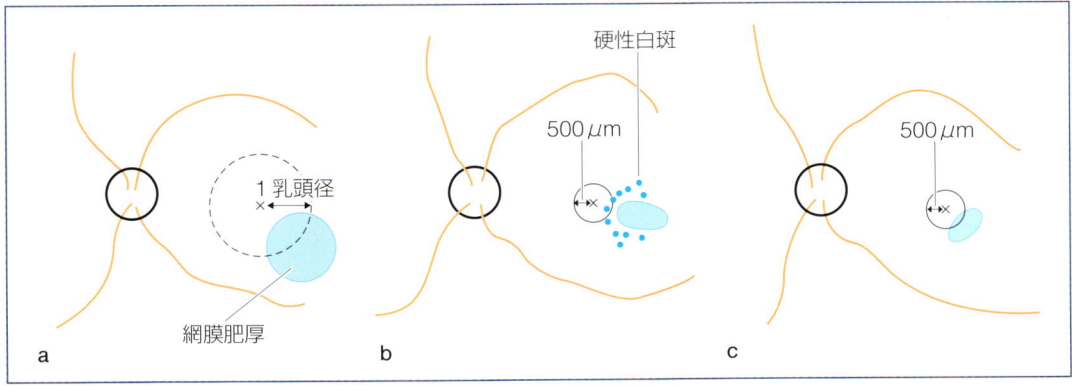

図 7　CSME の定義

Memo 2 糖尿病黄斑浮腫の治療選択

☐ レーザー光凝固(直接凝固,格子状凝固)
☐ 抗 VEGF 製剤硝子体注射
☐ triamcinolone 硝子体注射
☐ 硝子体手術

■ レーザー光凝固術

レーザー光凝固術には,黄斑部局所浮腫の原因となっている毛細血管瘤を直接ターゲットとする直接凝固とびまん性黄斑浮腫に対する格子状凝固がある.前者は浮腫の原因となっている毛細血管瘤を蛍光眼底造影で確かめ,それを直接凝固する方法である.この場合,毛細血管瘤に焦点を合わせて色調が白くなるまで凝固を行う.

黄色レーザーを用い(なければグリーンでもよい),照射条件は 0.1〜0.15 W,0.1 秒,50〜100 μm 程度である.後者は蛍光眼底造影で黄斑部全体より漏出が著明な場合に用いる.レーザー波長は黄色を用い,サイズは 100 μm で 0.1 秒,出力を 0.06 W より徐々に上げ,色素上皮に焦点を合わせながら網膜が薄く灰白色に変化する出力で行う.中心窩から 500 μm の部分は避けながら,浮腫の強い凝固斑の出にくい部分は出力を上げながら凝固していく.

わが国では糖尿病黄斑浮腫に対する格子状レーザー凝固術はさほど人気がない.ちなみに ETDRS が推奨する光凝固可能な病巣は,以下の 4 つとされている.

1) 中心窩から 500 μm 以上離れた局所的漏出で,網膜の肥厚あるいは硬性白斑の原因と考えられるもの.
2) 中心窩から 300〜500 μm の局所的漏出で,網膜の肥厚あるいは硬性白斑の原因と考えられ,すでに治療がされているにもかかわらず浮腫が持続し,中心窩周囲毛細血管網を障害せずに光凝固が可能で,かつ視力が 0.5 以下のもの.
3) びまん性漏出部位〔網膜内細小血管異常(IRMA)〕またはびまん性漏出を伴う網膜毛細血管床.
4) 肥厚を伴う正常の中心窩周囲無血管帯を除く無血管野で,治療歴のない部位.

■ PASCAL(pattern scan laser photocoagulator)

レーザー光凝固術は,実はかなりの疼痛を伴う治療法である.患者はもちろん,医師にとっても治療に伴う苦痛は無視できない.PASCAL は,この負担を軽減するために短時間に多数凝固を行うことができるよう開発されたレーザー光凝固装置である.532 nm のレーザー光源を備え,高出力,短時間照射で凝固を行う.

PASCAL は 3 つの基本的要素(短いパルス持続時間,均一なパルス,正確なパターン間隔,図 8〜10[1])によってレーザーエネルギーの制御が可能となっており,コンピュータで毎秒 10 万回の速度で制御される 3 基の高速ガルバノメータを使って,各スポットをパターン化して照射する.レーザーコンソール内に内蔵された一基目のガルバノメータのミラーの高速作動により 20 msec の短い照射時間と 1 msec の照射間隔を実現し,スリットランプに内蔵された残りの二基のガルバノメータのミラーで,レーザー照射をパターン化している.

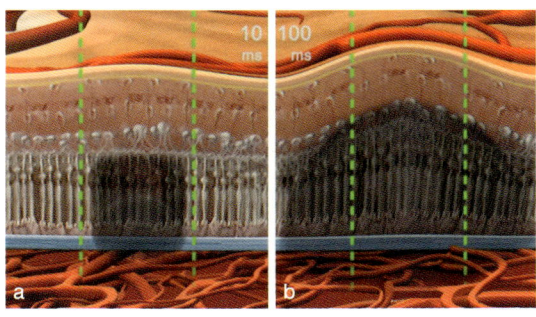

図8 照射時間と組織障害[1]
a：10 msec，**b**：通常の100 msec．通常の照射時間では組織障害が強く網膜内層に及ぶ．

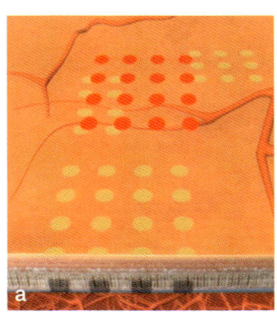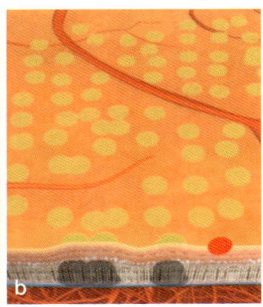

図9 均一な凝固斑[1]
a：短い照射時間で均一なパルス照射を行うことで均一な凝固斑が得られる．
b：通常の凝固斑

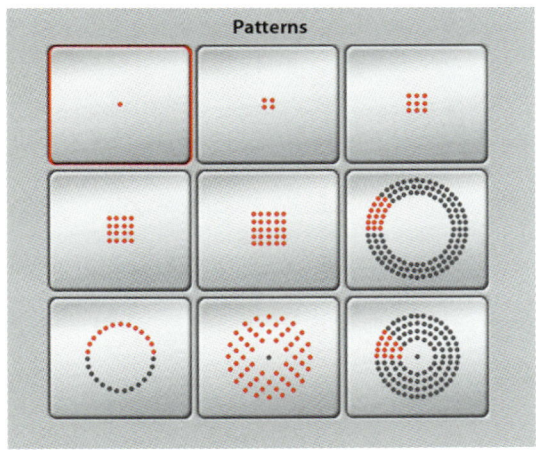

図10 PASCALの照射パターン[1]
コンピューター制御でさまざまな照射パターンを得ることができる．

　汎網膜光凝固の場合，SuperQuad 160やQuadra Asphericなどの接眼レンズを用い，出力400 mW，凝固時間20 ms，凝固径200 μmで凝固を行う．網膜全体を凝固するには2,000〜3,000発必要であるが，非常に短時間で終えることができ，患者の疼痛の訴えも少ない．まだ短期間の観察ではあるが，レーザー光凝固後は通常のレーザー光凝固装置に比較して凝固斑の拡大はないと思われるので，凝固間隔を0.75に設定するとよい．

参考文献

糖尿病黄斑浮腫の分類
- Otani T, Kishi S. Patterns of diabetic macular edema with optical coherence tomography. *Am J Ophtalmol*. 1999 ; 127 : 688-693.

硝子体手術によって黄斑部に牽引のある糖尿病黄斑浮腫が改善することを初めて報告した論文
- Lewis H, Abrams GW, Blumenkranz MS, et al. Vitrectomy for diabetic macular traction and edema associated with posterior hyaloidal traction. *Ophthalmology*. 1992 ; 99 : 753-759.

硝子体手術がびまん性黄斑浮腫にも有効であることを報告した論文
- Tachi N, Ogino N. Vitrectomy for diffuse macular edema in cases of diabetic retinopathy. *Am J Ophthalmol*. 1996 ; 122 : 258-260.

糖尿病黄斑浮腫に対する硝子体手術のコントロールスタディ
- Otani T, Kishi S. A controlled study of vitrectomy for diabetic macular edema. *Am J Ophthalmol*. 2002 ; 134 : 214-219.

糖尿病黄斑浮腫に対する内境界膜剝離を報告した論文
- Gandorfer A, Messmer EM, Ulbig MW, et al. Resolution of diabetic macular edema after surgical removal of the posterior hyaloid and the inner limiting membrane. *Retina*. 2000 ; 20 : 126-133.

内境界膜がインドシアニングリーンで染色されるということを報告した論文
- Gandorfer A, Haritoglou C, Gass CA, et al. Indocyanine green-assisted peeling of the internal limiting membrane may cause retinal damage. *Am J Ophthalmol*. 2001 ; 132 : 431-433.

糖尿病黄斑浮腫に対する硝子体手術前後を OCT で観察した初めての論文
- Giovannini A, Amato G, Mariotti C, et al. Optical coherence tomography findings in diabetic macular edema before and after vitrectomy. *Ophthalmic Surg Lasers*. 2000 ; 31 : 187-191.

糖尿病黄斑浮腫に対する triamcinolone 硝子体注入の有効性を症例報告した論文
- Jonas JB, Hayler JK, Söfker A, et al. Intravitreal injection of crystalline cortisone as adjunctive treatment of proliferative diabetic retinopathy. *Am J Ophthalmol*. 2001 ; 131 : 468-471.

糖尿病黄斑浮腫に対する triamcinolone 硝子体注入の有効性を報告した論文
- Martidis A, Duker JS, Greenberg PB, et al. Intravitreal triamcinolone for refractory diabetic macular edema. *Ophthalmology*. 2002 ; 109 : 920-927.

糖尿病黄斑浮腫に対する triamcinolone 硝子体注入の有効性を検証した前向き研究
- Massin P, Audren F, Haouchine B, et al. Intravitreal triamcinolone acetonide for diabetic diffuse macular edema : Preliminary results of a prospective controlled trial. *Ophthalmology*. 2004 ; 111 : 218-224

糖尿病黄斑浮腫に対する抗 VEGF 製剤（pegaptanib）の第Ⅱ相 randomized trial
- Macugen Diabetic Retinopathy Study Group. A phaseⅡ randomized double-masked trial of pegaptanib, an anti-vascular endothelial growth factor aptamer, for diabetic macular edema. *Ophthalmology*. 2005 ; 112 : 1747-1757.

症例4 黄斑の毛細血管瘤

58歳，男性．
主訴：左眼変視症・視力低下
特記すべき既往歴・全身症状なし．家族歴なし．
3か月前から左眼の鼻側に変視症を自覚した．なんとなく見えにくい自覚もある．
近医で囊胞様黄斑浮腫を指摘され，当院へ紹介受診となる．

初診時所見

■ 視力
　右眼　0.4（1.0× +0.5D ＝ cly −0.5D Ax60°）
　左眼　0.8p（n.c.）

■ 眼圧
　右　13 mmHg，左　15 mmHg

■ 眼科所見
　前眼部・中間透光体に異常を認めない．眼底検査にて左眼中心窩に囊胞様黄斑浮腫を認め，中心窩耳側に輪状硬性白斑に囲まれて毛細血管の拡張，毛細血管瘤，網膜小出血を認めた（図1）．僚眼は正常であった．

全身検査所見　特に異常所見を認めない．糖尿病なし．

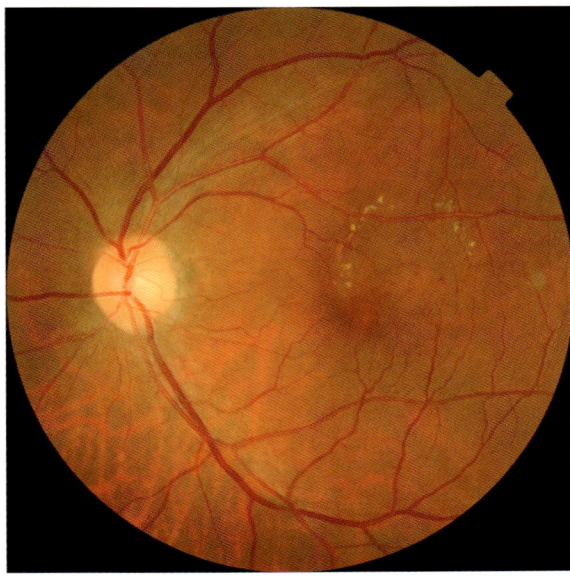

図1　眼底写真（初診時）
中心窩に囊胞様浮腫．中心窩耳側に輪状硬性白斑に囲まれる毛細血管の拡張を認める．毛細血管瘤，網膜小出血も存在している．

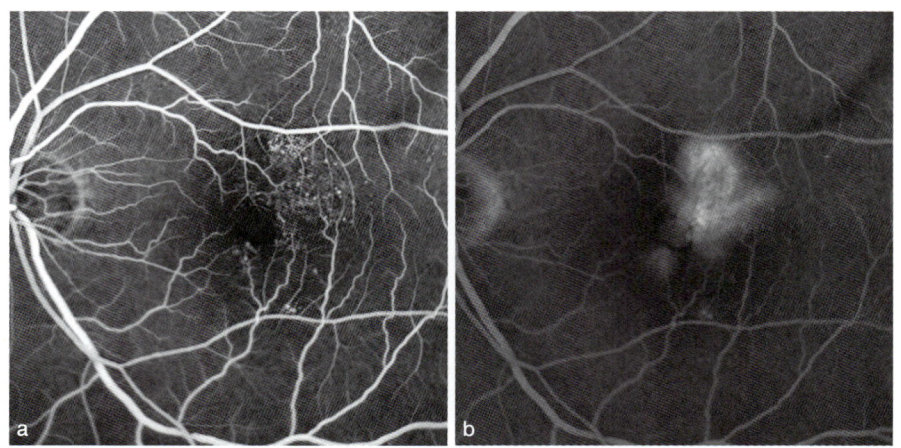

図 2　FA 所見（初診時）
a：早期（30 秒），b：後期（15 分）．
中心窩耳側に毛細血管の拡張と多数の毛細血管瘤を認め，後期に蛍光漏出による蜂巣状の色素貯留を認める．

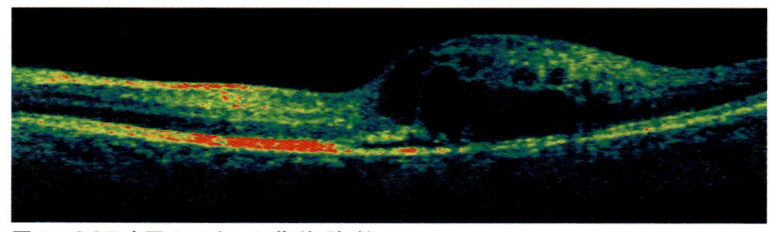

図 3　OCT 水平 B スキャン像（初診時）
中心窩囊胞様腔と耳側へ広がる外網状層〜外顆粒層，内顆粒層に多数の小囊胞様腔と薄い中心窩剝離を認める．

| 検査所見 | ■ FA |

造影早期に中心窩耳側に毛細血管の拡張と多数の毛細血管瘤を認め，後期に蛍光漏出による蜂巣状の色素貯留を認めた（図 2）．

■ OCT

中心窩囊胞様腔と耳側へ広がる外網状層〜外顆粒層，内顆粒層に多数の小囊胞様腔を認め，中心窩剝離も認めた（図 3）．

| 症例の要約 | 中心窩耳側に毛細血管の拡張と毛細血管瘤を認め，黄斑浮腫を伴っている，片眼の鼻側の変視症を発症した高齢男性 |

| 鑑別診断 | 黄斑部の毛細血管瘤を特徴とする網膜疾患
□ 特発性傍中心窩毛細血管拡張症
□ 糖尿病網膜症
□ 陳旧性網膜分枝静脈閉塞症 |

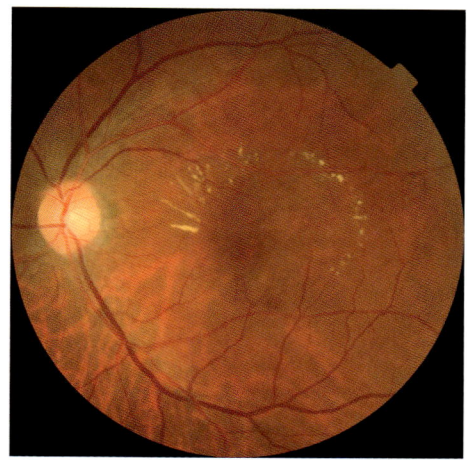

図4 眼底写真(3年後)
輪状硬性白斑の範囲の鼻側への拡大が認められる.

診断・治療

特徴的な中心窩耳側の毛細血管の拡張および毛細血管瘤より, 特発性傍中心窩毛細血管拡張症 idiopathic juxtafoveolar retinal telangiectasia(IJRT) Type 1 (Yannuzzi 分類)と診断した. 治療は行わず経過観察をしている.

経過

病変は緩徐に進行を示し, 輪状硬性白斑が鼻側に拡大した(図4).

疾患の理解

特発性傍中心窩毛細血管拡張症(IJRT)は, 文字通り傍中心窩毛細血管の拡張部からの漏出により黄斑浮腫, 滲出斑, 囊胞様黄斑浮腫を生じる疾患群を指す. 1982年に Gass らが最初に報告した. 当初, 4群に分類されたが, Gass らは1993年に検眼鏡と蛍光眼底造影所見に基づいて3つの Group に分類した.

Group 1は, 男性に多く94%は片眼性で, 傍中心窩毛細血管拡張, 毛細血管瘤, および網膜内滲出斑を認め, Coats 病亜型とみなされた. わが国で最も多いタイプである. Group 2は, 性差なく両眼性で, 中年期に好発し, 傍中心窩毛細血管拡張は生じるが網膜の滲出性変化は乏しい. 網膜下新生血管を生じ

表1 IJRT の Gass 分類と Yannuzzi 分類の対比

Gass 分類		Yannuzzi 分類	
Group 1A	unilateral congenital parafoveolar telangiectasis	Type 1	aneurysmal telangiectasia
Group 1B	unilateral, idiopathic focal juxtafoveolar telangiectasis		
Group 2A	bilateral, idiopathic, aquired parafoveolar telangiectasis	Type 2	perifoveal telangiectasia
Group 2B	juvenile occult familial idiopathic juxtafoveolar retinal telangiectasis		
Group 3A	occlusive idiopathic juxtafoveolar retinal telangiectasis	Type 3	occlusive telangiectasia
Group 3B	occlusive idiopathic juxtafoveolar retinal telangiectasis associated with central nervous system vasculopathy		

るとされるが，日本人の症例ではきわめて稀である．Group 3 は，傍中心窩毛細血管拡張に毛細血管の閉塞を伴う．

2006 年に Yannuzzi らは，Gass の 3 分類を aneurysmal telangiectasia（Type 1）と perifoveal telangiectasia（Type 2）に分類した．Type 1 は Gass の Group 1，type 2 は Gass の Group 2 に相当する．Gass Group 3 は，稀で傍中心窩毛細血管拡張よりも毛細血管閉塞が本質的であるとして除外された．表 1 に Gass 分類と Yannuzzi 分類の対比を示す．レーザー光凝固，光線力学療法，抗 VEGF 治療などが試みられているが，治療法は確立されていない．

鑑別を必要とする疾患は，糖尿病網膜症，網膜静脈閉塞症などである．黄斑部外の網膜血管の異常の有無が鑑別のポイントとなる．

今後の管理

Type 1 は，変視症の訴えが多く視力は比較的良好に保たれるため，経過観察が基本である．硬性白斑の中心窩への集積，浮腫の遷延などにより視力が低下し予後不良な場合は，網膜血管瘤に対する直接光凝固が第一選択として行われるが，最近はステロイド局所療法や抗 VEGF 治療なども報告されている．治療成績は未確立である．Type 2 も視力予後は良好であり，経過観察が基本である．脈絡膜新生血管 choroidal neovascularization（CNV）を生じると視力は急激に低下する．これに対しては光線力学療法，抗 VEGF 治療が試みられている．

> Point　網膜毛細血管拡張を生じる主な疾患

原発性に網膜毛細血管拡張を生じる疾患として，以下の疾患があげられる．
□ Coats 病（図 5）
□ Leber 網膜粟粒血管腫
□ 特発性傍中心窩毛細血管拡張症（IJRT）

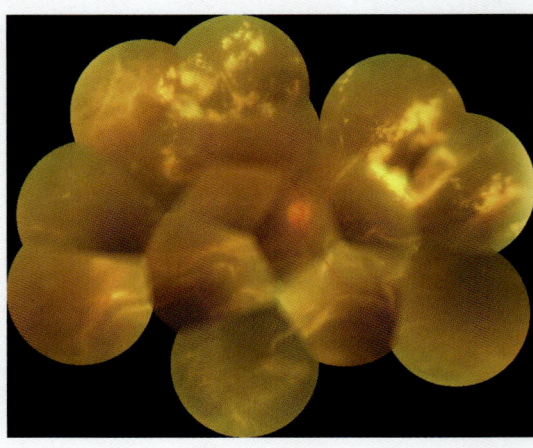

図 5　Coats 病の眼底写真
7 歳，男児．著明な黄白色浸出物，滲出性網膜剥離を認め，網膜末梢血管の拡張・蛇行を認める．

■ Coats 病

Coats 病は，網膜下の著明な浸出物を特徴とする疾患である．原因は不明だが，網膜血管壁の先天的な脆弱性に起因する網膜末梢血管の拡張と透過性亢進による網膜下への浸出物の貯留がその病態の本質である．通常片眼性で，男児に発症することが多い．多量の浸出物を伴った全網膜剥離をきたしている症例では網膜芽細胞腫との鑑別が検眼鏡的に困難なことがあるが，超音波，CT，MRI が鑑別診断に有用である．

治療は，滲出性変化の程度によって異なる．網膜剥離がないか，薄い場合には光凝固術が有効である．末梢血管拡張領域に行う．光凝固術が不可能な網膜剥離が存在する場合には，冷凍凝固が選択肢となる．高度の網膜剥離が存在する場合は網膜下液の排液を併用する．牽引性網膜剥離や硝子体出血をきたした例では硝子体手術の適応となる．

| まとめ

本症例は，Gass Group 1B, Yannuzzi Type 1 に分類される IJRT である．鑑別を要する疾患の代表は，糖尿病網膜症（症例3 ☞ 14 頁）である．治療方針は，必ずしも決まっていないが，治療を行うとすれば，現時点では直接光凝固術が一般的であろう．

慎重に経過を観察することもよい．Gass Group 2A, Yannuzzi Type 2 の IJRT は日本人には比較的少ない病気であり，しばしば診断が困難である．

Memo Type 2 IJRT

Type 2 の本態については，国際的な研究が進行中である．現時点では網膜グリア細胞（Müller 細胞を含む）の変性疾患ではないかという考えが有力である．理由は不明であるが，日本人ではこのタイプの疾患頻度は低い（図6）．

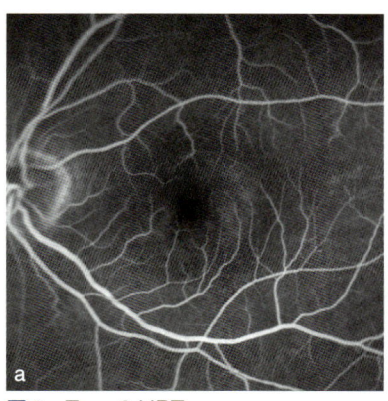

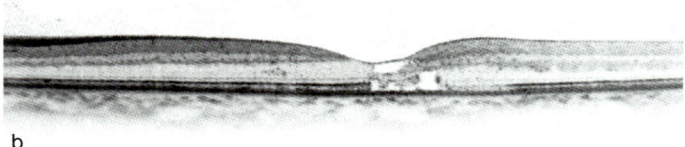

図6 Type 2 IJRT
a：FA；48 歳，女性．中心窩耳側に毛細血管の拡張を認め，軽度の蛍光漏出がみられる．
b：OCT 水平 B スキャン像；左が鼻側で右が耳側．中心窩から耳側にかけて囊胞を認めるが，網膜はむしろ菲薄化している．

参考文献

IJRT を最初に報告した論文
- Gass JD, Oyakawa RT. Idiopathic juxtafoveolar retinal telangiectasis. *Arch Ophthalmol*. 1982 ; 100 : 769-780.

IJRT の3分類を確立した論文
- Gass JD, Blodi BA. Idiopathic juxtafoveolar retinal telangiectasis : update of classification and follow-up study. *Ophthalmology*. 1993 ; 100 : 1536-1546.

IJRT の修正分類論文
- Yannuzzi LA, Bardal AMC, Freund KB, et al. Idiopathic macular telangiectasia. *Arch Ophthalmol*. 2006 ; 124 : 450-460.

症例5　突然の中心暗点出現

68歳，女性．
主訴：左眼中心暗点
3か月前より軽度の視力低下と変視症を自覚していたが，突然の中心暗点出現に驚いて当院受診となる．
高血圧にて内服治療中．また，約50年間にわたって毎日1箱(20本)喫煙中である．

初診時所見

- **視力**
  右眼　0.4（1.5× +3.25D ＝ cly −0.75D Ax160°）
  左眼　0.03（0.1× +2.25D ＝ cly −0.5D Ax70°）
- **眼圧**
  右　14 mmHg，左　14 mmHg
- **眼底所見**

　眼底検査にて黄斑部の中心窩に1.5乳頭径大の黄白色病巣を認め(図1)，この部位に一致してFAで造影初期の境界明瞭な過蛍光と後期の旺盛な蛍光漏出を認めた(図2)．インドシアニングリーン蛍光眼底造影 indocyanine green angiography (IA)では網目状過蛍光が描出された(図2)．黄白色所見の周囲に網膜下出血と漿液性網膜剥離を，中心窩下方には硬性白斑を認めた(図1)．

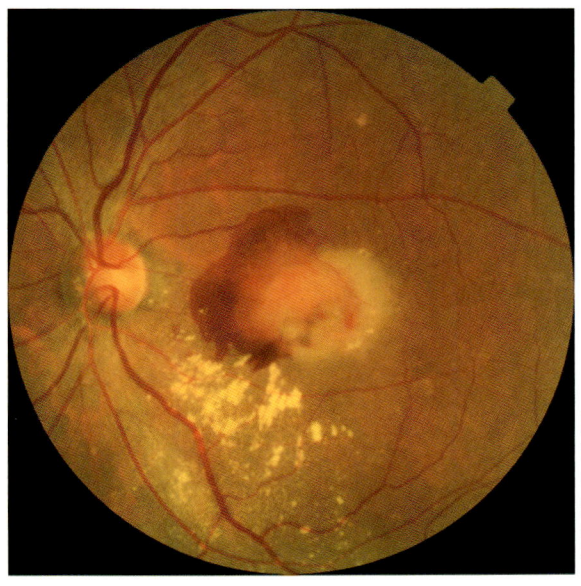

図1　眼底写真（初診時）
黄斑に黄白色病巣と網膜下出血を認める．中心窩下には脈絡膜新生血管(CNV)とフィブリンを認める．中心窩から下方にかけて硬性白斑が認められる．

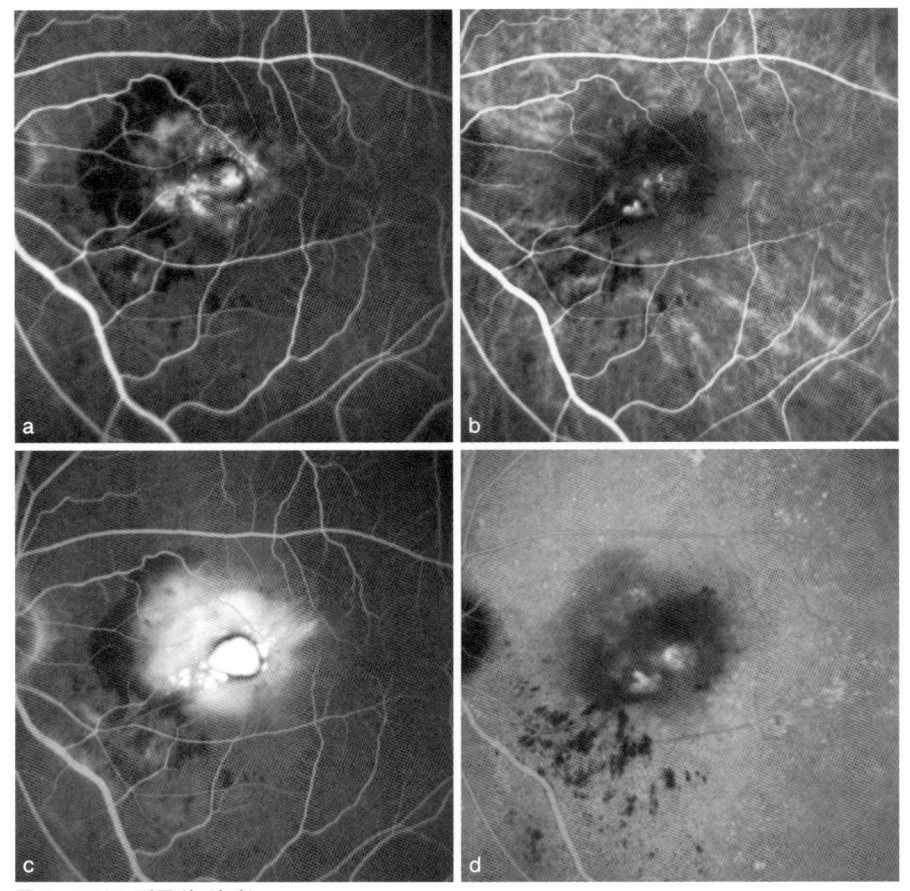

図2　FA/IA 所見（初診時）

a：FA（比較的早期像）；中心窩下に比較的強い過蛍光を示す病巣が描出されている．cの後期像と合わせて判断すると，"classic CNV" のパターンを示していることがわかる．過蛍光病巣と視神経乳頭の間の低蛍光は網膜下出血によるブロック．

b：IA（比較的早期像）；網目状の CNV が描出されている．硬性白斑は蛍光をブロックしている．

c：FA（後期像）；CNV より旺盛な蛍光色素漏出が認められる．中心窩下は囊胞様腔になっていて蛍光色素が貯留している．

d：IA（後期像）；CNV 周囲の網膜浮腫のため，蛍光がブロックされている．ドルーゼンが小さな過蛍光点を示している．硬性白斑は蛍光をブロックしている．

検査所見

■ OCT

　Gass 分類 Type II の脈絡膜新生血管（CNV）とその上方に中心窩囊胞様腔，周囲に漿液性網膜剥離を認めた（図3）．

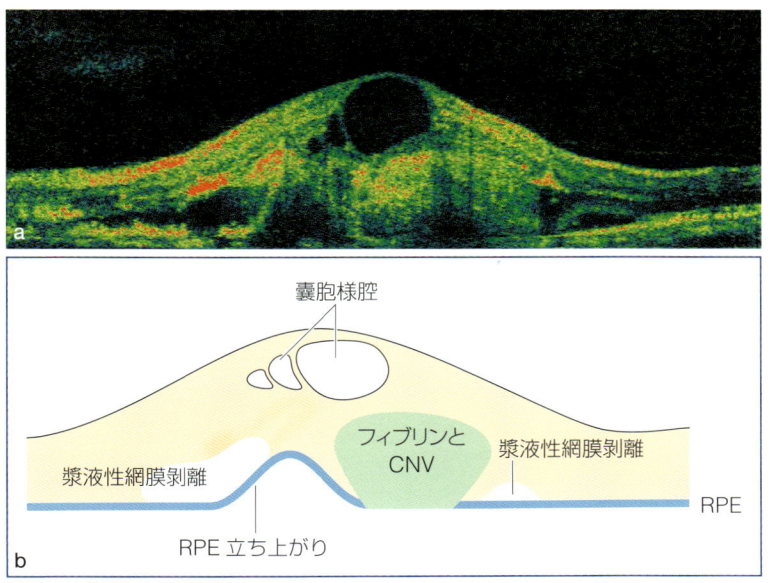

図3 OCT 所見（初診時）
a：中心窩を通る垂直 B モード像；中心窩下に大きな囊胞様腔を認める．その下の高輝度領域は，フィブリンと CNV であろう．網膜色素上皮のラインが一部急峻な立ち上がりを示しており，ポリープ状脈絡膜血管症のようにもみえる．
RPE：網膜色素上皮．

症例の要約	突然自覚する中心暗点を主訴とし，FA で造影初期の境界明瞭な過蛍光と後期の旺盛な蛍光漏出を認め，黄斑部に CNV を認めた高齢女性．

鑑別診断	黄斑部の脈絡膜新生血管 □ 加齢黄斑変性 age-related macular degeneration（AMD） 　• 狭義 AMD 　• ポリープ状脈絡膜血管症 polypoidal choroidal vasculopathy（PCV） □ 特発性脈絡膜新生血管 idiopathic choroidal neovascularization □ 網膜細動脈瘤 □ 網膜色素線条

診断・治療	眼底検査における中心窩の黄白色病巣は，FA で造影早期の境界明瞭な過蛍光と後期には旺盛な蛍光漏出を示す．このような所見を FA の用語で classic CNV（後述）という．IA では網目状過蛍光を認めるが，ポリープ状病巣は認められない．また，網膜内血管腫状増殖 retinal angiomatous proliferation（RAP）を疑わせる網膜-脈絡膜血管吻合を認めず，年齢的にも比較的若い．以上より，いわゆる狭義の AMD と診断した．光線力学的療法を行い，さらに抗 VEGF 製剤の硝子体注射を開始した．禁煙指導も行った．その後も治療を継続中である．

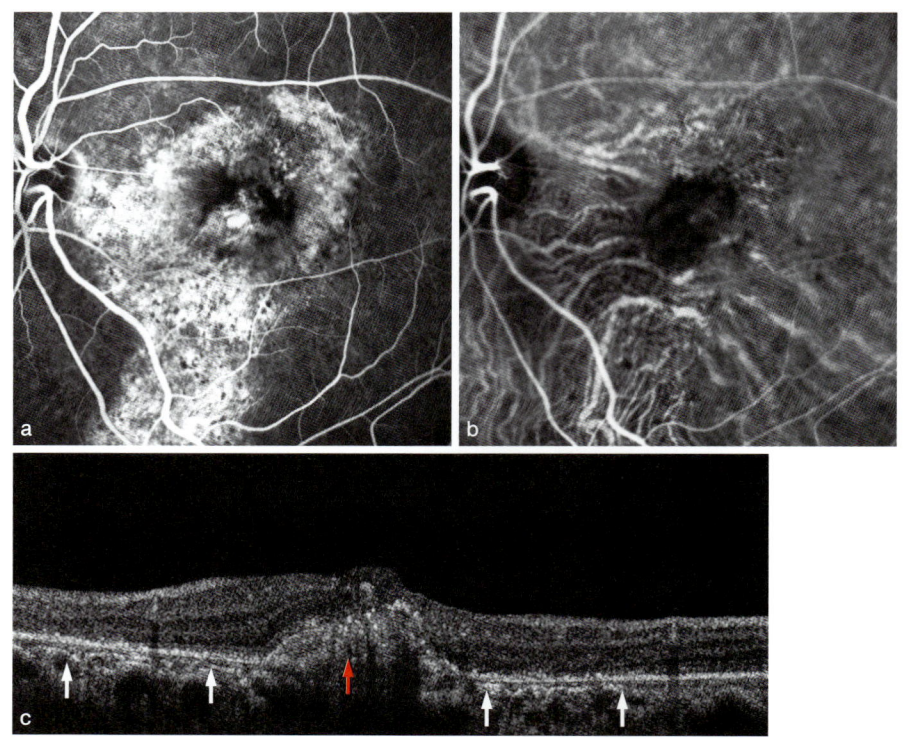

図4 FA/IA 所見（PDT後）
a：FA；著明に認められた囊胞様腔への蛍光色素貯留はほぼ消失している．中心窩から下方へ広がる過蛍光巣は，漿液性網膜剝離の消失後に認められる descending tract．
b：IA；CNV の縮小が認められる．
c：OCT 垂直 B モード画像；術前は著明に認められた囊胞様腔は消失した．一部瘢痕化した CNV による隆起病巣が認められる（赤矢印）．網膜色素上皮のラインは CNV のため途絶している（白矢印）．

経過

光線力学療法 photodynamic therapy（PDT）によって CNV は縮小した（図4）．囊胞様黄斑浮腫および漿液性網膜剝離の消失を認めたが，矯正視力は不変．網膜浮腫の再発を認めたため，現在抗 VEGF 製剤の頻回投与を行っている．

疾患の理解

AMD は近年急増している疾患である．この疾患の診断には，眼底の詳細な観察に加え，FA，IA，OCT を駆使することが必要である．

国際的には AMD を萎縮型 AMD と滲出型 AMD に分けることが普通である．しかし，わが国では萎縮型 AMD の疾患頻度が低いこともあり，単に AMD といった場合には滲出型 AMD を指すことが多い．もう1つ，わが国にみられる特殊事情に IA を日常的に行うことがある．このため，わが国では症例6（☞38頁）に示すポリープ状脈絡膜血管症（PCV）が AMD の中で大きな地位を占めている．

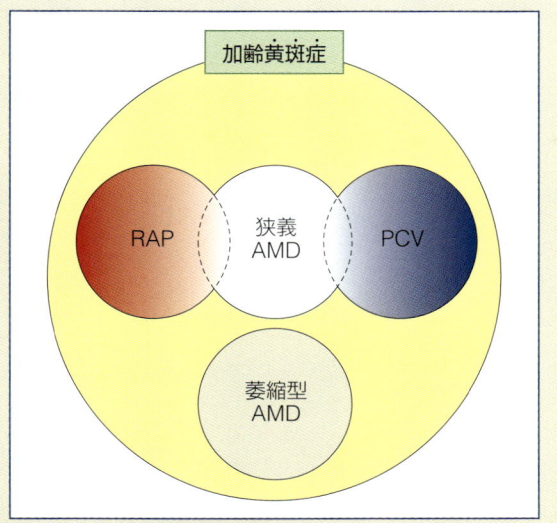

図 5　AMD の疾患概念図[2]
RAP と狭義 AMD の間には重なりがある．狭義 AMD と PCV の間にも重なりがあり，明確な区分が難しい症例がある．
▭＝狭義加齢黄斑症

　滲出型 AMD では CNV が認められるが，その分類が少々ややこしい．classic CNV，occult CNV という記載は，あくまでも FA の所見を示すもので，決して病理学的な裏付けを持っているものではない．大まかには，classic CNV＝Gass type 2 CNV，occult CNV＝Gass type 1 CNV としてよいが，厳密にはそのような関係は成立しない．いささか極端な単純化をすれば，広義の AMD を除く CNV を発生するような疾患群，すなわち強度近視新生血管黄斑症，特発性 CNV，網膜色素線条などは，Type 2 CNV しか生じない．言い換えると，Type 1 CNV を生じるのは広義の AMD だけである．強度近視新生血管黄斑症は，強度近視があり近視性変性所見を認めるため鑑別は容易である．また，特発性 CNV は 50 歳以下と若年であり，網膜色素線条は，Bruch 膜弾性線維板の断裂による眼底のひび割れ所見（網膜色素線条）が認められることで鑑別が容易なことが多い．

　広義の AMD では，PCV は眼底に橙赤色病変を認め，IA において特徴的なポリープ状病巣を認めることから鑑別できる．網膜内血管腫状増殖（RAP）は，高齢であること，多発軟性ドルーゼンを伴う症例が多いこと，中心窩付近の網膜内出血を認めることがヒントになるが，造影検査にて網膜-網膜血管吻合，網膜-脈絡膜血管吻合を検出することが確定診断の鍵である．

　このようにわが国では滲出型 AMD をサブタイプに区分して考えることが一般的になっているが，実際の症例には重なりがあって 3 つのサブタイプのいずれに分類するのか迷うものも少なからず存在している．図 5 に AMD の疾患概念図を示す[2]．

今後の管理

現在，AMDの治療は，光線力学的療法から抗VEGF製剤が主流になりつつある．しかしながら，抗VEGF製剤の硝子体注射は4週間あるいは6週間ごとの頻回投与が必要であり，いつまで治療を継続するのかはいまだ答えが出ていない．

> **Point** 滲出型AMDと鑑別すべき疾患

- □ 狭義AMD
- □ ポリープ状脈絡膜血管症（PCV）
- □ 網膜内血管腫状増殖（RAP）
- □ 近視性脈絡膜新生血管
- □ 特発性脈絡膜新生血管
- □ 網膜細動脈瘤

■ポリープ状脈絡膜血管症（PCV）

1990年にYannuzziらにより報告された疾患概念で，IAにより同定される視神経乳頭周囲に好発するポリープ状病巣と脈絡膜の異常血管網を特徴とする（詳細は症例6 ☞ 38頁）．その後，これらPCVの血管病巣は黄斑部にも多発すること，わが国では広義AMDの半数前後がPCVであるなど，疾患概念が拡大している．狭義AMDとの境界はあいまいであるが，ポリープ状病巣の検出の有無により区別される．

■網膜内血管腫状増殖（RAP）

2001年に，YannuzziらによりAMDの一亜型として報告された疾患概念である．高齢女性の両眼に発症することが多く，多発性軟性ドルーゼン，網膜内出血を伴い，広義AMDの中で最も予後不良である．特徴的なのは，蛍光眼底造影で同定される網膜-網膜血管吻合，網膜-脈絡膜血管吻合の存在である（図6）．RAPのCNVの起源はYannuzziらにより網膜内新生血管と仮説されているが，脈絡膜起源説もある．

■近視性脈絡膜新生血管

強度近視眼に認められるCNVである．自然経過は悪く，両眼発症も多い．日本を含むアジアに多い疾患で，中年以降の女性に多く認められる（図7）．抗VEGF製剤が有効であると考えられるが，現時点では十分なエビデンスがない．

■特発性脈絡膜新生血管

50歳未満の若年者に，特発性に中心窩にGass分類Type 2のCNVを生じる疾患．CNVは1乳頭径大程度で大きくはならず，自然退縮するものもある．比較的視力予後は良好であるが，0.1以下にとどまるものもある．

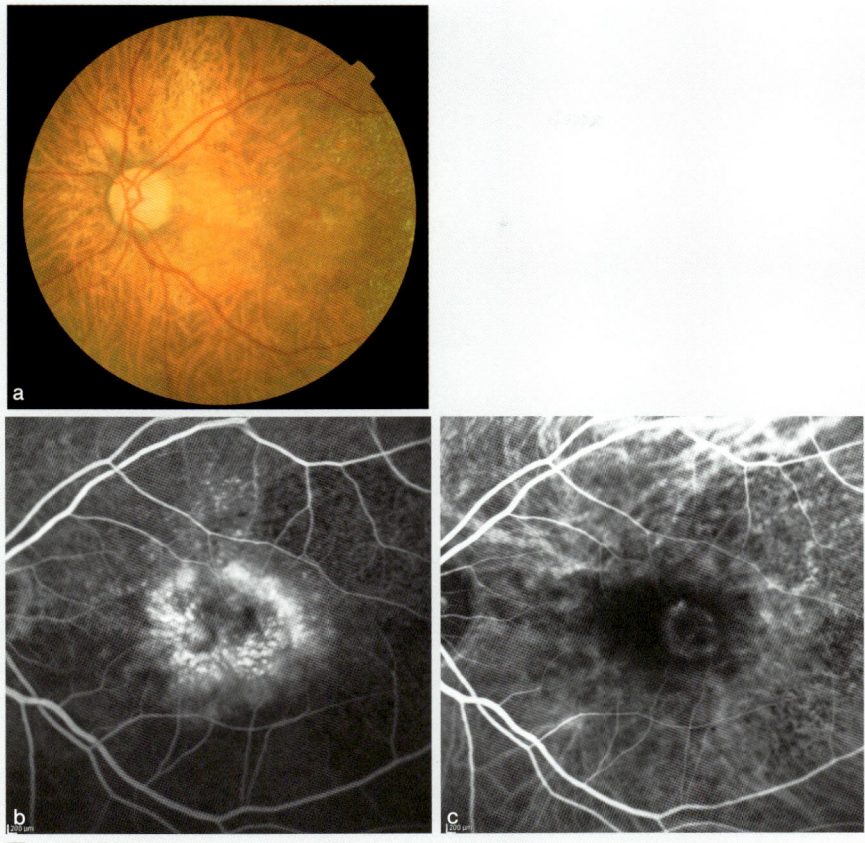

図6　RAP
a：眼底写真；中心窩に小さな網膜前出血を認める．ドルーゼンが多発している．
b：FA；黄斑部に強い過蛍光病巣を認め，囊胞様腔内に蛍光要素が貯留している．
c：IA；CMV が描出されている．網膜血管との交通もあるようにみえる．

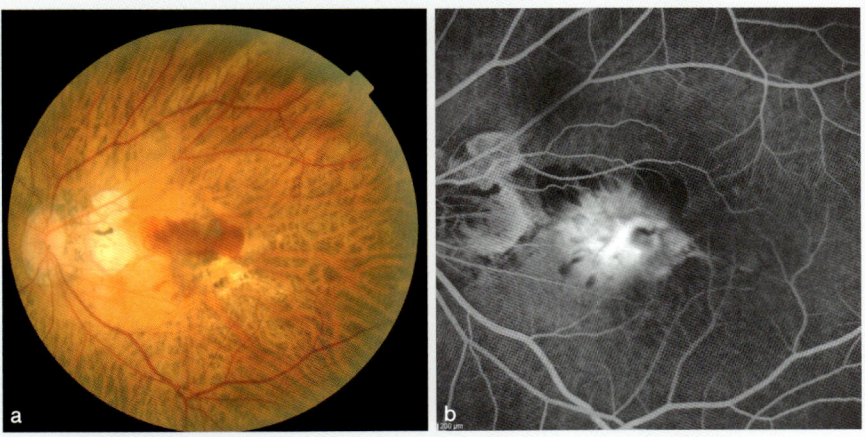

図7　近視性脈絡膜新生血管
a：眼底写真；中心窩やや上方に約 3/4 乳頭径大の CNV と周囲の網膜下出血を認める．
b：FA；CNV による過蛍光病巣を認める．classic CNV のパターンである．

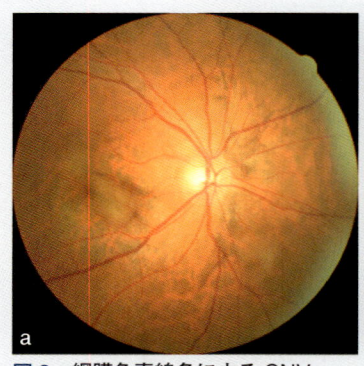

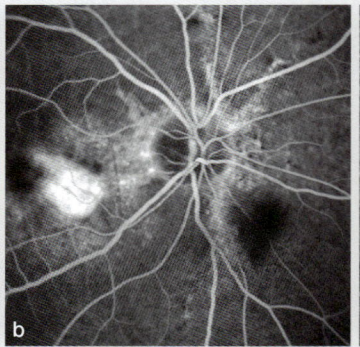

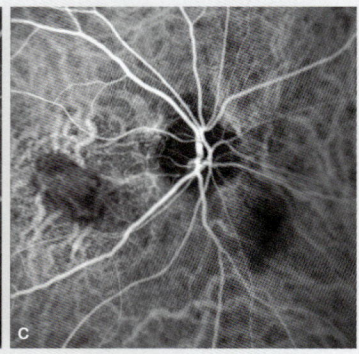

図8 網膜色素線条によるCNV
a：眼底写真；中心窩鼻側にCNVを認める．
b：FA；視神経乳頭から放射状に拡がる色素線条を認める．CNVはclassic CNVのパターンを示す．視神経乳頭鼻下側の低蛍光は硝子体混濁によるもの．
c：IA；CNVが描出されている．

■網膜細動脈瘤

　動脈硬化や高血圧を有する高齢者に多く，耳側の第3分枝以内の網膜細動脈に血管瘤を形成し，瘤の破裂により内境界膜下や網膜下へ出血を生じる．網膜静脈閉塞症に続発することもある．通常，視力予後は良好であるが，大量の網膜下出血を黄斑部に生じると視力予後が不良となるため，ガス注入による網膜下血腫移動術が必要になる（☞76, 95頁）．

■網膜色素線条 angioid streaks

　Bruch膜の弾性線維板の断裂により生じるひび割れ（線条）が視神経乳頭の周囲にヒトデ様に形成される特徴的な眼底を呈する（図8）．線条が黄斑部に及ぶとGass分類Type 2のCNVを生じ，高度の視力障害を生じ視力予後不良である．皮膚に弾性線維性仮性黄色腫 pseudoxanthoma elasticum を伴うことが多く，眼症状と皮膚症状が合併するとGrönblad-Strandberg症候群とよばれる．他にも，Ehlers-Danlos症候群やMarfan症候群など他の結合組織系の先天異常，Paget病，鎌状赤血球性貧血などに合併することもある．

まとめ

　この症例は，フィブリン沈着を伴うAMDである．診断には種々の画像検査を駆使することが必要である．現在の標準的治療は，抗VEGF製剤の硝子体注射であり，これと光線力学療法をどのように組み合わせるのがよいかについては，まだ結論が得られていない．

Memo

黄斑の定義

黄斑の定義は必ずしも定まっていないが，図9のように定義するのが臨床的には簡便である[3]．ETDRSのチャートも重要である（図10）[4]．

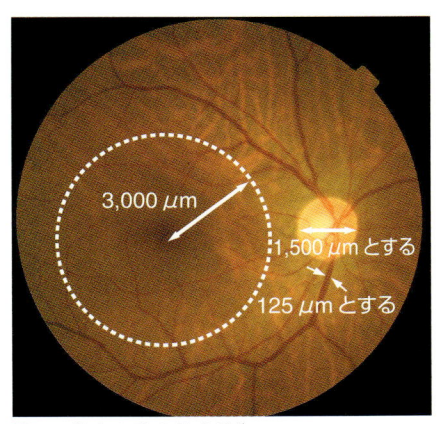

図9 黄斑の臨床的定義[3]
臨床的には，黄斑を「中心小窩を中心とした半径3,000μmの円の内側」と定義するのがわかりやすい．簡便には視神経乳頭直径を1,500μmとして推測する．

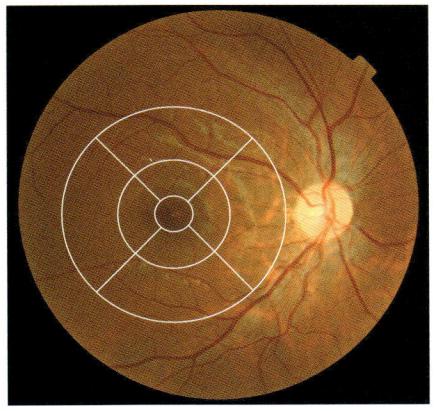

図10 ETDRSの黄斑区分[4]
黄斑部の病変を定量的に記載する場合にETDRSのチャートを用いることが多い．中心窩を中心に半径0.5mm，1mm，3mmの円と45°の直線で9つの区分に分ける．

■ 参考文献

加齢黄斑変性のモノグラフ
- 吉村長久．加齢黄斑変性．医学書院，2008．

組織病理学的研究によりCNVの存在部位を分類した論文
- Gass JDM. Biomicroscopic and histopathologic considerations regarding the feasibility of surgical excision of subfoveal neovascular membranes. *Am J Ophthalmol*. 1994 ; 118 : 285-298.

PCVを初めて提唱した論文
- Yannuzzi LA, Sorenson J, Spaide RF, et al. Idiopathic polypoidal choroidal vasculopathy (IPCV). *Retina*. 1990 ; 10 : 1-8.

日本人のPCVの特徴を論じた論文
- Sho K, Takahashi K, Yamada H, et al. Polypoidal choroidal vasculopathy : incidence, demographic features, and clinical characteristics. *Arch Ophthalmol*. 2003 ; 121 : 1392-1396.
- Uyama M, Wada M, Nagai Y, et al. Polypoidal choroidal vasculopathy : natural history. *Am J Ophthalmol*. 2002 ; 133 : 639-648.

日本人のAMDにはPCVが多いことを報告した論文
- Maruko I, Iida T, Saito M, et al. Clinical characteristics of exudative age-related macular degeneration in Japanese patients. *Am J Ophthalmol*. 2007 ; 144 : 15-22.

RAPを初めて報告した論文
- Yannuzzi LA, Negrão S, Iida T, et al. Retinal angiomatous proliferation in age-related macular degeneration. *Retina*. 2001 ; 21 : 416-434.

症例6 橙赤色隆起病巣を伴う黄斑病変

67歳,男性.
主訴:左眼変視,中心暗点
約1か月前から左眼に変視,中心暗点を自覚するようになった.
特に既往歴はないが,喫煙歴は40年以上で毎日1箱(20本)は吸うという.

初診時所見

■ 視力
　右眼　1.2(1.5× +0.25D = cyl−0.50D Ax80°)
　左眼　0.2(0.4× +1.5D = cyl−2.0D Ax110°)

■ 眼圧
　右　16 mmHg,　左　17 mmHg

■ 眼底所見
　両眼とも前眼部・中間透光体には異常所見なし.右眼眼底には,軟性ドルーゼンがわずかに認められる(図1a).左眼は,中心窩を含む黄斑部に広く約4乳頭径大の漿液性網膜剥離を認める.中心窩下には約0.5乳頭径大の橙赤色隆起病巣を認め,その周囲耳側から下側に硬性白斑が集簇している.網膜下出血も散在している.ドルーゼンは黄斑鼻上側に存在するが,さほど目立たない(図1b).

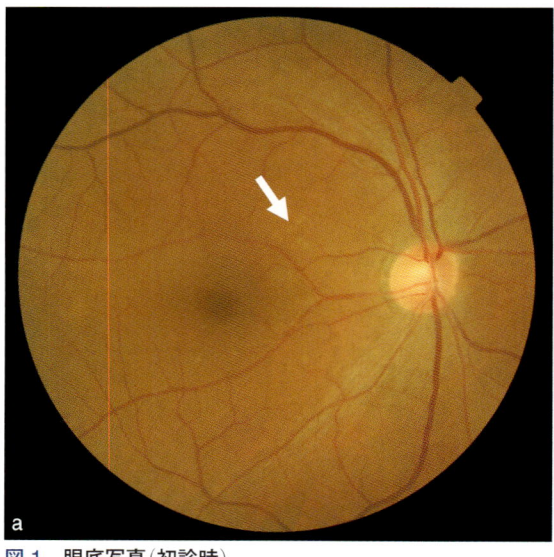

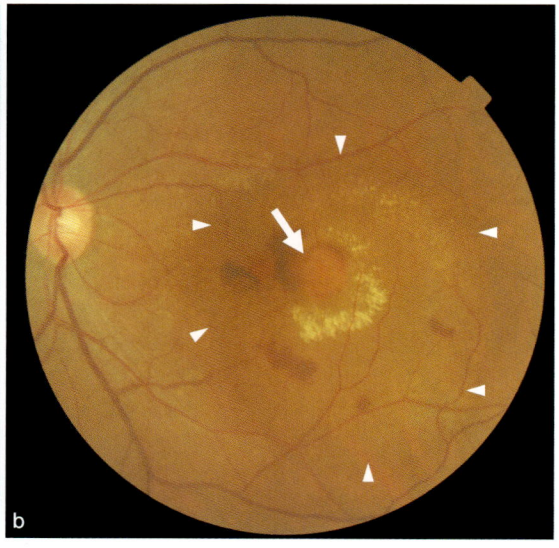

図1　眼底写真(初診時)
a:右眼;わずかに軟性ドルーゼン(白矢印)を認める.
b:左眼;中心窩下に橙赤色隆起病巣を認める(矢印).その周囲には広く漿液性網膜剥離を認め(矢頭),橙赤色隆起病巣近傍には硬性白斑が存在している.網膜下出血も散在している.

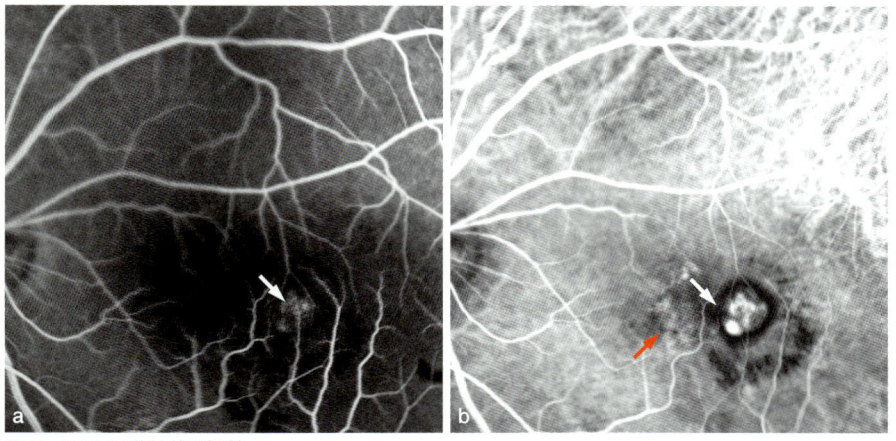

図2 FA/IA 所見（初診時）
a：FA；中心窩耳下側にわずかに過蛍光病巣を認める（白矢印）．蛍光はやや顆粒状である．
b：IA；フルオレセインの過蛍光巣に一致してポリープ状病巣が描出されている（白矢印）．その鼻側にはいわゆる異常血管網が認められる（赤矢印）．硬性白斑は蛍光をブロックするため，低蛍光病巣を呈している．

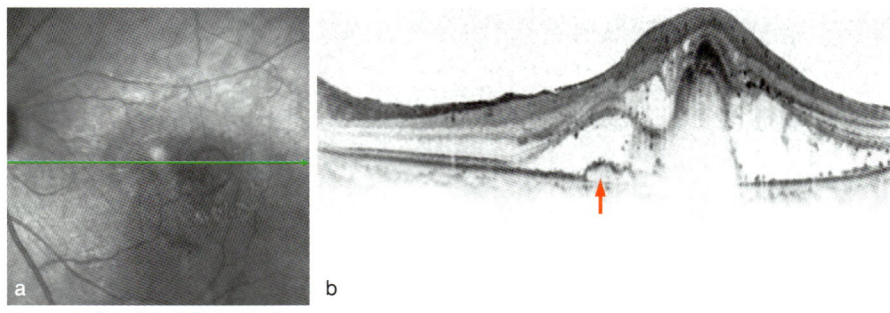

図3 左眼 OCT 所見（初診時）
a：中心窩を含む水平 B スキャン像
b：橙赤色隆起病巣は網膜色素上皮からの急峻な立ち上がりを示している．漿液性網膜剥離の存在が明らかである．異常血管網部分は網膜色素上皮の隆起として認められる（矢印）．神経網膜の変化は強くない．

検査所見

■ FA/IA（左眼）

　FA では，橙赤色隆起病巣に一致してわずかな過蛍光を認める．

　IA では，典型的なポリープ状病巣とそれにつながる異常血管網が描出されている（図2）．

■ OCT（左眼）

　橙赤色隆起病巣は，色素上皮の急峻な立ち上がりを示している．周囲には漿液性網膜剥離が認められる．異常血管部の網膜色素上皮は平坦ではなく，隆起し Bruch 膜から剥離している．神経網膜の変化は強くない（図3）．

| 症例の要約 | 橙赤色隆起病巣が特徴的な，片眼性の滲出型黄斑病変を発症した高齢男性 |

| 鑑別診断 | □ 加齢黄斑変性 age-related macular degeneration（AMD）
□ ポリープ状脈絡膜血管症 polypoidal choroidal vasculopathy（PCV）
□ 網膜細動脈瘤 |

| 診断 | ポリープ状脈絡膜血管症（PCV）．検眼鏡検査で橙赤色隆起病巣を認め，IA で異常血管網とポリープ状病巣が描出されている．OCT の所見も PCV に典型的である． |

| 疾患の理解 | PCV は，最初は黒人女性に特異的な疾患とされていたが，現在ではアジア人にも多く認められることが知られている．この疾患は，日本人に多く認められる滲出型 AMD のサブタイプである．病気の本態については，脈絡膜血管異常説と脈絡膜新生血管説があり，決着はついていない．
　診断は表1 に示すような日本ポリープ状脈絡膜血管症研究会の診断基準に従うのが普通であるが，実際には紛らわしい症例があり，PCV と狭義 AMD の区別は必ずしも明確なものではない． |

表1　PCV 診断基準（日本 PCV 研究会）

1. 確実例：以下のいずれかの1項目を満たすものとする．
    1) 眼底検査で橙赤色隆起病巣を認める．
    2) IA で，特徴的なポリープ状病巣を認める．
2. 不確実例：以下のいずれかの1項目を満たすものとする．
    1) IA で異常血管網のみを認める．
    2) 再発性の出血性，漿液性網膜色素上皮剥離を認める．

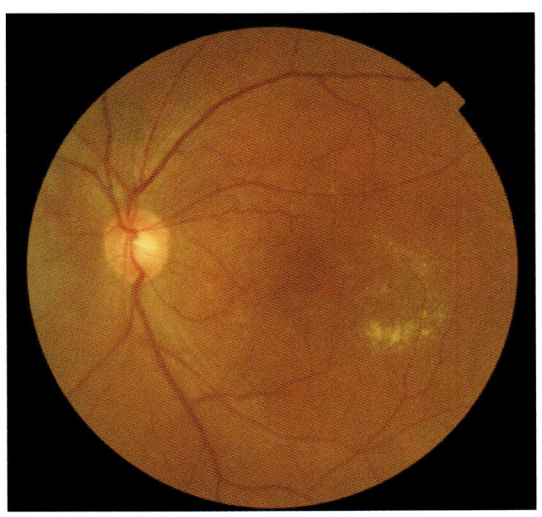

図4　眼底写真(初診1年半後)
中心窩下の漿液性網膜剥離は消失している．橙赤色隆起病巣もはっきりしない．硬性白斑は軽減したものの残存している．

経過　　初診の2週間後に光線力学療法(PDT)と bevacizumab(アバスチン)1.25 mg の硝子体内注射の同時治療を行った．

　治療1年半後の眼底写真を図4に示す．中心窩下の漿液性網膜剥離は消失している．中心窩耳側に硬性白斑の残存を認めるが，滲出性変化が随分軽減している．左眼矯正視力は 0.7 まで回復した．

今後の管理　　PCV に対する PDT 単独療法については，初期に大変よい成績が報告された．しかしながら，長期の成績が明らかとなると，PDT だけで PCV をコントロールできるものではないことがわかってきた．実際，2年以上の長期成績は必ずしも満足できるものではない．抗 VEGF 製剤や triamcinolone(ケナコルト-A®)の併用療法が今後主流となっていくと思われるが，このような治療法の効果については経過観察期間が不十分であり，十分なエビデンスのある報告はなく，今後の検討が必要である．禁煙指導も行う．

> **Point**　多彩な PCV の臨床像

　PCV は非常に多彩な臨床像を示す．例として，橙赤色隆起病巣が目立つ症例（図 5），中心性漿液性脈絡網膜症と紛らわしい症例（図 6），大きな出血性網膜色素上皮剝離を伴う症例（図 7 ☞ 44 頁）をあげる．

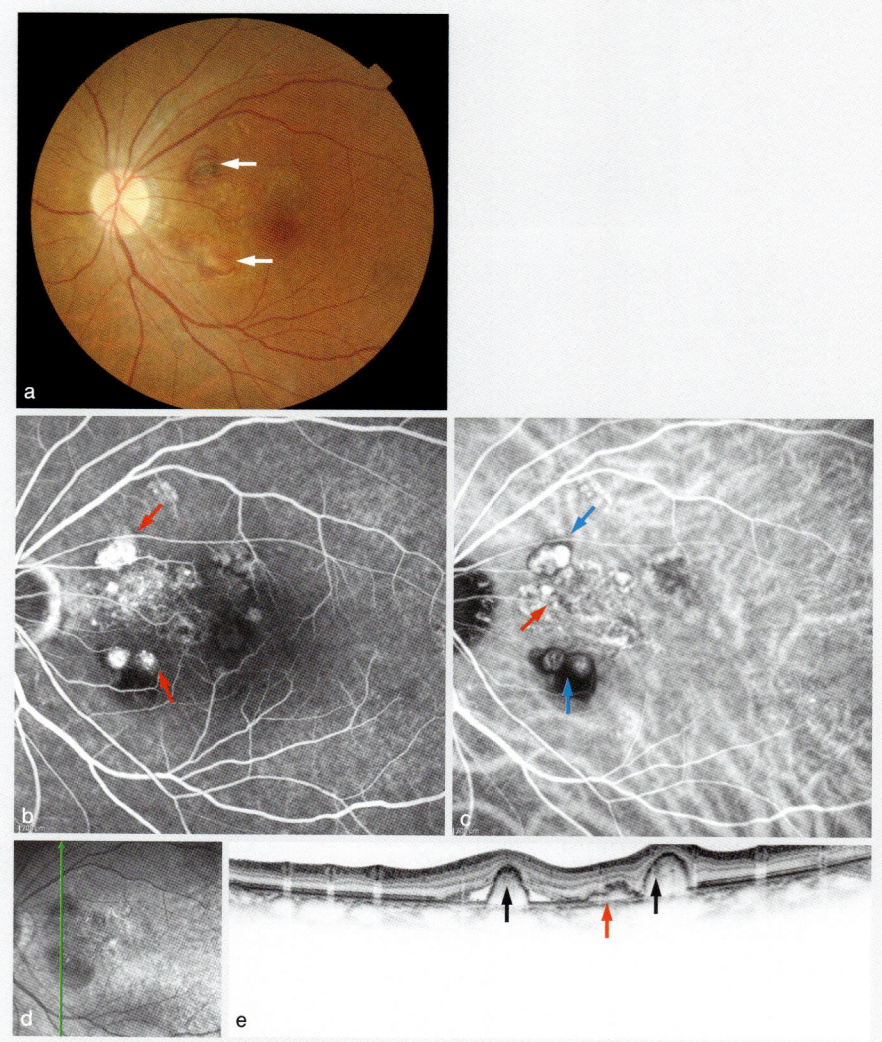

図 5　橙赤色隆起病巣が目立つ症例
a：左眼眼底写真；橙赤色隆起病巣が視神経乳頭と中心窩の間にいくつか並んでいる（矢印）．漿液性網膜剝離は目立たない．
b：FA；橙赤色隆起病巣は，classic CNV の像を示す（矢印）．
c：IA；視神経耳側上下にポリープ状病巣が認められる（青矢印）．その間には異常血管網が存在する（赤矢印）．
d，e：OCT；橙赤色隆起病巣を通る垂直 B スキャン．橙赤色隆起病巣は，色素上皮の急峻な立ち上がりを示す（黒矢印）．その間にある異常血管網部分は，網膜色素上皮が平坦に隆起し Bruch 膜から剝離している（赤矢印）．

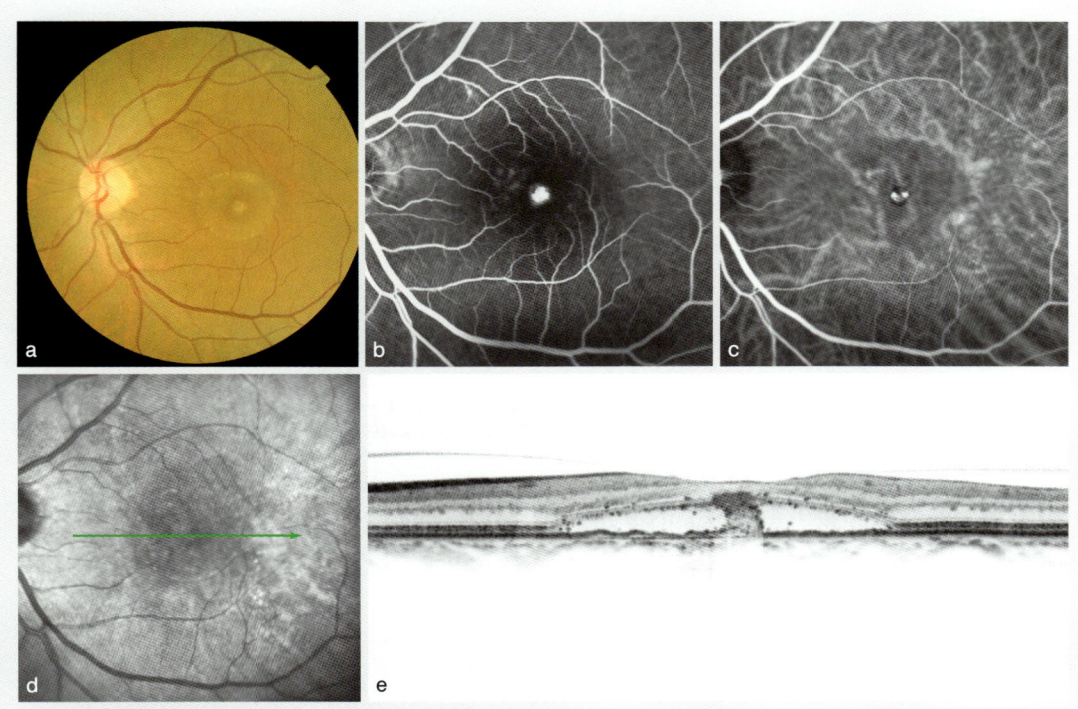

図6 中心性漿液性脈絡網膜症と紛らわしい症例

a：左眼眼底写真；過蛍光を示している．中心窩に約1.5乳頭径大の漿液性網膜剝離を認める．その辺縁には硬性白斑の沈着がある．中心窩下に白色の病巣が認められる．
b：FA；中心窩下の病巣は強い過蛍光を示している．Classic CNV のパターンである．
c：IA；ポリープ状病巣が描出されている．
d，e：OCT；中心窩を通る水平断層像．漿液性網膜剝離がよくわかる．中心窩の隆起病巣は，ポリープ状病巣に相当する．フィブリンを伴っている．

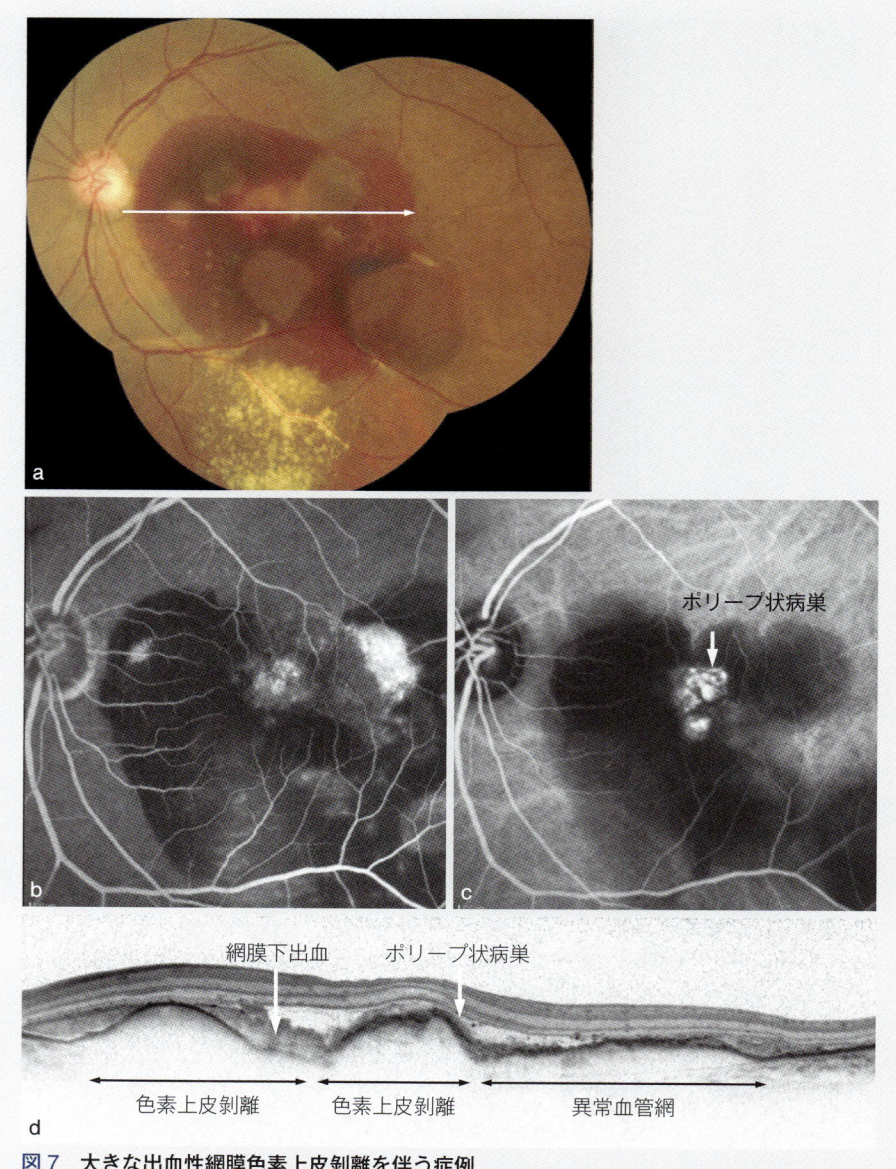

図7 大きな出血性網膜色素上皮剥離を伴う症例

a：眼底写真；中心窩耳側に大きな出血性網膜色素上皮剥離を3つ認める．中心窩鼻側にも出血性網膜色素上皮剥離が並んでいる．
b：FA；網膜下出血によって黄斑部の蛍光は低蛍光である．その低蛍光の中に過蛍光病巣が認められる．
c：IA；矢印で示すように，典型的なポリープ状病巣を認める．
d：aの白線の位置で撮像したOCT水平Bスキャン像；網膜色素上皮剥離，ポリープ状病巣，そして異常血管網の関係がよくわかる．

まとめ

この症例は典型的なPCVの症例である．PCVに対してはPDTの治療効果が比較的良好であることが知られている．抗VEGF製剤との組み合わせが当面の標準的治療である．

Memo

PCV とドルーゼン

かつて PCV は AMD と異なりドルーゼンを伴うことが少ないとされたことがある．日本人の AMD は欧米白人に比べてドルーゼンを認める症例が依然少ないが，PCV，狭義 AMD を問わずドルーゼンを認める症例が増えてきている．図 8 は，右眼 PCV の症例(67 歳，女性)である．両眼ともに軟性ドルーゼンを認める．

このように，PCV の症例にもドルーゼンを認めることは珍しいことではない．よって，ドルーゼンがないから PCV という論理は成立しない．

現在，狭義 AMD 治療の第 1 選択は，抗 VEGF 製剤である．PCV については，治療後 1 年後までは，PDT の成績がよいこと，また，抗 VEGF 製剤の効果が狭義 AMD ほどではないこともわかっている．したがって，PCV の治療方針は PDT と抗 VEGF 製剤の組み合わせが第一選択となっていくと考えられる．しかしながら，現時点では十分な検討ができていないため，各施設でいろいろな試みがされている．言うまでもないが，PCV の臨床像は多様性に富んでいる．すべての PCV に適応されるような治療方針は存在しない．

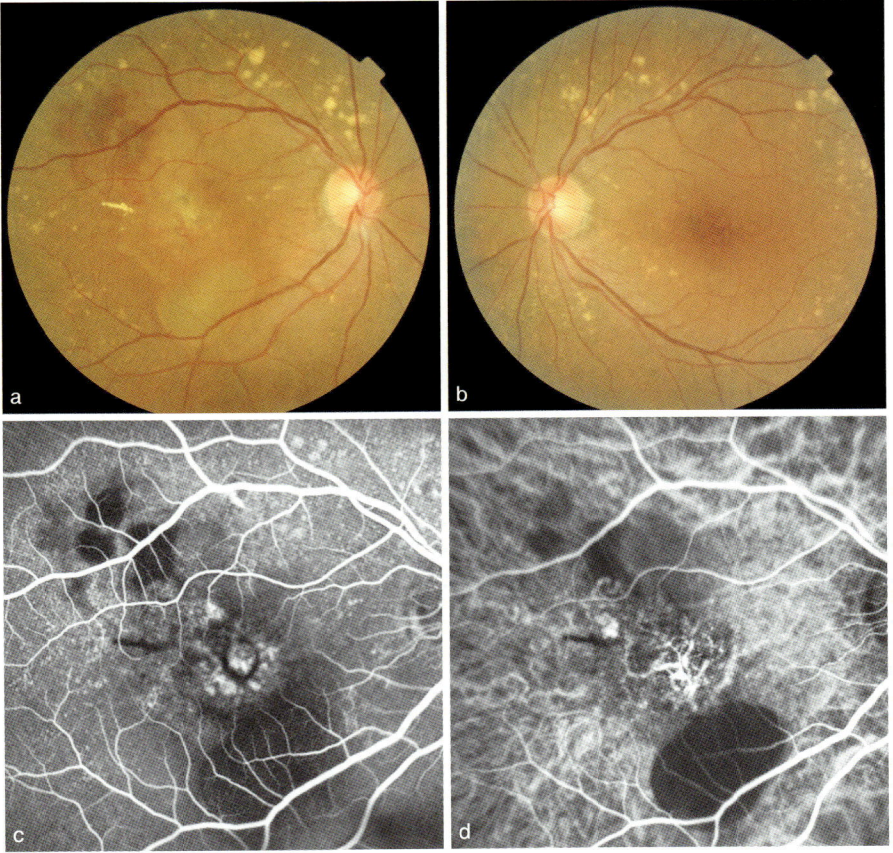

図 8　ドルーゼンを伴う PCV
a：右眼眼底写真；漿液性網膜色素上皮剝離，網膜下出血を認める．軟性ドルーゼンを認める．
b：左眼眼底写真；後極部に軟性ドルーゼンが多発している．
c：左眼 FA；ドルーゼンによる小さな過蛍光を認める．中心窩下には囊胞腔内に貯留した蛍光色素による過蛍光が認められる．
d：左眼 IA；異常血管網とポリープ状病巣が描出されている．

参考文献

加齢黄斑変性のモノグラフ
- 吉村長久. 加齢黄斑変性. 医学書院, 2008.

PCV を初めて提唱した論文
- Yannuzzi LA, Sorenson J, Spaide RF, et al. Idiopathic polypoidal choroidal vasculopathy (IPCV). *Retina*. 1990 ; 10 : 1-8.

日本人の PCV の特徴を論じた論文
- Sho K, Takahashi K, Yamada H, et al. Polypoidal choroidal vasculopathy : incidence, demographic features, and clinical characteristics. *Arch Ophthalmol*. 2003 ; 121 : 1392-1396.
- Uyama M, Wada M, Nagai Y, et al. Polypoidal choroidal vasculopathy : natural history. *Am J Ophthalmol*. 2002 ; 133 : 639-648.

日本人の AMD には PCV が多いことを報告した論文
- Maruko I, Iida T, Saito M, et al. Clinical characteristics of exudative age-related macular degeneration in Japanese patients. *Am J Ophthalmol*. 2007 ; 144 : 15-22.

PCV の病理組織像
- Rosa RH Jr, Davis JL, Eifring CW. Clinicopathologic correlation of idiopathic polypoidal choroidal vasculopathy. *Arch Ophthalmol*. 2002 ; 120 : 502-508.

PCV の病態
- Sasahara M, Tsujikawa A, Musashi K, et al. Polypoidal choroidal vasculopathy with choroidal vascular hyperpermeability. Am J Ophthalmol. 2006 ; 142 : 601-607.
- Tsujikawa A, Sasahara M, Otani A, et al. Pigment epithelial detachment in polypoidal choroidal vasculopathy. *Am J Ophthalmol*. 2007 ; 143 : 102-111.

PCV の治療成績(自験例)
- Otani A, Sasahara M, Yodoi Y, et al. Indocyanine green angiography : guided photodynamic therapy for polypoidal choroidal vasculopathy. *Am J Ophthalmol*. 2007 ; 144 : 7-14.
- Kurashige Y, Otani A, Sasahara M, et al. Two-year results of photodynamic therapy for polypoidal choroidal vasculopathy. *Am J Ophthalmol*. 2008 ; 146 : 513-519.

症例7 黄斑の網膜剥離

50歳，男性．
主訴：右眼中心暗点，小視症，変視症

特記すべき既往歴・全身症状なし．家族歴なし．喫煙は1日30本，30年間．2週間前に突然右眼の中心暗点を自覚した．小視症と変視症の自覚を伴う．多忙を極めたため，1週間後に近医眼科を受診し右眼の黄斑部の網膜剥離を指摘され，即日紹介にて当院を受診した．過去に同様の症状を自覚したことはないという．ステロイドの内服歴，局所使用歴はない．

初診時所見

■ 視力
　右眼　0.3(0.8× −0.5D = cly −0.5D Ax80°)
　左眼　0.4(1.5× +0.25D)

■ 眼圧
　右　16 mmHg，左　17 mmHg

■ 眼底所見
　両眼とも前眼部・中間透光体には異常所見なし．右眼眼底検査にて黄斑部に1個の円形の網膜剥離を認める(図1)．網膜剥離は中心窩を含み，中心窩の網膜下には黄色の滲出斑を認めた．眼底周辺部には異常所見を認めない．

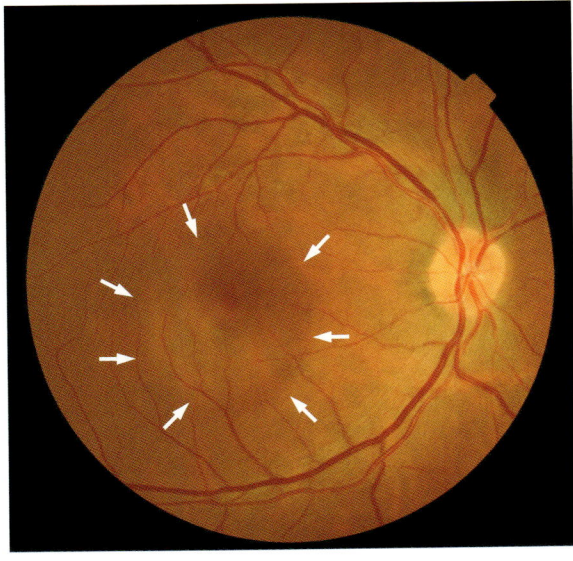

図1　右眼眼底所見(初診時)
中心窩に約2乳頭径大の漿液性網膜剥離を認める(矢印)．

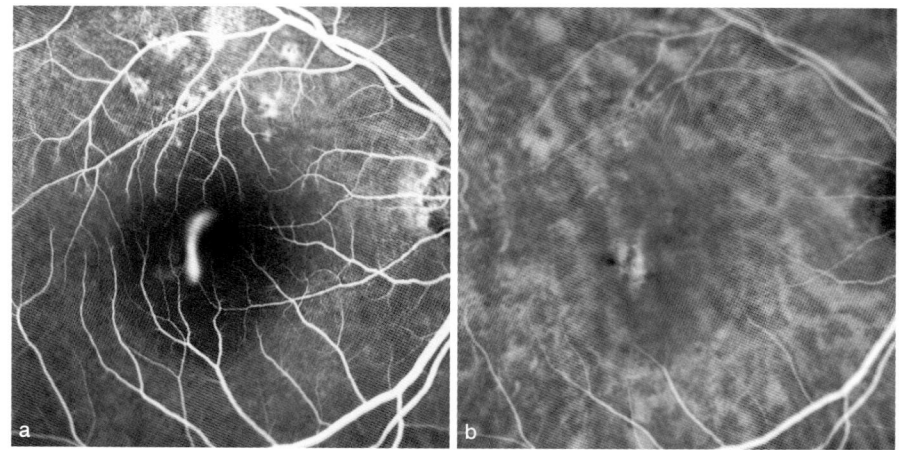

図2 FA/IA 所見(初診時)
a：FA；旺盛な噴出型の蛍光漏出を認める．
b：IA；漿液性網膜剝離の範囲をなぞるように輪状の過蛍光がある．フルオレセイン漏出部位
　　は，過蛍光を示すが，インドシアニングリーンの漏出はない．

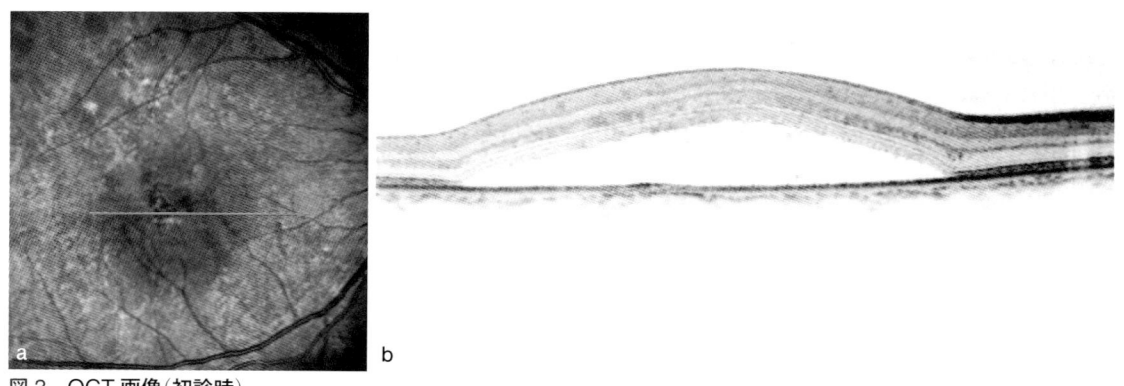

図3　OCT画像(初診時)
中心窩を通る水平Bスキャン像；漿液性網膜剝離を認める．剝離網膜，網膜色素上皮は変化に乏しい．

検査所見

■ FA/IA

　FAにて造影早期より上鼻側の傍中心窩に旺盛な吹き上げ型の蛍光漏出を認めた．黄斑上方には，window defectによる過蛍光巣を認める(図2a)．IAでは，脈絡膜血管の拡張があるようにも見える(図2b)．

■ OCT

　黄斑部網膜の剝離を認めた(図3)．神経網膜の肥厚や浮腫性変化は乏しい．色素上皮の不整もほとんどない．

症例の要約	突然，中心暗点，小視症，変視症を自覚し，黄斑部に限局した円形で1つの漿液性網膜剝離を認めた中年男性
鑑別診断	□ 中心性漿液性脈絡網膜症 □ 多発性後極部色素上皮症（MPPE） □ 原田病 □ 乳頭小窩黄斑症候群 pit-macular syndrome □ ポリープ状脈絡膜血管症（PCV）

診断　検眼鏡による眼底検査で，漿液性網膜剝離は円形で1個のみ認め，視神経乳頭と連続性がなかったため，中心性漿液性脈絡網膜症が疑われた．FAを施行し，漿液性網膜剝離内に典型的な噴出型の蛍光漏出を認めたことより，急性期中心性漿液性脈絡網膜症を確定診断した．OCTでは，神経網膜内の滲出性変化が乏しく，視細胞外節の肥厚や不整所見が乏しい急性期の特徴を示した．

経過　本疾患は，2〜3か月で自然寛解する頻度が高いため，しばらく経過観察を行ったところ初診後3か月で漿液性剝離は自然消失した．

疾患の理解　中心性漿液性脈絡網膜症は，30〜50歳の働き盛りの男性の片眼に好発し，検眼鏡的には黄斑部に1個の円形の漿液性網膜剝離を生じる疾患である．FAで網膜色素上皮からの蛍光漏出が観察される．急性期には蛍光漏出が強く，慢性期あるいは再発性のものは蛍光漏出が目立たない．病態は，網膜色素上皮レベルの血液網膜柵の破綻，網膜色素上皮の網膜下液吸収能の低下，脈絡膜の循環障害が考えられているが，不明な点が多い．

ほとんどの症例は，罹患中も視力は正常または軽度低下のみで良好な経過をたどり，自然寛解し視力障害を後遺しないが，色覚異常などが残る場合がある．よって，基本的には経過観察を行う．一部に6か月を超える慢性移行タイプ，治癒後に再発するタイプが存在し，視力障害や小視症を後遺しやすい．漿液性剝離が遷延すると判断したら，漏出点が中心窩外にある場合，早めにレーザー光凝固治療を行うことも1つの選択肢となる．ステロイドは病態を増悪させるため禁忌である．

今後の管理　本症例は，年齢，FA/IA所見，OCT所見のすべてが典型的な漿液性脈絡網膜症の症例である．この症例は初回のエピソードであり，疾患の自然経過，患者の職業，希望などを総合的に判断して経過観察とした．再発例や高齢者の症例では，漿液性網膜剝離が長期間残存したり，PCVとの鑑別に苦しむような症例もあり（☞43頁），注意深い経過観察が必要なものも多い．

> **Point**　黄斑部の漿液性網膜剝離を生じる疾患

☐ 多発性後極部色素上皮症（MPPE）
☐ 原田病
☐ 乳頭小窩黄斑症候群 pit-macular syndrome
☐ ポリープ状脈絡膜血管症（PCV）

■ 多発性後極部色素上皮症（MPPE）

多発性後極部色素上皮症 multifocal posterior pigment epitheliopathy（MPPE）は，中心性漿液性脈絡網膜症の重症型と考えられており，特徴的な胞状網膜剝離を示すため胞状網膜剝離ともよばれる．網膜剝離は体位で移動し，漏出点は単発または多発性でしばしば両眼発症する．検眼鏡的に鑑別は容易である．

■ 原田病（☞ 116 頁）

全身性の炎症疾患で，メラノサイトに対する自己免疫疾患と考えられている．ステロイドが著効するため，ステロイドを禁忌とする中心性漿液性脈絡網

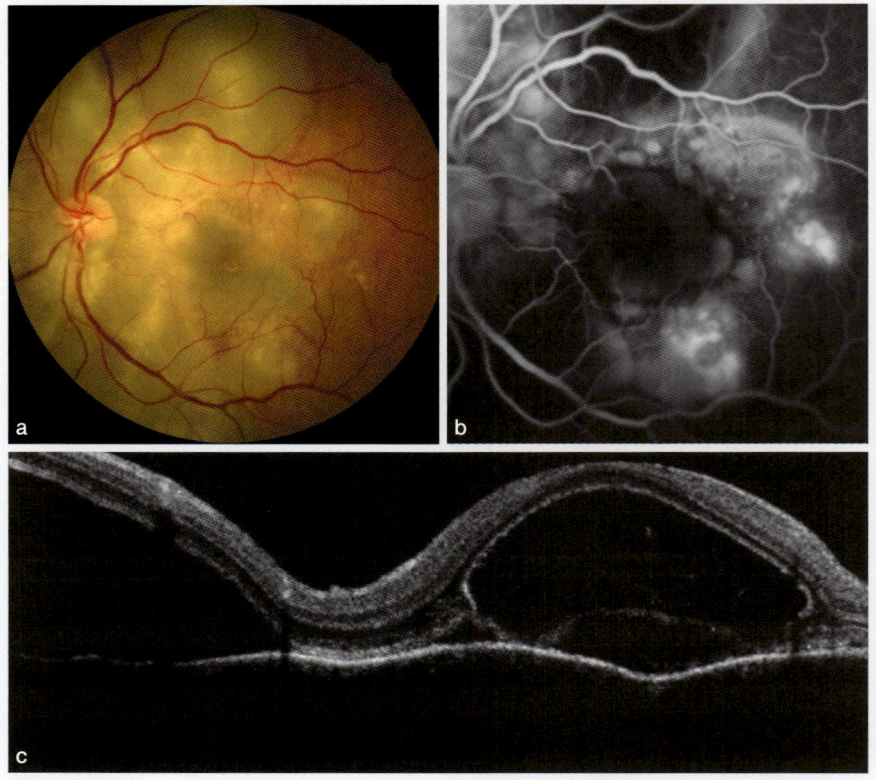

図 4　原田病
a：眼底写真；漿液性網膜剝離を認める．剝離は，多房のようにもみえる．
b：FA；漿液性網膜剝離内への蛍光色素貯留を認める．
c：b の緑の線での OCT 垂直 B スキャン像；2 つの網膜剝離が認められるが，上方（画像左方）の網膜剝離は中心窩網膜剝離に一致し，特徴的な膜様構造物を認める．

膜症との鑑別は重要であるが，多くの場合鑑別は容易である．両眼性が多く，検眼鏡的に漿液性網膜剝離は多房性であり，FA初期に多発する点状漏出点を示し，後期には多房性に過蛍光を示す(図4)．前眼部炎症，視神経乳頭炎などぶどう膜炎所見を伴う．

■ 乳頭小窩黄斑症候群

　視神経乳頭小窩(ピット，optic pit)は，胎生期の眼杯裂閉鎖不全との関連が示唆される先天異常であり，視神経乳頭の円形または楕円形の深い小陥凹をいう．視神経乳頭小窩に連続した黄斑部まで及ぶ漿液性網膜剝離を生じると，乳頭小窩黄斑症候群 pit-macular syndrome とよばれる(図5)．漿液性網膜剝離に網膜分離を伴う．網膜下液の由来は，硝子体液，脳脊髄液，血管漏出などが提唱されているが，いまだ不明である．治療法が確立されておらず，漿液性網膜剝離は多くは遷延し視力不良となる．鑑別は，視神経乳頭小窩の存在とそれへの漿液性網膜剝離の連続性，網膜分離の存在などから容易である．

■ ポリープ状脈絡膜血管症(PCV)
症例6(☞38頁)および本項のMemo(☞次頁)参照．

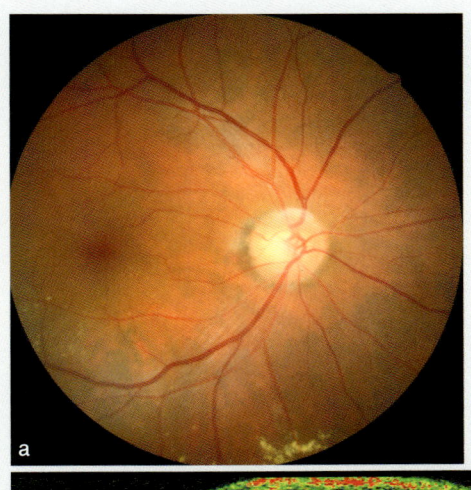

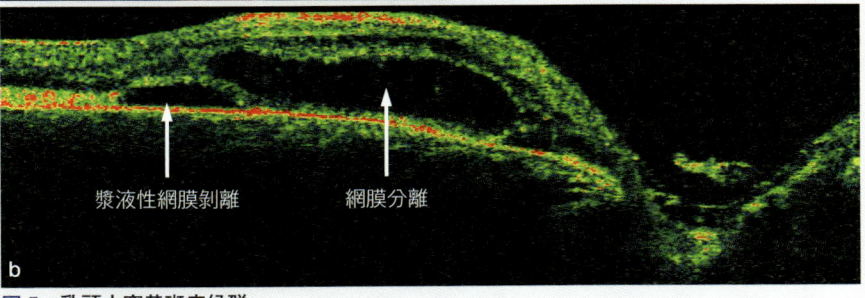

図5　乳頭小窩黄斑症候群
a：眼底写真．
b：OCT水平Bスキャン像；視神経乳頭から黄斑にかけて網膜分離と漿液性網膜剝離を認める．

> **まとめ**
> 本症例は，典型的な噴出型の FA パターンを示す中心性漿液性脈絡網膜症の症例である．初回のエピソードであり，蛍光色素漏出点が比較的中心窩に近かったため，レーザー光凝固を行わず経過観察とした．

Memo 中心性漿液性脈絡網膜症の FA パターン

中心性漿液性脈絡網膜症の FA パターンは，さまざまである．本症例のように，明瞭な噴出型を示す症例はむしろ少なく，円形拡大型や，不明瞭な蛍光色素漏出しか示さないものが多い．近年，噴出型の頻度が減少しているように思う．
- □ 噴出型（図 2 参照）
- □ 円形拡大型（図 6）
- □ 不明瞭型（図 7）

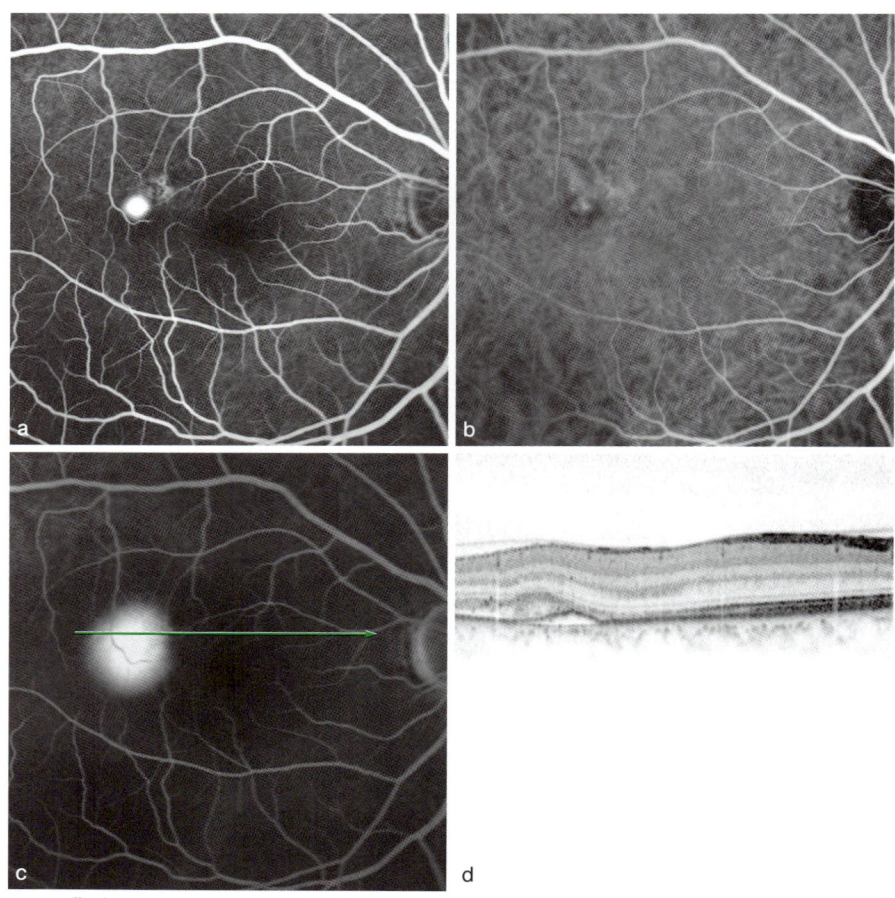

図 6　典型的な円形拡大型の造影パターン
a：FA．
b：IA；蛍光漏出点は強い漏出を示さない．
c：造影後期に蛍光色素漏出点は円形に拡大している．
d：漿液性網膜剝離の背丈は低い．

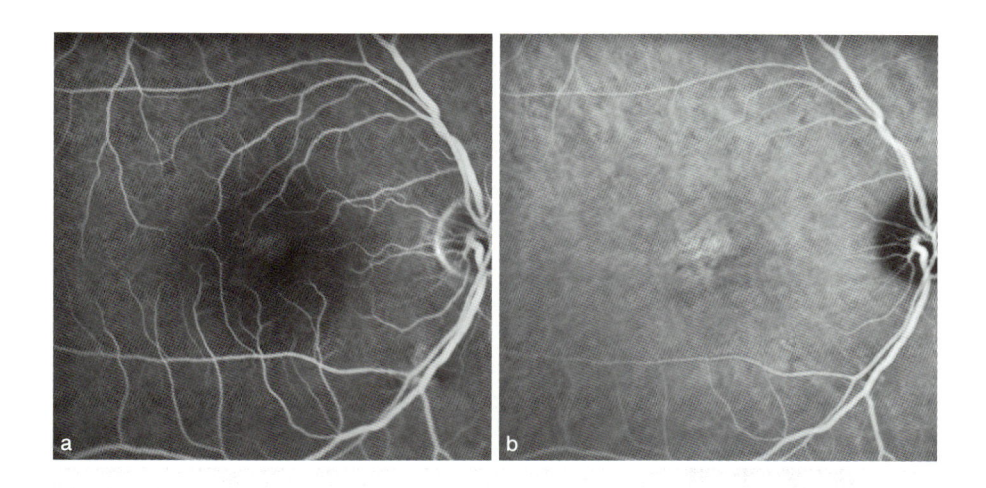

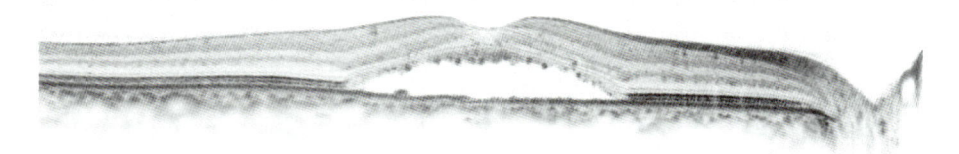

図7 漏出点がはっきりしない症例
a, b：FA(a)でも IA(b)でも蛍光色素漏出点は明瞭でない.
c：中心窩を通る OCT 水平 B スキャン像；漿液性網膜剥離が明瞭に認められる.

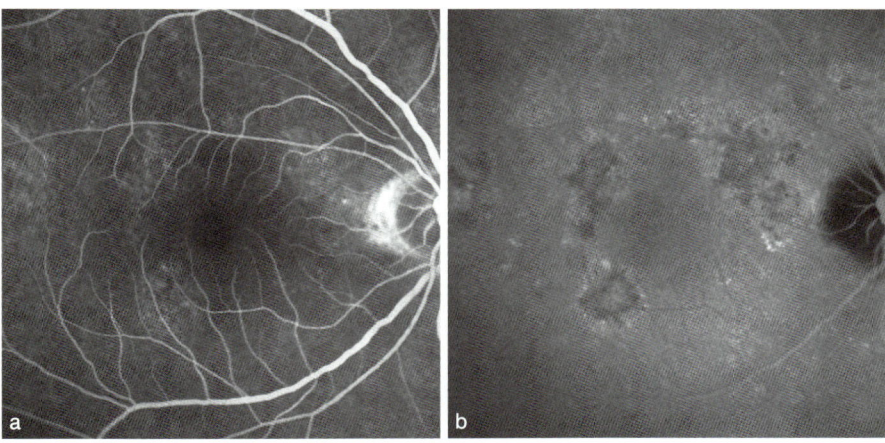

図8 中心性漿液性脈絡網膜症に認められる脈絡膜血管透過性亢進
a：FA. b：IA.
FA での過蛍光巣にほぼ一致して，IA で脈絡膜血管の透過性亢進が認められる．中心性漿液性脈絡網膜症の発症機序に関係があると考えられる.

■ 中心性漿液性脈絡網膜症と脈絡膜血管透過性亢進

　中心性漿液性脈絡網膜症の症例では，しばしば脈絡膜血管の透過性亢進を示唆するような造影パターンを示すことがある(図8).

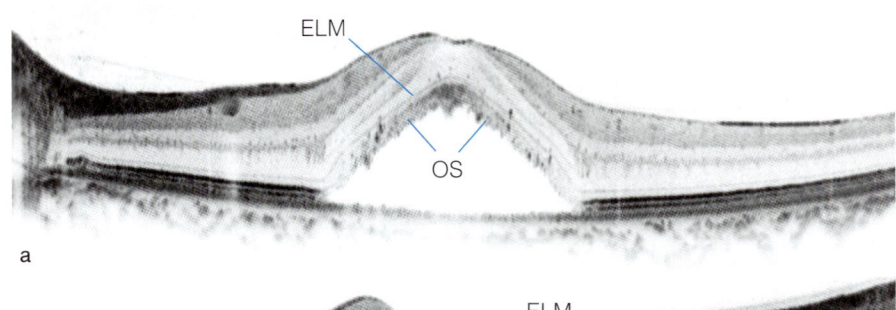

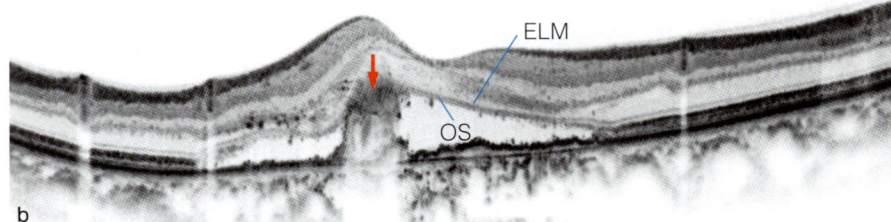

図9 中心性漿液性脈絡網膜症とポリープ状脈絡膜血管症のOCTの比較
a：中心性漿液性脈絡網膜症；ELMは外境界膜を示す．外境界膜よりも外層の視細胞外節（OS）の構造はよく保たれている．一部，外節の伸長が認められる．
b：ポリープ状脈絡膜血管症；ELMよりも外層の視細胞外節（OS）は短くなっている．視機能の障害が強いことが理解できる．赤矢印は，ポリープ状病巣の上に乗ったフィブリンを示す．

■ 中心性漿液性脈絡網膜症とポリープ状脈絡膜血管症の漿液性網膜剥離

　中心性漿液性脈絡網膜症もポリープ状脈絡膜血管症も漿液性網膜剥離をきたす疾患である．一般に前者では視力障害の程度が強くないのに対し，後者では初期から中等度以上の視力障害をきたすことがある．その違いを説明できる1つの要素に剥離網膜の形態の違いがあげられる（図9）．

■ 治療のコツ

　中心窩に漿液性網膜剥離があり，FAで漏出点がextrafoveal（中心窩外）に認められる症例は，レーザー光凝固術の適応となることがある．光凝固術は以前ほど盛んに行われなくなっているが，凝固条件をよく理解したうえで行わないと，医原性脈絡膜新生血管を生じることもあり，十分に注意が必要である．

　光凝固は，網膜色素上皮に対してごく軽く行うべきで，強い凝固斑は全く必要ない．一般には，黄色の波長を用いて，凝固条件は200 μm，0.2秒，80〜120 mW程度で行うことが多い．

　近年は，健康保険適用外ではあるが光線力学的療法を行うことも増えている．加齢黄斑変性に準じて行われるが，実際にはレーザー照射エネルギーを減らすことが可能であろう．

■ 参考文献

CSC における網膜色素上皮レベルの血液網膜柵の破綻を示唆する論文
- Marmor MF. New hypotheses on the pathogenesis and treatment of serous retinal detachment. *Graefe's Arch Clin Exp Ophthalmol*. 1988 ; 226 : 548-552.

CSC における脈絡膜の透過性亢進を示唆する論文
- Iida T, Kishi S, Hagimura N, et al. Persistent and bilateral choroidal vascular abnormalities in central serous chorioretinopathy. *Retina*. 1999 ; 19 : 508-512.

CSC の OCT 所見を報告した論文
- Iida T, Hagimura N, Sato T, et al. Evaluation of central serous chorioretinopathy with optical coherence tomography. *Am J Ophthalmol*. 2000 ; 129 : 16-20.
- Piccolino FC, de la Longrais RR, Ravera G, et al. The foveal photoreceptor layer and visual acuity loss in central serous chorioretinopathy. *Am J Ophthalmol*. 2005 ; 139 : 87-99.
- Iida T, Yannuzzi LA, Spaide RF, et al. Cystoid macular degeneration in chronic central serous chorioretinopathy. *Retina*. 2003 ; 23 : 1-7.
- Wang MSM, Sander B, Larsen M. Retinal atrophy in idiopathic central serous chorioretinopathy. *Am J Ophthalmol*. 2002 ; 133 : 787-793.
- Eandi CM, Chung JE, Cardillo-Piccolino F, et al. Optical coherence tomography in unilateral resolved central serous chorioretinopathy. *Retina*. 2005 ; 25 : 417-421.
- Ergun E, Hermann B, Wirtitsch M, et al. Assessment of central visual function in Stargardt's disease/fundus flavimaculatus with ultrahigh-resolution optical coherence tomography. *Invest Ophthalmol Vis Sci*. 2005 ; 46 : 310-316.
- Schocket LS, Witkin AJ, Fujimoto JG, et al. Ultrahigh-resolution optical coherence tomography in patients with decreased visual acuity after retinal detachment repair. *Ophthalmology*. 2006 ; 113 : 666-672.
- Ojima Y, Hangai M, Sasahara M, et al. Three-dimensional imaging of the foveal photoreceptor layer in central serous chorioretinopathy using high-speed optical coherence tomography. *Ophthalmology*. 2007 ; 114 : 2197-2207.
- Matsumoto H, Kishi S, Otani T, et al. Elongation of photoreceptor outer segment in central serous chorioretinopathy. *Am J Ophthalmol*. 2008 ; 145 : 162-168.
- Fujimoto H, Gomi F, Wakabayashi T, et al. Morphologic changes in acute central serous chorioretinopathy evaluated by fourier-domain optical coherence tomography. *Ophthalmology*. 2008 ; 115 : 1494-1500.

症例 8 若年女性の脈絡膜新生血管

26歳，女性．
主訴：右眼中心暗点，視力障害
3週間前より右眼の中心暗点と視力障害を自覚した．
小学生のころから近視で眼鏡を装用している．特記すべき既往歴，外傷歴はない．

初診時所見

- **視力**
  右眼　0.04（0.4× −4.5D ＝ cyl−1.0D，Ax170°）
  左眼　0.15（1.5× −2.75D ＝ cyl−1.5D，Ax180°）
- **眼圧**
  右　15 mmHg，左　15 mmHg
- **眼科所見**

  両眼ともに前眼部，中間透光体に異常所見を認めない．両眼の視神経乳頭はやや縦長で，近視性コーヌスを認める．右眼中心窩下に約1/3乳頭径大のCNVを認め，周囲に出血を伴っている（図1）．左眼には特記すべき異常所見を認めない．

  眼底周辺部は，両眼ともに異常所見を認めない．眼軸長は右眼 25.12 mm，左眼 24.90 mm であった．

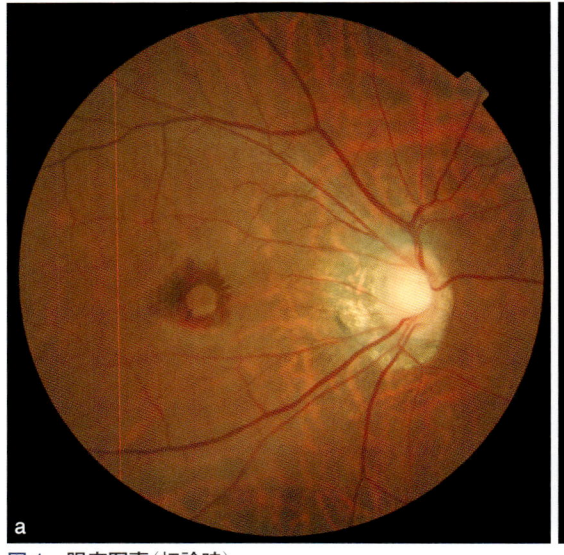

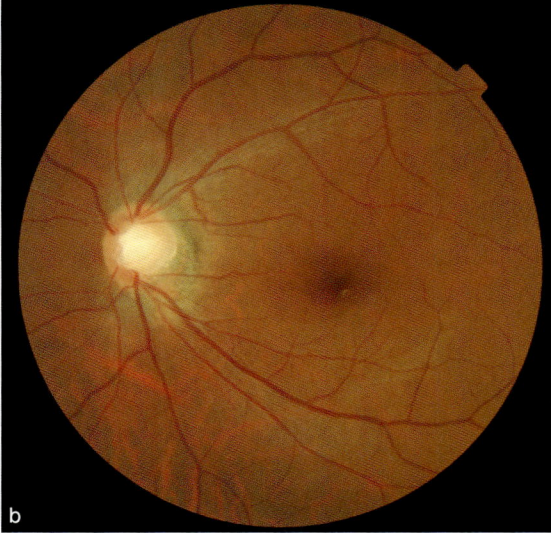

図1　眼底写真（初診時）
a：右眼眼底；中心窩下に約 1/3 乳頭径大の CNV を認める．
b：左眼眼底；近視の眼底であるが，特に大きな変化を認めない．

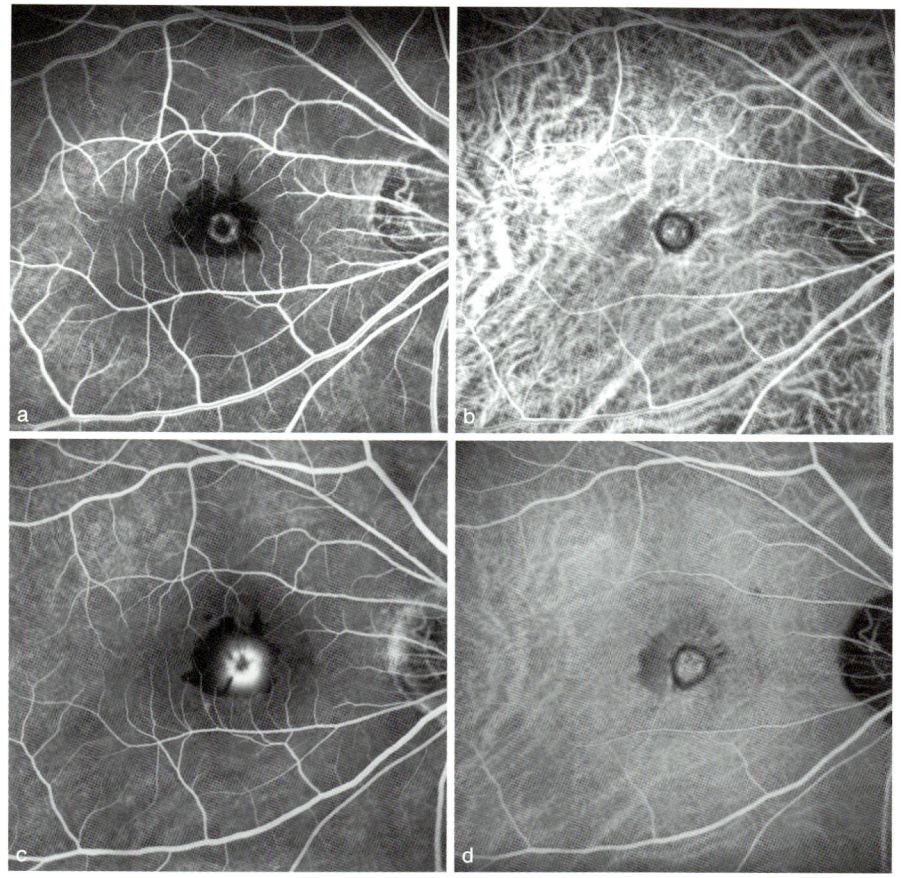

図2　FA/IA 所見
a：FA（早期），b：IA（早期），c：FA（後期），d：IA（後期）．
CNV は FA で classic CNV のパターンを示している．IA では，造影早期に網目状の構造が描出されている．CNV 周囲の低蛍光は網膜色素上皮による新生血管の囲いこみとも考えられている．

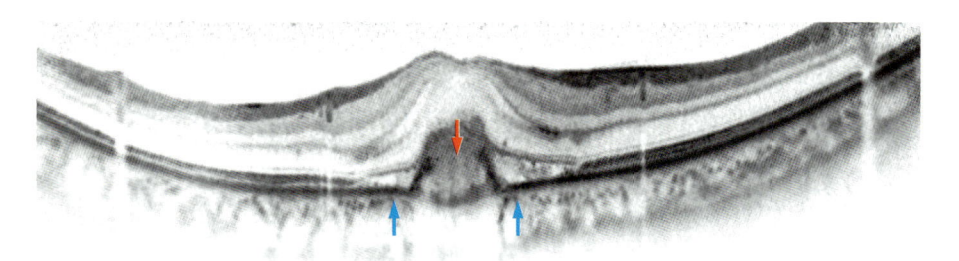

図3　OCT 所見（初診時）
中心窩を通る垂直 B スキャン像．中心窩下に CNV を認める（赤矢印）．
網膜色素上皮（青矢印）を貫いていることがよくわかる．

検査所見

■ FA/IA（図2）

　FA で中心窩下に，OCT で右眼に classic CNV を認める．CNV 周囲は出血によって低蛍光を示している．IA では，造影早期に網目状の CNV が描出されている．新生血管周囲は低蛍光を示している．

■ OCT

図3に示すように，網膜色素上皮細胞を貫くCNVが描出されている．GassのCNV分類によると，Type 2 CNVであると考えられる．

症例の要約	脈絡膜新生血管を発症した近視眼の若年女性

鑑別診断	□ 特発性脈絡膜新生血管 □ 近視性脈絡膜新生血管 □ ぶどう膜炎に伴う脈絡膜新生血管 □ 眼ヒストプラズマ症 presumed ocular histoplasmosis □ 加齢黄斑変性（AMD） □ ポリープ状脈絡膜血管症（PCV）

診断・治療	眼底所見，FA/IA所見，OCT所見より特発性脈絡膜新生血管と診断した．初診の2週間後にbevacizumab（アバスチン）1.25 mgの硝子体内注射を行った．

経過	Bevacizumab硝子体内注射後，CNVの退縮を認め，半年後には右眼矯正視力1.5を得た（図4）．

疾患の理解	中等度から高度近視眼の比較的若年女性にCNVを認めることがある．このような症例では，他疾患によるCNVを除外できた場合に特発性脈絡膜新生血管という診断をつけるのが一般的である．かつてわが国では疾患概念に若干の混乱が認められ，「中心性滲出性脈絡膜新生血管 central exudative chorioretinopathy」あるいは「Rieger型中心性滲出性網脈絡膜炎」などとよばれたこともあった．発症の原因は必ずしも明らかではないが，Bruch膜から脈絡膜内層に限局性の炎症反応が起こり，そのためにBruch膜に小さな断裂が発生してCNVの発生にいたると考えられている．好発年齢が普通のAMDやPCVに比べて若年であることが特徴であり，一般には20～40歳代の患者が多く，男女比では女性に多い． 診断は，検眼鏡所見，FA/IA所見，OCT所見によるが，典型的なGass Type 2のCNVを認め，年齢，ぶどう膜炎などによる二次性脈絡膜新生血管を除外できれば，さほど困難ではない．この症例はかなり強い近視眼に発生したCNVであり，近視性脈絡膜新生血管との鑑別が一番問題となる．厳密な意味では両者を完全に分けることはできない． 前述のように炎症が疾患の発症機序に関係があるとの考え方から，ステロイドの内服やTenon囊注射が行われていたが，現在では抗VEGF製剤の硝子体内注射がより一般的な治療法となっている．しかし，この症例で示したbevacizumabはあくまでもオフラベル使用であり，現在市場にある抗VEGF製剤はいずれも特発性脈絡膜新生血管には保険適用外である．

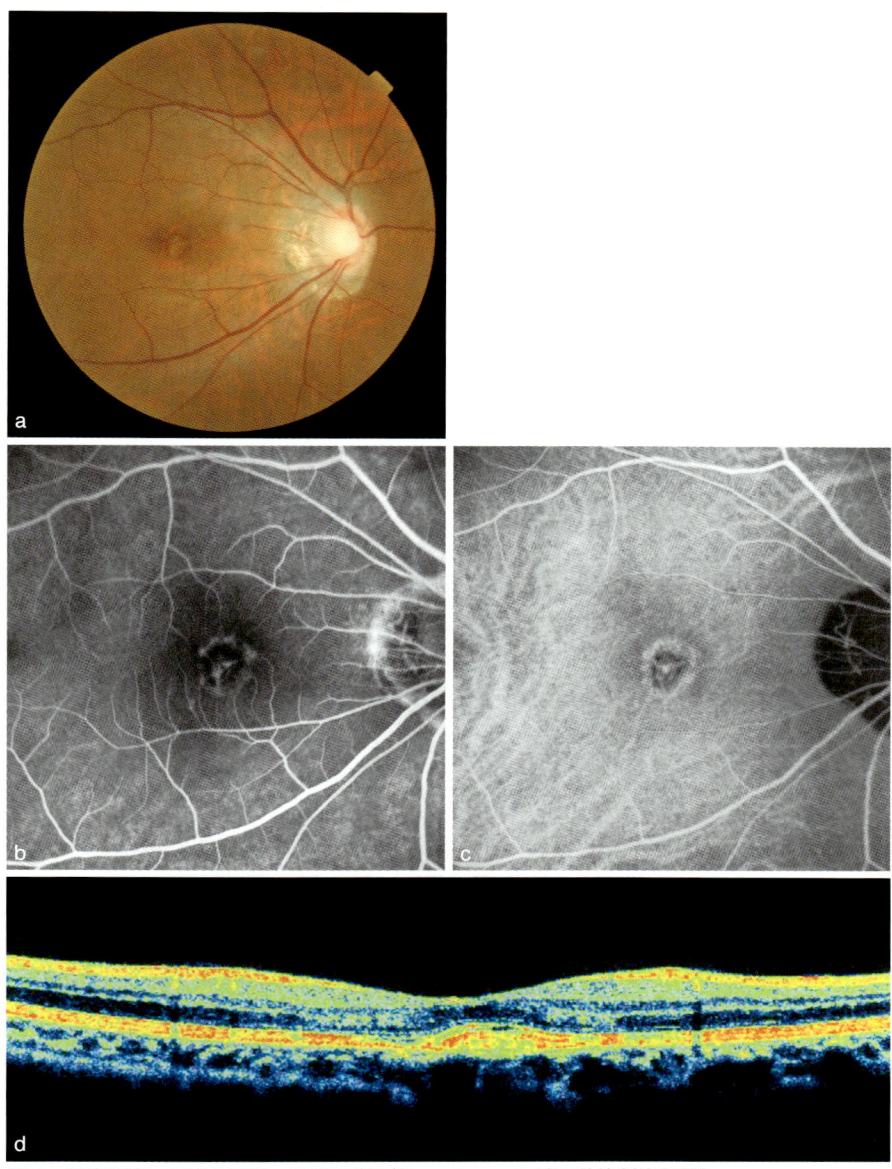

図4 眼底写真，FA/IA 所見，OCT 所見（Bevacizumab 硝子体注射半年後）
a：右眼眼底写真；CNV は瘢痕化してわずかに認められる．
b：FA，c：IA；CNV の活動性はなくなり，組織染を認めるのみである．
d：中心窩を通る水平 B スキャン像；中心窩下に網膜色素上皮の高反射と一体化した瘢痕組織を認める．

| 今後の管理 | 特発性脈絡膜新生血管は通常片眼性の疾患であるが，時に両眼に発症することもあるので僚眼の経過観察は重要である．また，再発の報告もあるので，そのつもりで経過を観察する必要がある．

> **Point** 若年者の脈絡膜新生血管

□ 特発性脈絡膜新生血管
□ 近視性脈絡膜新生血管
□ ぶどう膜炎に伴う脈絡膜新生血管
□ 眼ヒストプラズマ症
□ 加齢黄斑変性（AMD）
□ ポリープ状脈絡膜血管症（PCV）

■ **特発性脈絡膜新生血管**
本症例

■ **近視性脈絡膜新生血管**
強度近視眼では眼球の伸展に伴い，網膜色素上皮，脈絡膜の菲薄化が発生する．多くの場合，lacquer cracks とよばれる Bruch 膜断裂部より脈絡膜新生血管が網膜色素上皮の上に伸展してくることがある．特発性脈絡膜新生血管と同様に Gass Type 2 CNV である（☞ 57, 58 頁）．前述のように特発性脈絡膜新生血管は，中等度近視の女性に多く認められる疾患であり，近視性脈絡膜新生血管との区別が困難な症例も多い．一般には－6D を超えるような近視眼に認められる新生血管は近視性脈絡膜新生血管に区分することが多い．

■ **ぶどう膜炎に伴う脈絡膜新生血管**
種々のぶどう膜炎に CNV が発生することがある．このような CNV も Gass Type 2 が普通である．疾患頻度は高くないが，点状脈絡膜内層症 punctate inner choroidopathy（PIC，図5）という疾患がある．この疾患は，約70％に CNV を発症するとされている．PIC も典型的には近視の女性にみられる疾患で，特発性脈絡膜新生血管との鑑別が問題となる．患者は飛蚊症，羞明を訴えることがある．

■ **眼ヒストプラズマ症**
眼ヒストプラズマ症 presumed ocular histoplasmosis はミシシッピー川流域に認められる疾患で，わが国には存在しないといわれている．*Histoplasma capsulatum* による空気感染で，まず肺に感染が発生するが，大多数の患者でははほとんど症状がない．ごく一部の患者で眼感染が発生し，主に網膜中間周辺

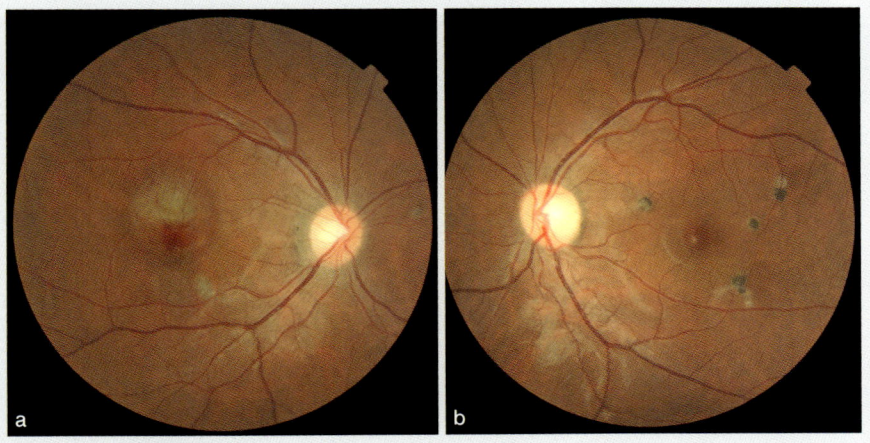

図 5　PIC の眼底写真
a：右眼眼底；中心窩上方に活動性のある病巣を認める．下方には瘢痕化した病巣がある．
b：左眼眼底；中心窩を取り囲むように色素沈着を伴う陳旧性病巣があり，その近傍に一部活動性のある病巣を認める．近視眼のため，眼底はやや豹紋状である．中心窩下にはCNV の瘢痕が認められる．白点が散在している．

部に典型的な萎縮病巣(histospot とよばれる)を形成する．CNV が発生することもある．好発年齢は 20〜40 歳代とされており，特発性脈絡膜新生血管との鑑別が問題となる．

■ 加齢黄斑変性（AMD），ポリープ状脈絡膜血管症（PCV）

AMD（症例 5 ☞ 29 頁）は疾患の定義上，年齢が 50 歳以上の患者に発症する疾患である．本症例とは年齢が合わない．PCV（症例 6 ☞ 38 頁）も同様である．

まとめ

特発性脈絡膜新生血管は，その疾患名からもわかるように他の CNV を除外して初めて診断名をつけることができる疾患である．しかし，女性に多いこと，中等度近視眼に多く発症すること，自然経過が比較的良好であることなどの特徴を有する 1 つの疾患群である．かつては，ステロイド内服，抗生物質の投与なども行われたことがあるが，現在ではオフラベル使用ではあるが，抗 VEGF 製剤の硝子体内注射が広く行われている．

■ 参考文献

特発性脈絡膜新生血管の論文

- Cleasby GW. Idiopathic focal subretinal neovascularization. *Am J Ophthalmol*. 1976 ; 81 : 590-596.
- Spitznas M, Böker T. Idiopathic posterior subretinal neovascularization (IPSN) is related to myopia. *Graefe's Arch Clin Exp Ophthalmol*. 1991 ; 229 : 536-538.
- Machida S, Hasegawa Y, Kondo M, et al. High prevalence of myopia in Japanese patients with idiopathic focal subretinal neovascularization. *Retina*. 2006 ; 26 : 170-175.
- Grossniklaus HE, Green WR, for the Submacular Surgery Trials Research Group. Histopathologic and ultrastructural findings of surgically excised choroidal neovascularization. *Arch Ophthalmol*. 1998 ; 116 : 745-749.
- Chang LK, Spaide RF, Brue F, et al. Bevacizumab treatment for subfoveal choroidal neovascularization from causes other than age-related macular degeneration. *Arch Ophthalmol*. 2008 ; 126 : 941-945.

PIC の論文

- Gerstenblith AT, Thorne JE, Sorbin L, et al. Punctate inner choroidopathy : a survey analysis of 77 persons. *Ophthalmology*. 2007 ; 114 : 1201-1204.
- Watzke RC, Packer AJ, Folk JC, et al. Punctate inner choroidopathy. *Am J Ophthalmol*. 1984 ; 98 ; 572-584.
- 齋藤 航, 北市伸義, 大野重昭. 点状脈絡膜内層症. 臨眼. 2007 ; 61 : 1156-1159.

症例9 変性近視

82歳，女性．
主訴：右眼中心暗点

特記すべき既往歴・全身症状なし．家族歴なし．
2か月前より右眼中心暗点と視力低下を自覚した．近視のため右眼視力は幼少時より不良で，左眼はいつの間にかほとんど見えなくなっていた．右眼も見えにくいという自覚はあったが，突然の中心暗点出現に驚いて受診となる．

初診時所見

- 視力
  右眼　0.01（n.c.）
  左眼　0.03p（0.06×－6.0D）
- 眼圧
  右　11 mmHg，左　12 mmHg
- 眼軸長
  右　29.25 mm，左　27.26 mm
- 眼底所見

眼底検査にて典型的な変性近視性所見（黄斑の網脈絡膜萎縮と後部ぶどう腫）を認め，黄斑部の網膜は鈍い半透明色を示し剥離していることがわかる（図1）．しかし，黄斑円孔は認めない．

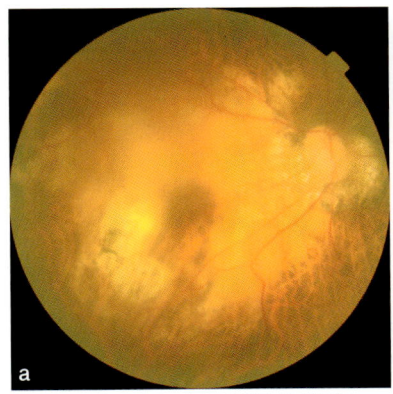

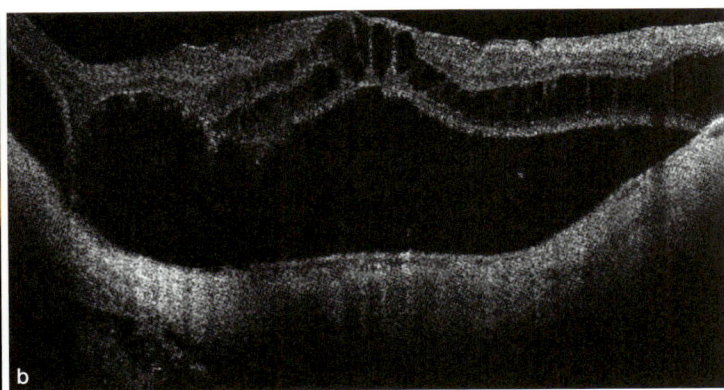

図1　眼底写真とOCT所見（初診時）
a：右眼；変性近視性所見（黄斑の網脈絡膜萎縮と後部ぶどう腫）を認める．黄斑部の網膜剥離を認めるが，黄斑円孔は見当たらない．
b：OCT水平Bスキャン像；後部ぶどう腫内の網膜剥離および網膜分離を認める．分離間隙に，円柱状構造が観察される．

検査所見	■ OCT

黄斑部の後部ぶどう腫内の網膜剥離および網膜分離を認めた（図 1b）．分離間隙には特徴的な円柱状構造が観察される．

症例の要約	以前より近視で視力はよくないが，突然中心暗点を自覚した高齢女性

鑑別診断	強度近視に発症する疾患 □ 黄斑部網膜分離症（中心窩分離症） □ 黄斑円孔網膜剥離 □ 強度近視新生血管黄斑症 □ 後部ぶどう腫

診断・治療	眼底検査と OCT にて黄斑部に網膜分離を認めたが黄斑円孔を認めないため，黄斑部網膜分離症に続発した網膜剥離と診断した．23 ゲージ硝子体手術を水晶体乳化吸引術＋眼内レンズ挿入術とのトリプル手術にて施行し，インドシアニングリーンを用いて血管アーケード内の内境界膜剥離を併施した．

経過	術後，黄斑部網膜剥離は約 1 年かけて徐々に消失した（図 2）．中心窩網膜は菲薄化しているが矯正視力は 0.1 まで回復した．

疾患の理解	強度近視眼では黄斑円孔網膜剥離が好発することが知られていた．しかし，その発症メカニズムは不明であった．近年，OCT の普及により検眼鏡による眼底検査では不明瞭なため認識されていなかった網膜分離が，強度近視眼の黄斑部に 9% 程度の頻度で認められることがわかってきた．強度近視における黄斑部網膜分離所見は，強度近視眼の網膜が前方へ牽引されていることの結果と理解されるようになり，牽引の原因として，① 変性した後部硝子体皮質によるもの，② 眼軸伸長（後部ぶどう腫形成）に伴う網膜の伸展不良により生み出されるもの，③ 内境界膜を介して網膜血管が伸展不良により生み出されるものなどが考えられるようになった．そして，本疾患は硝子体手術により内境界膜剥離を施行すると，網膜分離や網膜剥離が徐々に寛解することが明らかになってきたが，この治療効果自体が網膜への前方牽引の仮説を支持する．黄斑部網膜分離症から黄斑円孔および網膜剥離へ進展する症例があることも報告されている． しかし，すべての黄斑円孔網膜剥離が網膜分離症を経て発症するのかは明らかでないこと，黄斑部網膜分離症が黄斑円孔を形成せずに網膜剥離へ進展する症例が存在することなど，疾患発症のメカニズムの全体像は不明な点が多い．本症例は，黄斑部網膜分離症が黄斑円孔を形成せずに網膜剥離へ進展したものと考えられる．

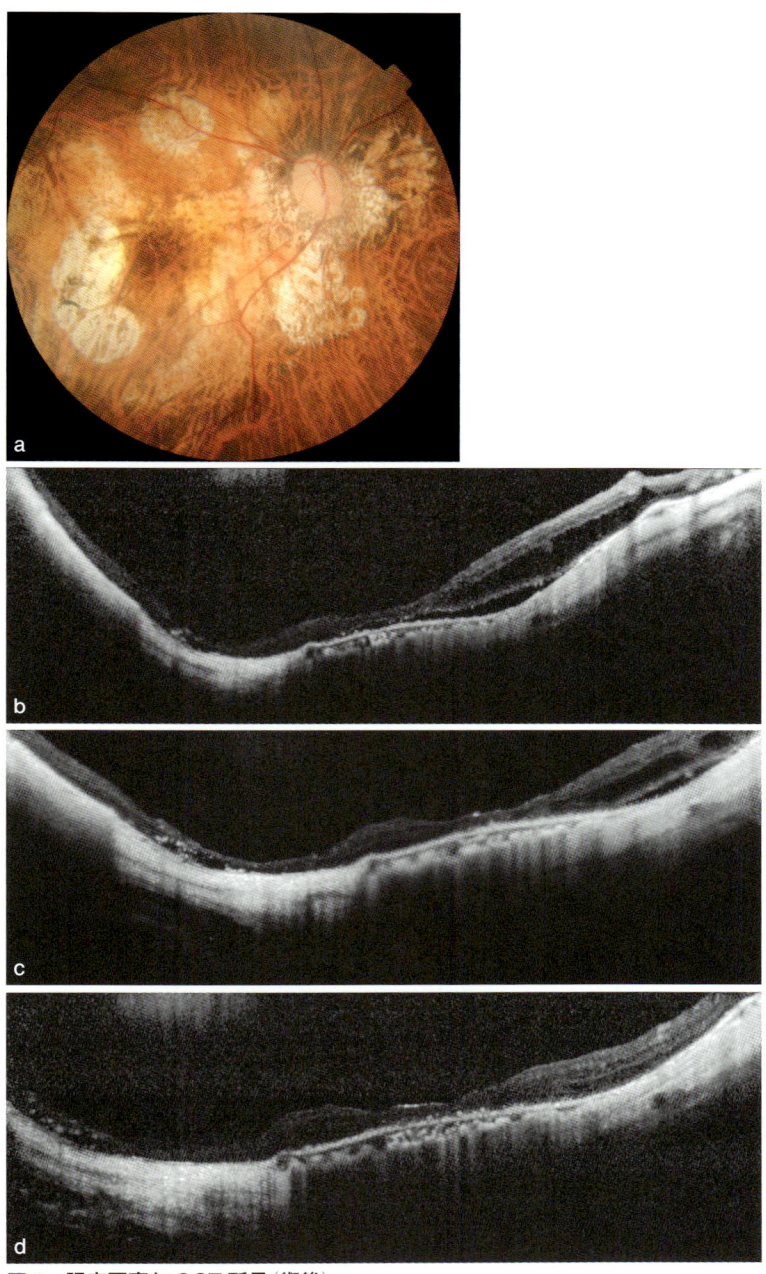

図2 眼底写真とOCT所見（術後）
a：術後1年；網膜剥離は消失している．
b～d：網膜復位過程を示すOCT水平Bスキャン像；術後3か月（a），術後6か
月（b），術後1年（c）．神経網膜は著明に菲薄化している．

今後の管理

従来，強度近視眼の網膜剥離は再剥離率が高いことで知られる．「黄斑部網膜分離症から黄斑円孔形成を経ないで網膜剥離に進展した症例」の治療長期経過は不明である．再剥離に注意して経過観察する．

> **Point**　強度近視眼に発症する病態

　強度近視眼は以下にあげるさまざまな眼底疾患および緑内障を好発する．それぞれ治療法の進歩は著しいが，強度近視の本質である眼軸の伸長を抑制する治療は存在しない．
☐ 黄斑部網膜分離症（中心窩分離症）
☐ 黄斑円孔網膜剝離
☐ 強度近視網膜剝離
☐ 強度近視新生血管黄斑症
☐ 後部ぶどう腫

■ 黄斑部網膜分離症（中心窩分離症）
　OCT が普及する前には知られていなかった疾患である．OCT により網膜分離が主に外網状層直外に生じることが明らかになった（図3）．後部ぶどう腫を伴う強度近視眼の31％に黄斑部網膜分離症を併発し，25％は中心窩分離を伴うと報告された．強度近視眼においては，黄斑部網膜分離症から黄斑円孔（9.5％，25％，31％；報告による）や網膜剝離（29％，34.5％，38％；報告による）

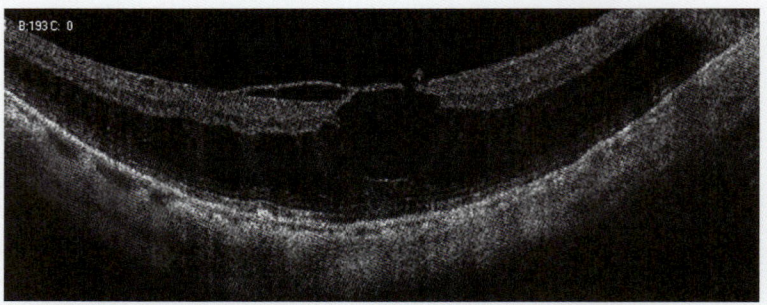

図3　黄斑部網膜分離症の OCT 水平 B スキャン像
分離間隙に円柱状構造が観察される．黄斑円孔や網膜剝離は伴っていない．

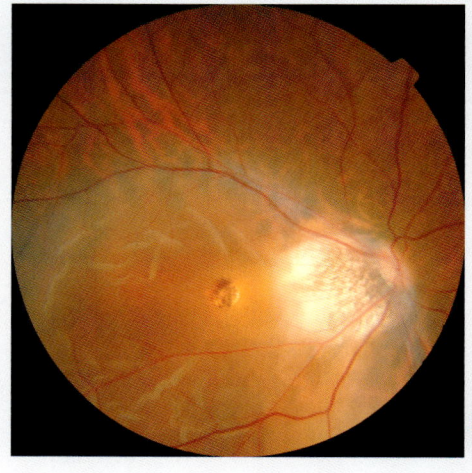

図4　黄斑円孔網膜剝離
黄斑円孔が明瞭に観察される．

へ進展すると考えられるようになっている．

■ 黄斑円孔網膜剥離

裂孔原性網膜剥離全体の10%弱を占め，女性に多い．黄斑の中心である中心窩に円孔が形成され網膜剥離が生じる(図4)．OCT の普及により黄斑部網膜分離症に円孔形成が生じ網膜剥離に進展する症例が報告されているが，黄斑部網膜分離症を経ない症例もあると考えられ，全体像は不明である．手術による網膜復位率は周辺部裂孔による網膜剥離より不良であり，再発率も高い．その理由として，周辺部裂孔による網膜剥離と異なりレーザー光凝固や冷凍凝固により裂孔閉鎖を行えない(行えば暗点が巨大化してしまう)こと，後部ぶどう腫を伴うことが多く網膜の接着力が弱かったり牽引の完全な解除が困難であることなどの強度近視特有の問題が考えられている．

■ 強度近視網膜剥離

強度近視眼は，黄斑円孔形成に続発するものだけではなく，周辺部裂孔によるもの，黄斑部網膜分離症を経て円孔形成を伴わないもの，などが存在する．これらを総称する適切な用語はない．

■ 強度近視新生血管黄斑症

眼軸伸長により Bruch 膜が断裂し(lacquer crack)，そこから黄斑出血や脈絡膜新生血管(CNV)が生じる(図5)．黄斑出血は自然消退し視力への影響は少ないが，CNV は Gass 分類 Type 2 である．CNV からの漏出による漿液性網膜剥離や網膜浮腫を生じ視力低下を惹起する．近年は，光線力学療法や抗VEGF 製剤の硝子体注射の有効性が報告されている．

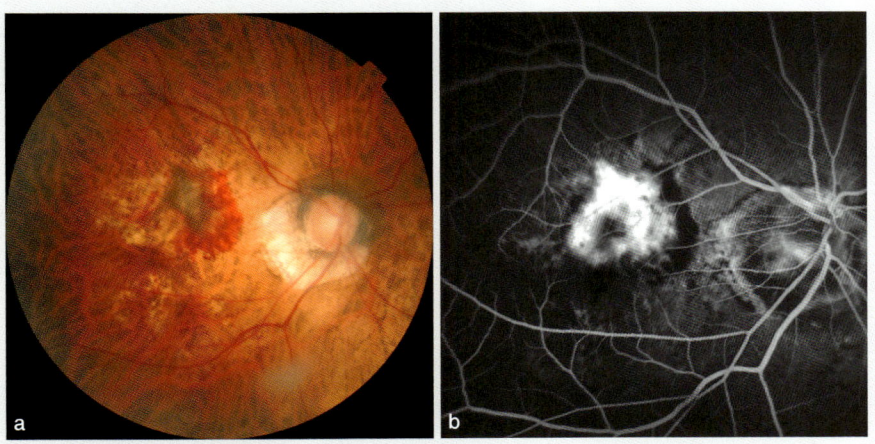

図5　強度近視新生血管黄斑症
a：眼底写真；黄斑部の網脈絡膜萎縮を特徴とする高度近視眼底に網膜下出血と1乳頭径大の CNV を認める．
b：FA；蛍光漏出の旺盛な CNV を認める．

■ 後部ぶどう腫

多くは強度近視眼に生じる眼底の軸性の伸長変化で，後極部が後方へ突出し網脈絡膜の菲薄化に伴い萎縮する（網脈絡膜萎縮）．網脈絡膜萎縮が中心窩を含むと視力が低下する．後部ぶどう腫のある眼に黄斑部網膜分離症，黄斑円孔網膜剝離，近視性脈絡膜新生血管などが生じることが多く，後者が眼軸伸張に伴う神経網膜の病的変化であるのに対し，前者は網膜色素上皮〜脈絡膜の病的変化ととらえることができる．現時点で，眼軸の伸長を抑制する治療や網脈絡膜萎縮を予防する方法はない．

まとめ

本症例は強度近視眼に発症した網膜分離症を伴う網膜剝離の症例である．水晶体再建術と硝子体手術・内境界膜剝離術を行い，網膜は復位し矯正視力の改善をみた．

Memo　病的近視の眼底所見分類

OCTの応用が盛んになる前には，眼底所見によって病的近視を分類することが行われた．そして，病的近視の眼底所見を ① びまん性網脈絡膜萎縮病変，② 限局性網脈絡膜萎縮病変，③ 黄斑部出血の3つに分類することが提唱されている．

1. びまん性網脈絡膜萎縮病変（図6）
境界不鮮明な黄白色の病変である．Lacquer cracksが含まれる．

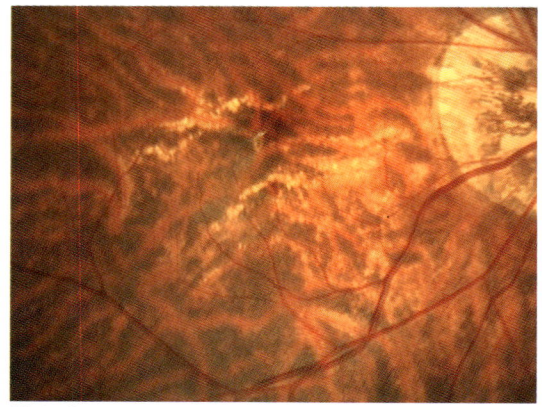

図6　Lacquer cracks
Bruch膜の弾性線維の消失によってBruch膜が断裂して生じたものである．

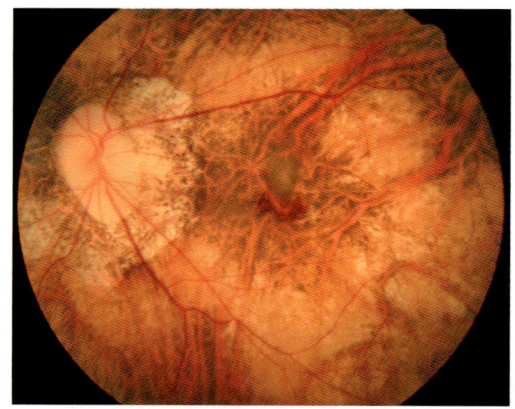

図7　限局性網脈絡膜萎縮病変
中心窩下にはCNVが認められる．

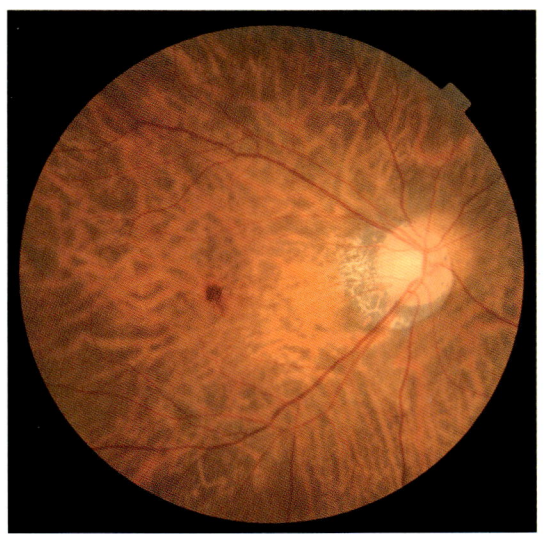

図8 単純出血
中心窩下に小さな円形の出血を認める．OCT でも CNV は検出できなかった．

2. 限局性網脈絡膜萎縮病変（図7）

限局性網脈絡膜萎縮病変は，網膜色素上皮と脈絡膜毛細血管板の強い萎縮による病変である．この病変は年齢とともに増加する傾向がある．

3. 黄斑部出血（図8）

黄斑部出血には，CNV によるものと単純出血とよばれ CNV が関与しないものがある．後者は無治療で消失することが普通であるが，消退後に lacquer cracks を形成することがある．

■ **参考文献**

わが国における黄斑円孔網膜剥離の発症頻度を報告した論文
- Minoda K. Retinal detachment due to macular hole among Japanese. *Jpn J Ophthalmol.* 1979 ; 23 : 200-205.

強度近視黄斑部網膜分離症を最初に報告した論文
- Takano M, Kishi S. Foveal retinoschisis and retinal detachment in severely myopic eyes with posterior staphyloma. *Am J Ophthalmol.* 1999 ; 128 : 472-476.

強度近視黄斑部網膜分離症の自然経過を調べた論文
- Benhamou N, Massin P, Haouchine B, et al. Macular retinoschisis in highly myopic eyes. *Am J Ophthalmol.* 2002 ; 133 : 794-800.
- Shimada N, Ohno-Matsui K, Baba T, et al. Natural course of macular retinoschisis in highly myopic eyes without macular hole or retinal detachment. *Am J Ophthalmol.* 2006 ; 142 : 497-500.
- Gaucher D, Haouchine B, Tadayoni R, et al. Long-term follow-up of high myopic foveoschisis : natural course and surgical outcome. *Am J Ophthalmol.* 2007 ; 143 : 455-462.

黄斑円孔形成を伴わない強度近視網膜剥離の発症率を報告した論文
- Baba T, Ohno-Matsui K, Futagami S, et al. Prevalence and characteristics of foveal retinal detachment without macular hole in high myopia. *Am J Ophthalmol.* 2003 ; 135 : 338-342.

強度近視黄斑部網膜分離症の発症メカニズムに関する論文
- Ikuno Y, Gomi F, Tano Y. Potent retinal arteriolar traction as a possible cause of myopic foveoschisis. *Am J Ophthalmol.* 2005 ; 139 : 462-467.
- Sayanagi K, Ikuno Y, Gomi F, et al. Retinal vascular microfolds in highly myopic eyes. *Am J Ophthalmol.* 2005 ; 139 : 658-663.

強度近視黄斑部網膜分離症の手術治療に関する論文
- Kobayashi H, Kishi S. Vitreous surgery for highly myopic eyes with foveal detachment and retinoschisis. *Ophthalmology.* 2003 ; 110 : 1702-1707.
- Ikuno Y, Sayanagi K, Ohji M, et al. Vitrectomy and internal limiting membrane peeling for myopic foveoschisis. *Am J Ophthalmol.* 2004 ; 137 : 719-724.
- Hirakata A, Hida T. Vitrectomy for myopic posterior retinoschisis or foveal detachment. *Jpn J Ophthalmol.* 2006 ; 50 : 53-61.

Lacquer cracks と Patchy atrophy に関する論文
- Ohno-Matsui K, Yoshida T, Futagami S, et al. Patchy atrophy and lacquer cracks predispose to the development of choroidal neovascularisation in pathological myopia. *Br J Ophthalmol.* 2003 ; 87 : 570-573.

症例 10　偶然見つかった網膜出血

85歳，女性．
主訴：両眼眼脂

日ごろから眼脂を自覚していたため受診した．視力低下など視覚的な自覚症状はない．10年前に両眼白内障手術を施行した．糖尿病・高血圧はないが，近医内科で貧血を指摘されたことがある．最近は受診していない．

初診時所見

- 視力
  右眼　0.8(n.c.)
  左眼　0.9(1.2× +0.5D ＝ C−0.75D Ax90°)
- 眼圧
  右　12 mmHg，左　11 mmHg
- 前眼部所見
  両眼前房は深く，眼内レンズは囊内に固定されている．
  後発白内障は軽度である．
- 眼科所見
  右眼眼底には網膜出血，軟性白斑を認める．後極部にはニボーを伴った網膜前出血を認める．網膜静脈の拡張蛇行，硬性白斑，乳頭浮腫，黄斑浮腫は認めない(図1)．後部硝子体剝離は確認できない．左眼眼底も同様の出血斑を認める．

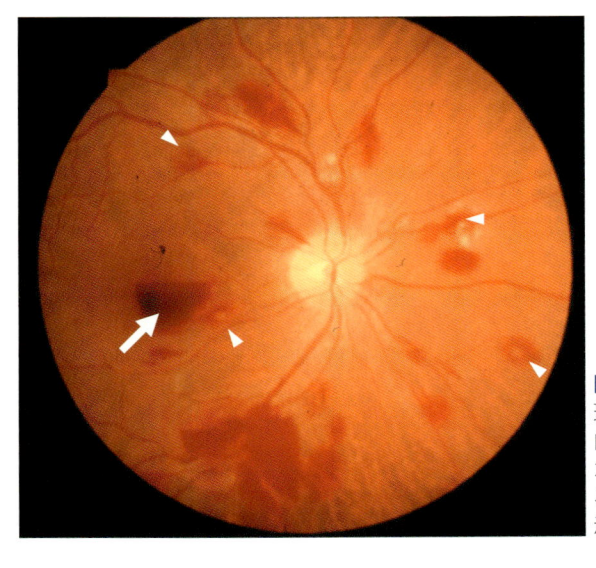

図1　右眼眼底写真（初診時）
斑状，刷毛状の網膜出血，軟性白斑を認める．後極部にはニボーを伴った網膜前出血を認める(矢印)．一部 Roth 斑(矢頭)を示す箇所もある．

全身検査所見	■ 生理検査　血圧 124/68 mmHg, 脈拍 78/分, 体温 36.1℃
	■ 血液検査
	CBC：Hb 7.0 g/dL. 白血球, 血小板は正常であった.
	生化学検査：コレステロール, 血糖の軽度上昇
	血液凝固検査：異常なし, 免疫抗体検査：異常なし
	■ 心電図　　洞調律, 第Ⅰ度房室ブロック
	■ 頭部CT　　異常なし
	■ 胸部X線　　軽度心肥大

検査所見	■ FA
	両眼FAで網膜出血による蛍光ブロックを認めた. 無灌流領域, 蛍光漏出は認めない.

症例の要約	自覚症状はなく, 偶然見つかった両眼性の斑状の網膜出血・軟性白斑を伴った高齢女性

鑑別診断	□ 網膜中心静脈閉塞症
	□ 糖尿病網膜症
	□ インターフェロン網膜症
	□ 血液疾患に伴う網膜症

診断・治療	両眼性に広汎に網膜出血を認めるが, 視力低下など自覚症状はない. また, Roth斑を伴っているため, 血液疾患に伴う網膜出血が最も疑われる. 血液検査で高度な貧血を認めるので, 貧血に伴う網膜症と診断した. 貧血の原因となる疾患の精査を内科に依頼したところ, 悪性腫瘍, 消化管出血は認められず, 高度な鉄欠乏性貧血と診断され, 鉄剤の投与を受けている.

経過	眼科的には経過観察を要したのみである. 内科で貧血の治療を受け, 病状の改善に伴って網膜出血は吸収した.

疾患の理解　表1に血液疾患に伴って生じる眼底の変化をまとめる．

貧血では網膜出血，軟性白斑，網膜浮腫などの眼底変化を伴うことがある．網膜出血は斑状の出血であることが多いが，出血の中央に白色領域を伴った(white-centered hemorrhage)いわゆるRoth斑を呈することもある．Roth斑は，本来は感染性心内膜炎でみられる中央部に白色病巣を伴った網膜出血に対して用いられた用語であるが，現在はもっと広い意味で用いられている．急激な貧血の進行，高齢，血小板減少症を伴っている場合には網膜症が生じやすいといわれている．貧血が進行すると，網膜血管が攣縮を起こし，軟性白斑が生じる．

逆に，多血症でも眼底に変化を生じることがある．網膜血管が怒張・蛇行し，眼底全体が暗黒色になる(cyanotic fundus)．静脈のうっ滞が高度になると，網膜中心静脈閉塞症に類似した状態にいたる．

原発性マクログロブリン血症，多発性骨髄腫などの血液粘性亢進症候群でも眼底に変化が生じることがある(図2)[5]．一般に，眼底の変化は血液の粘性の亢進に並行して進行する．視神経乳頭を中心に網膜出血，静脈拡張，毛細血管瘤などがみられる．さらに進行すると，静脈の拡張蛇行が進行し，網膜虚血により軟性白斑を伴うようになる．FAで，網膜の無灌流領域を認めることもある．

表1　血液疾患に伴う眼底変化

- 網膜出血(Roth斑)
- 網膜前出血
- 内境界膜下出血
- 硝子体出血
- 軟性白斑
- 網膜浮腫
- 網膜血管怒張・蛇行

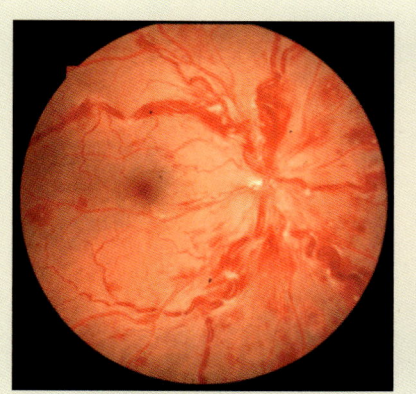

図2　血液粘性亢進症候群[5]
網膜静脈の怒張拡張が著明である．網膜出血，軟性白斑を認める．一部Roth斑を示す箇所もある．

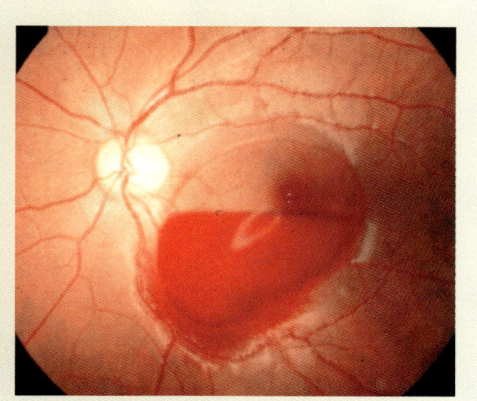

図3　白血病網膜症[6]
後極部に大きな内境界膜下出血を認める．

血小板減少症でも網膜出血を伴うことがある．大きな網膜前出血や内境界膜下出血を伴うことが多い．

　白血病に伴ってはさまざまな網膜変化を生じる．白血病細胞の浸潤，貧血，血小板減少，血液粘度亢進に伴う白血病網膜症の形を示すことが多い（図3）[6]．網膜主幹静脈の拡張蛇行・Roth斑を高頻度に伴う．後極部に網膜前出血，内境界膜下出血，硝子体出血が生じると視力障害を自覚する．網膜循環障害により軟性白斑，網膜毛細血管瘤，網膜新生血管を伴うこともある．また，後極部に網膜浮腫，漿液性網膜剥離を伴うこともある．

今後の管理　　眼科的には経過観察を行う．

> Point 1　さまざまな眼底出血

　出血は，眼内では種々の空間に貯留する．出血のタイプにより特徴的な形態・色調を示すことが多い．

■脈絡膜外腔出血（図4）

　上強膜下腔に生じる出血であり，通常大量に生じることが多い．検眼鏡では脈絡膜，網膜色素上皮ごしに観察することになるので，いわゆる出血にはみえず，眼底の広汎な隆起として確認できる．広汎に脈絡膜外腔出血が生じると眼底全体が暗くみえる．

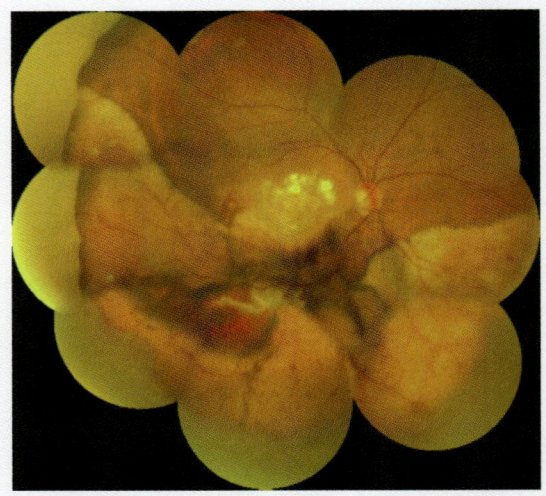

図4　脈絡膜外腔出血
AMDに伴う硝子体出血に対しての硝子体手術術後．下方に広範な脈絡膜外腔出血に伴う網膜色素上皮の隆起を認める．最周辺部には混濁した残存硝子体が確認できる．

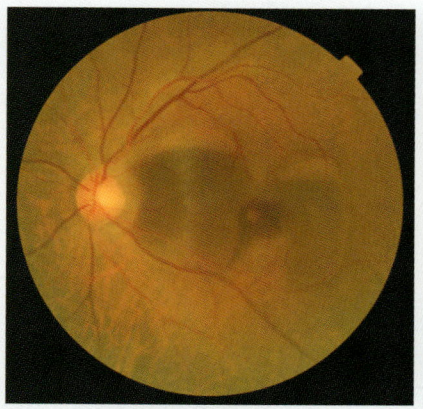

図5　出血性色素上皮剥離
後極部に類円形の出血性色素上皮剥離を認める．Bruch膜と網膜色素上皮の間に出血は貯留している．出血は網膜色素上皮の下にあるので赤黒くみえる．

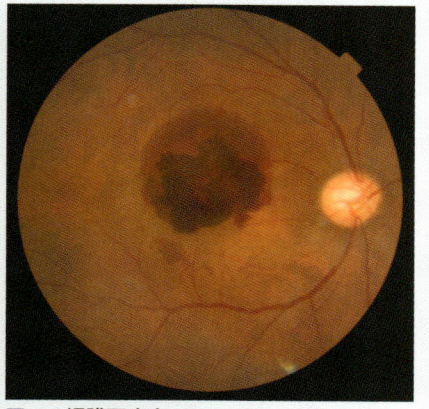

図6　網膜下出血
感覚網膜と網膜色素上皮との間に生じるのが網膜下出血である．中心窩下には網膜出血を認め，その周囲に網膜下出血を認める．

■出血性色素上皮剥離（図5）

　Bruch膜と網膜色素上皮の間に生じる出血を指す．通常はBruch膜と網膜色素上皮は癒着している．出血性色素上皮剥離はその本来存在しない空間に貯留するため，ドーム状で円形もしくは類円形を示す．出血は網膜色素上皮の下にあるので，真っ赤ではなく，赤黒くみえる．滲出性変化が強いと色素上皮剥離内で浸出液と出血との層を作り，ニボーを形成することもある．

■網膜下出血（図6）

　感覚網膜と網膜色素上皮との間に生じるのが網膜下出血である．感覚網膜と網膜色素上皮は容易に剥離するので，出血は薄く広くなる傾向がある．網膜下出血は検眼鏡的には感覚網膜越しにみえるため，若干黒っぽくみえる．

■網膜出血（図7）

　網膜浅層に生じた出血は神経線維に沿った刷毛状の出血になりやすい．刷毛状の出血は新鮮なときは鮮血色を呈する．しかし，時間が経過するにつれて，出血は網膜深層に移動し，斑状になり，色調も黒っぽくなる．網膜深層に生じた出血は斑状の形状（シミ状）をとりやすい．

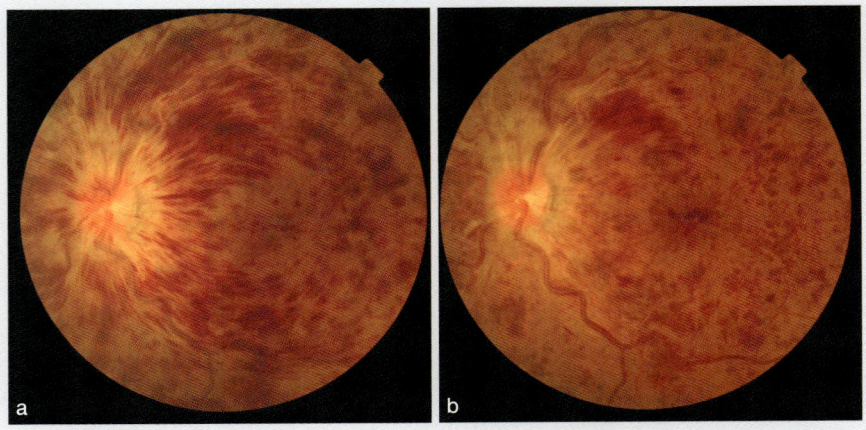

図7 網膜出血
網膜浅層に生じた出血は神経線維に沿った刷毛状の出血になりやすい．時間が経過するにつれて，出血は網膜深層に移動し刷毛状を示さなくなる．
a：新鮮な網膜中心静脈閉塞症；広範な網膜浅層の刷毛状の出血を認める．
b：3か月後；出血は刷毛状を示さず，斑状になっている．

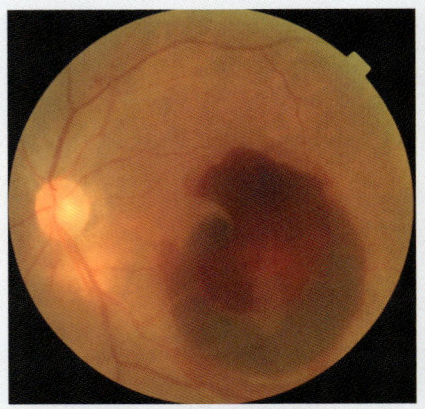

図8 網膜細動脈瘤に伴う内境界膜下出血とその周囲の網膜下出血
内境界膜下出血は内境界膜と神経線維層との間に貯留する出血である．類円形の内境界膜下出血はドーム状に隆起し，網膜下出血よりも鮮血色を示す．

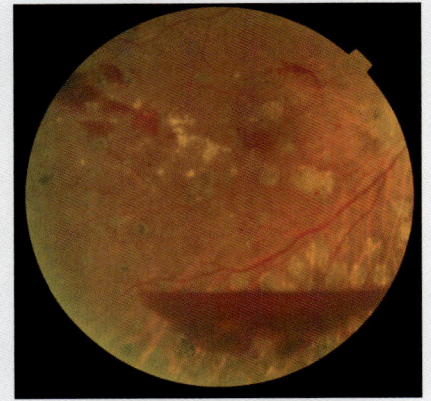

図9 糖尿病網膜症に伴う網膜前出血
感覚網膜と後部硝子体膜との間に貯留する．出血はニボーを形成し，下方に貯留している．

■ **内境界膜下出血**（図8）

　内境界膜と神経線維層との間に貯留する出血である．内境界膜はMüller細胞の基底膜であり，神経線維層との間にスペースはない．したがって，内境界膜下出血は本来存在しない空間に貯留するため，ドーム状の円形もしくは類円形の出血を後極部に生じる．出血が厚くなると黒みを帯びるが，新鮮例では鮮血色を示す．

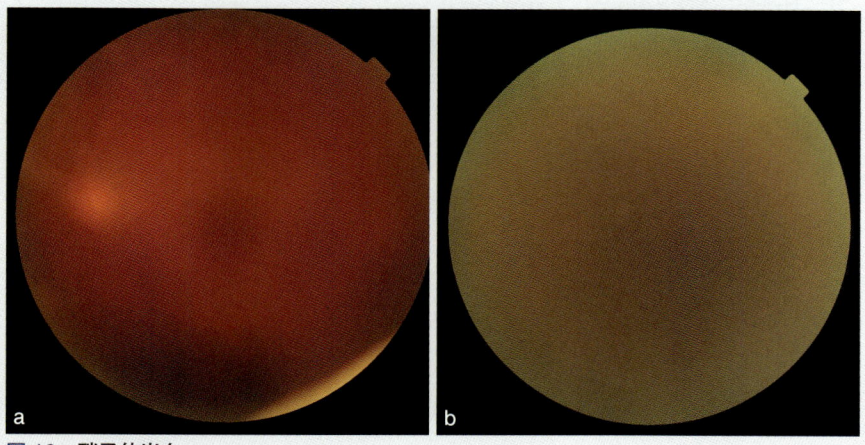

図10 硝子体出血
a：新鮮な硝子体出血；出血が硝子体腔に拡散すると硝子体出血になる．眼底は視神経がかろうじて確認できる程度であるが，出血は赤くみえる．
b：陳旧性硝子体出血；新鮮時は鮮血色であるが，時間が経過してくると，赤血球は変性し，黄～黄白色に色調が変化する．

■ 網膜前出血（図9）

　感覚網膜と後部硝子体膜との間に貯留するのが網膜前出血である．通常，網膜と後部硝子体膜とは強く結合していないので，大きな出血を生じやすく，出血は下方に貯留し，ニボーを形成しやすい．

■ 硝子体出血（図10）

　出血が硝子体腔に拡散すると硝子体出血になる．新鮮時は鮮血色であるが，時間が経過してくると，赤血球は変性し，黄～黄白色に色調が変化する．

> **Point 2**　網膜出血を生じる疾患

眼内の出血をみたら，出血の種類（位置）を確認する．次に原因となる疾患を推測する．原疾患によって，生じる出血のタイプに一定の傾向がある．

■糖尿病網膜症（図11）

単純網膜症では毛細血管瘤，斑状の網膜出血を生じる．増殖網膜症になると，網膜新生血管から網膜前出血，硝子体出血を生じることがある．

■網膜静脈閉塞症（図12）

網膜静脈閉塞症の出血は神経線維に沿った刷毛状の出血が中心となる．しかし，一部，網膜下出血を伴うこともある．また，陳旧性の網膜静脈閉塞症では網膜新生血管からは網膜前出血，硝子体出血を生じることがある．

■加齢黄斑変性（AMD）（図13）

AMDでは脈絡膜新生血管からの網膜下出血が特徴的であるが，網膜出血などさまざまなタイプの出血を生じうる．出血性色素上皮剥離は一部の症例にしか生じないが，診断的価値は高い．広汎な網膜下出血や上強膜出血，硝子体出血を生じる症例もある．

■網膜細動脈瘤

網膜細動脈瘤も種々のタイプの出血を生じうる．網膜下出血，網膜出血，内境界膜下出血，網膜前出血，硝子体出血などが生じるが，網膜色素上皮下の出血は伴わない．感覚網膜上の出血と網膜下出血との両方を伴っている場合には網膜細動脈瘤を強く疑う（図8☞76頁）．

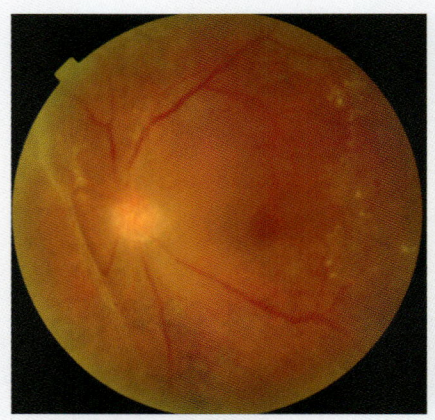

図11　増殖糖尿病網膜症
視神経鼻側に増殖膜を認め，少量の硝子体出血を伴っている．

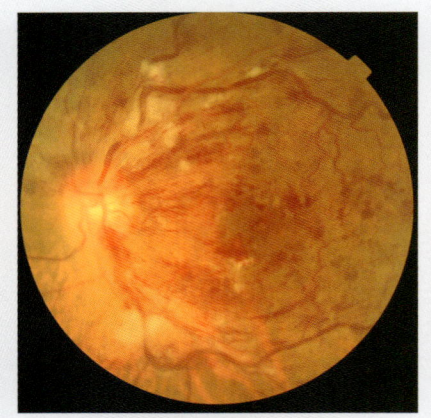

図12　網膜中心静脈閉塞症
広範な網膜神経線維に沿った刷毛状の網膜表層出血を認める．軟性白斑が散在している．

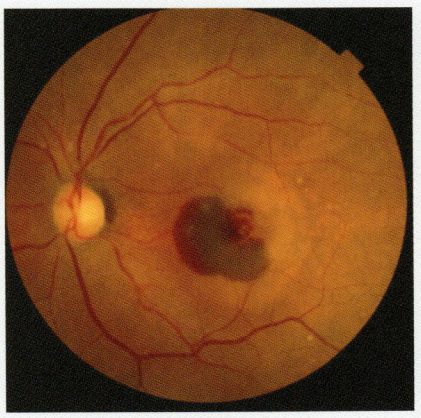

図13　AMD
中心窩近傍に網膜下出血を認め，漿液性網膜剝離を伴っている．AMDでは脈絡膜新生血管からの網膜下出血が特徴的であるが，網膜出血などさまざまなタイプの出血を生じることがある．

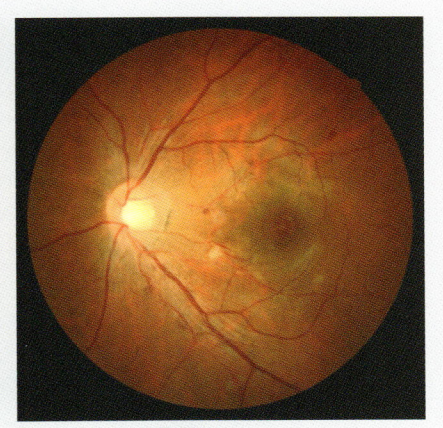

図14　高血圧網膜症
網膜動脈の狭細化，軟性白斑，網膜小出血が認められる．

■ **高血圧網膜症（図14）**
　網膜毛細血管の破綻によって生じるので，斑状や刷毛状の網膜出血を呈する．

まとめ

　本症例は偶然見つかった貧血網膜症で，内科治療に伴って眼底所見も改善した．
　貧血網膜症では視力低下を起こすことは少ない．一方，血液粘性亢進症候群・白血病では視力低下に至ることもある．内科からのコンサルトなどで原疾患が明らかな場合には，原疾患の治療経過を確認しながら経過観察することになる．時に，眼底所見が先行することもあり，そのような場合には眼底所見から血液疾患を疑うことが重要で，血液検査を行えば，原因が明らかとなることも多い．

参考文献

Roth 斑についての論文
- Duane TD, Osher RH, Green WR. White centered hemorrhages : their significance. *Ophthalmology*. 1980 ; 87 : 66-69.

血液疾患に関係する網膜変化に関する総説
- Holt JM, Gordon-Smith EC. Retinal abnormalities in diseases of the blood. *Br J Ophthalmol*. 1969 ; 53 : 145-160.

血液粘性亢進症候群に関する網膜変化に関する論文
- Carr RE, Henkind P. Retinal findings associated with serum hyperviscosity. *Am J Ophthalmol*. 1963 ; 56 : 23-31.

鎌状赤血球症に伴う網膜変化に関する論文
- Clarkson JG. The ocular manifestations of sickle-cell disease: a prevalence and natural history study. *Trans Am Ophthalmol Soc*. 1992 ; 90 : 481-504.

白血病に伴う眼球・眼窩への影響に関する論文
- Kincaid MC, Green WR. Ocular and orbital involvement in leukemia. *Surv Ophthalmol*. 1983 ; 27 : 211-232.

腫瘍・血液疾患に伴う網膜変化に関する総説
- 喜多美穂里. 腫瘍・血液疾患：眼科診療プラクティス 85：98-102, 2002.

網膜前出血に関係した論文
- Tassignon MJ, Smets RME, Stempels N. Hemorrhages in the vitreo-retinal interface : premacular hemorrhages. *Bull Soc Belge Ophtalmol*. 1995 ; 258 : 71-81.

脈絡膜外腔出血に関する最近の総説
- Chu TG, Green RL. Suprachoroidal hemorrhage. *Surv Ophthalmol*. 1999 ; 43 : 471-486.

症例 11　原因不明の硝子体混濁

52歳，男性．
主訴：左眼霧視
数年前より20kgの体重減少を認めるが，特記すべき既往歴・全身症状なし．家族歴なし．
4か月前より，左眼飛蚊症を自覚．ぶどう膜炎と診断され，ステロイド内服するも改善しなかった．翌月，某大学病院にてぶどう膜炎の原因検索するも診断はついていない．ステロイドの内服・Tenon囊下注射による治療を受けたが，症状の改善なく，当科を紹介受診した．

初診時所見

- 視力
  右眼　0.7（1.5 × − 0.5D）
  左眼　0.6（1.2 × + 0.25D = cyl − 0.75D Ax90°）
- 眼圧
  右　14 mmHg，左　15 mmHg

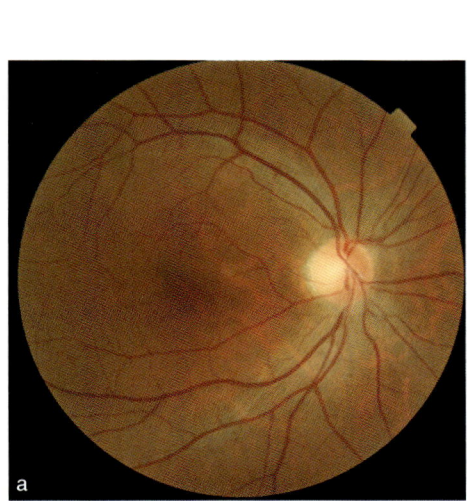

図1　眼底所見（初診時）
a：右眼，b：左眼には硝子体混濁を認める．

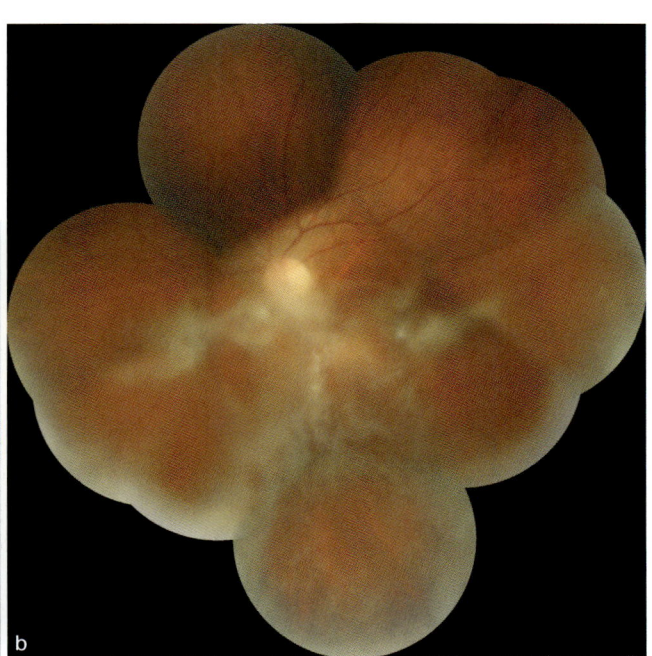

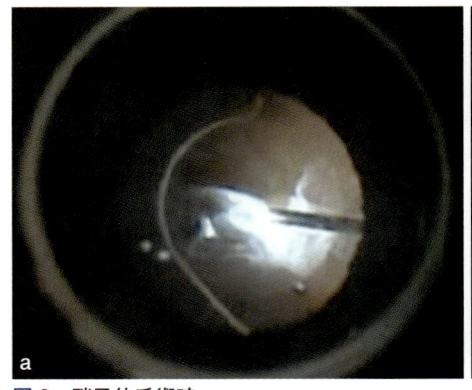

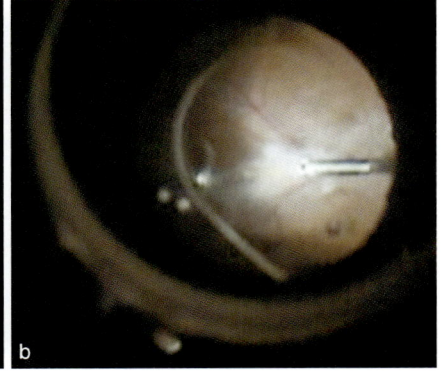

図2 硝子体手術時
a：膜様の硝子体混濁を認める．b：網膜出血，白斑，血管炎は認めない．

- 眼科所見

    左眼に濃い硝子体混濁あるも細胞浸潤・網膜所見なし（図1）．
    両眼とも結膜血管異常・瞳孔不整・涙液分泌異常・落屑症候群様沈着物・前眼部炎症なし．

全身検査所見	■ 血液検査

- 血液検査
    CBC：正常
    生化学検査（ACE，リゾチーム含む）：正常
    免疫抗体検査：正常
    抗寄生虫抗体検査：陰性
- 心電図　R波増高不良・時計方向回転認めるが，不整脈認めず．
- 頭部MRI　異常なし．
- 胸上腹部CT　両肺尖部にブラ・左肺上葉に小結節（2，3mm大）あり．
    軽度肝腫大，左腎嚢胞．
- Gaシンチ　異常なし．

症例の要約	体重減少以外の全身症状に乏しく，原因不明の片眼硝子体混濁を呈する中年男性

鑑別診断	□ サルコイドーシス，Behçet病などの内因性ぶどう膜炎 □ 寄生虫感染，弱毒菌感染による眼内炎 □ 悪性疾患などの仮面症候群

診断・治療	硝子体混濁に対する診断的および治療的硝子体手術を施行した（図2）．膜様の硝子体混濁は認めるが，硝子体内細胞浸潤，網膜の変化には乏しい．

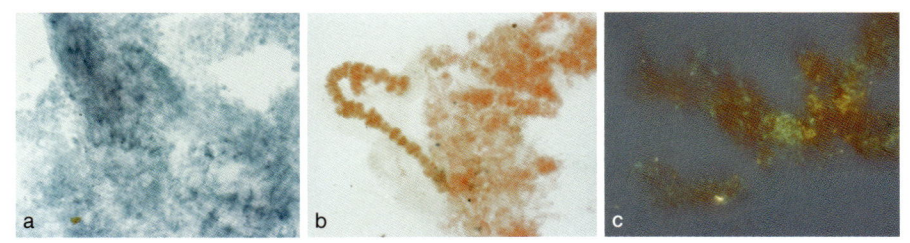

図3 硝子体液病理組織
a：パパニコロ染色；悪性細胞なし．きわめて少数の白血球と蛋白様無構造物質を認める．
b：コンゴーレッド染色；陽性．c：偏光観察によりアップルグリーン陽性．

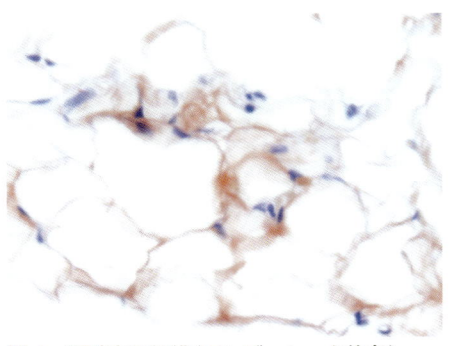

図4 腹壁脂肪組織（コンゴーレッド染色）
陽性．

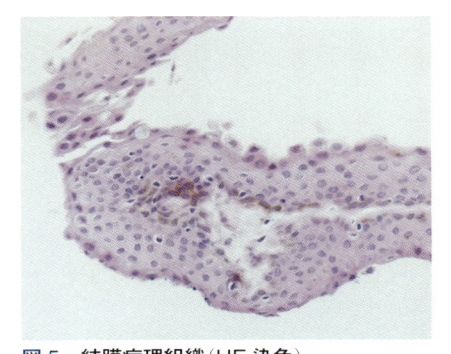

図5 結膜病理組織（HE 染色）
腫瘍性病変，炎症細胞浸潤，線維化認めず．

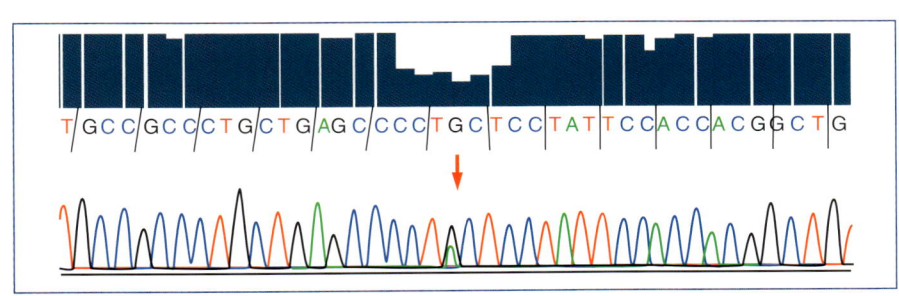

図6 遺伝子診断
TTR114番目チロシンがシステインに変異．

| 生検結果 | 硝子体生検で，コンゴーレッド・アップルグリーン陽性物質を認め（図3），腹壁脂肪組織からもコンゴーレッド陽性物質が検出された（図4）．結膜組織は正常であった（図5）． |

| 遺伝子診断 | Tyr114 Cys の遺伝子異常が確認され，家族性アミロイドポリニューロパチー familial amyloidotic polyneuropathy（FAP）の確定診断に至った（図6）． |

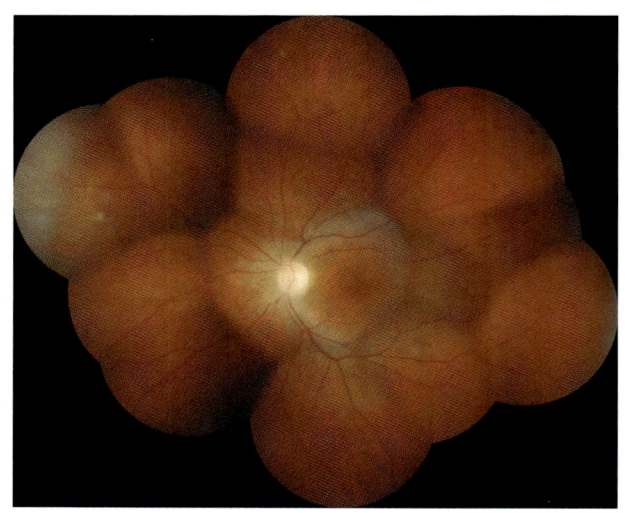

図7 眼底写真（術後）

| 経過 | 硝子体再混濁・眼圧上昇なし（図7）．左眼視力（1.2）．実兄からの生体肝移植予定．|

| 疾患の理解 | 家族性アミロイドポリニューロパチー familial amyloidotic polyneuropathy（FAP）は，ビタミンAや甲状腺ホルモンの輸送体として機能しているトランスサイレチン（TTR）の点変異や欠失によって起こる常染色体優性の疾患で，全身の臓器の主に細胞外に沈着したアミロイドが機能障害を引き起こす．最も多い変異であるVal30Metに関しては，わが国では熊本・長野県に集積地がある．若年発症例では，集積地に関連した症例が多いが，高齢者を中心に，集積地以外の発症例も散見され，Val30Met以外の変異も多く見つかっている．血中のTTRの90％以上が肝臓で産生されるため，治療法としては，肝移植が適応となる．

　眼症状としては，初期には結膜血管異常や涙液分泌低下が多いが，罹病期間が長くなるにつれて，緑内障や硝子体混濁の発生頻度が増す．硝子体混濁の発生機序としては，網膜血管の内層に沈着したアミロイドが，網膜内層から内境界膜を穿通して，硝子体腔に出ていくとの報告がある．

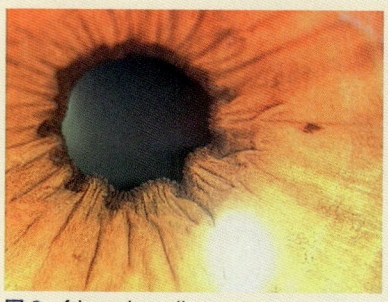

図8　fringed pupil

FAPにおける代表的眼症状・所見を以下に示す．
□ 結膜血管異常
□ 涙液分泌低下
□ 角膜混濁
□ 緑内障
□ fringed pupilなどの瞳孔異常（図8）
□ 水晶体面や瞳孔縁の落屑症候群様白色物質沈着
□ 硝子綿様硝子体混濁

今後の管理　　近年の肝移植の導入によって，生命予後は飛躍的に改善した．しかし，TTRは網膜色素上皮細胞や毛様体上皮細胞からも産生されるため，肝移植後も眼症状の進行は抑制できない．本症例においても，緑内障の発症，硝子体の再混濁，僚眼の変化などに注意が必要である．

> **Point** 硝子体混濁を生じる主な病態

硝子体混濁を生じる主な病態を，以下にあげる．
□ 内因性ぶどう膜炎
□ 感染
□ 仮面症候群

■ **内因性ぶどう膜炎**
　サルコイドーシス，Behçet病などがあるが，本症例では，診断基準に合致せず，臨床症状から見ても否定的である．

■ **感染**
　内因性ぶどう膜炎が，主にステロイドによる治療が中心となるのに対して，感染ではステロイドのみの投与では症状を悪化させるため，正しく診断をつけることが必要である．本症例は，前眼部に炎症所見がきわめて少ないこと，慢性の経過をとっていること，免疫抑制状態でないこと，網膜滲出斑などがないこと，外科手術・IVH既往がないことなどから，細菌・ウイルス・真菌いずれの感染も否定的である．さらに，好酸球増多や血清寄生虫抗体価上昇もないこと，特徴的な網膜病変や黄斑前膜などの変化がないことから寄生虫感染も否定的である．しかし，硝子体液あるいは前房水は念のため，培養，ウイルス抗原定量，寄生虫抗体価定量，検鏡に出しておく．

■ 仮面症候群

　仮面症候群 masquerade syndrome は，文字どおり，ぶどう膜炎の仮面をかぶった他の疾患群を指し，ぶどう膜炎に類似した眼内炎症症状を引き起こす眼内悪性腫瘍や薬物への反応などが含まれる．小児に多い眼内腫瘍は網膜芽細胞腫と白血病であり，成人では脈絡膜の悪性黒色腫や，中枢神経原発悪性リンパ腫 primary central nervous system lymphoma (PCNSL) がよく知られている．薬物反応としてはスルホンアミド，骨吸収抑制薬のパミドロン酸二ナトリウム，AIDS 患者の *Mycobacterium avium* 感染の予防・治療に使われるリファブチンなどに対するものが知られている．

　なかでも，PCNSL は，全身症状に先行して眼症状を呈する予後不良の疾患であり，中高年で，原因不明のステロイド抵抗性のぶどう膜炎症状を見たら，神経内科的検索，頭部画像診断などで，必ず鑑別しなくてはならない．PCNSL が網膜に原発したとき，原発性眼内悪性リンパ腫 primary intraocular lymphoma (PIOL) とよぶ．稀な悪性腫瘍であるが，近年急増している．PIOL の診断は困難であり，脳脊髄液や硝子体液の検査が必要である．細胞診とともにインターロイキン-10 (IL-10) の上昇（眼内液検査で IL-10/IL-6 ＞ 1）が診断に有用である．放射線治療・化学療法が有効なことが多い．眼科所見としては，細胞浸潤を伴った硝子体混濁，漿液性網膜剝離，網脈絡膜滲出斑など多彩な眼底像を示す．全身リンパ腫の脈絡膜転移は，さらに発症頻度は少ない．

| まとめ

　本症例は，片眼の硝子体混濁のみを呈する，FAP としては非典型的な症例であったが，硝子体生検によって，アミロイドの析出が認められ，遺伝子診断によって確定診断が得られた．生命予後を脅かす疾患であり，肝移植によって予後が改善できることから，早期に正しく診断することが大切な疾患である．

　原因不明の硝子体混濁例を見たとき，中枢神経原発悪性リンパ腫 (PCNSL) を必ず鑑別診断に入れなくてはならないことはよく知られてきているが，FAP も同様に，集積地でなくても（本症例は大阪在住であった）鑑別を要することを忘れてはならない．

| Memo | 硝子体サンプルのとり方 |

硝子体カッターの吸引ラインに注射器をつないでおく．灌流は止めたままで，硝子体を切除し，助手がシリンジをゆっくり引いて硝子体液を吸引する（図9a）．眼球が虚脱しないように，吸引分だけ綿棒で，ゆっくり眼球を圧迫する（図9b）．サンプル採取が終わったら，灌流をあけて，ゆっくり綿棒を離す．硝子体のカットレートは250〜500cpmと術中より低値にしておき，細胞の破壊を防ぐ．

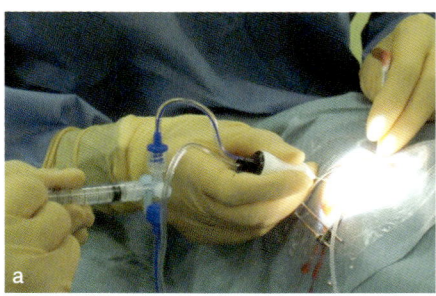

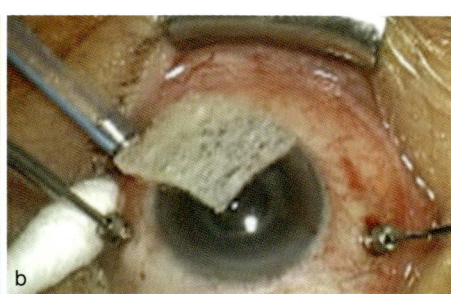

図9　硝子体生検

■ 参考文献

FAP を初めて報告した論文
- Andrade C. A peculiar form of peripheral neuropathy ; familiar atypical generalized amyloidosis with special involvement of the peripheral nerves. *Brain*. 1952 ; 75 : 408-427.

FAP における硝子体混濁を初めて報告した論文
- Kantarjian AD, DeJong RN. Familial primary amyloidosis with nervous system involvement. *Neurology*. 1953 ; 3 : 399-409.

わが国の FAP における眼合併症を報告した論文
- Tsukahara S, Matsuo T. Secondary glaucoma accompanied with primary familial amyloidosis. *Ophthalmologica*. 1977 ; 175 : 250-262.
- Ando E, Ando Y, Okamura R, et al. Ocular manifestations of familial amyloidotic polyneuropathy type Ⅰ : Long term follow up. *Br J Ophthalmol*. 1997 ; 81 : 295-298.

TTR Met 30 が FAP の biochemical marker であることを報告した論文
- Saraiva MJM, Costa PP, Goodman DS. Biochemical marker in familial amyloidotic polyneuropathy, Portuguese type : family studies on the transthyretin（prealbumin）-methionine-30 variant. *J Clin Invest*. 1985 ; 76 : 2171-2177.

FAP 患者の硝子体中に TTR Met 30 があることを報告した論文
- Monteiro JG, Martins AFF, Figueira A, et al. Ocular changes in familial amyloidotic polyneuropathy with dence vitreous opacities. *Eye*. 1991 ; 5 : 99-105.

眼における TTR の生成についての論文
- Martone RL, Herbert J, Dwork A, et al. Transthyretin is synthesized in the mammalian eye. *Biochem Biophys Res Commun*. 1988 ; 151 : 905-912.
- Kawaji T, Ando Y, Nakamura M, et al. Transthyretin synthesis in rabbit ciliary pigment epithelium. *Exp Eye Res*. 2005 ; 81 : 306-312.

初めて仮面症候群という概念を示した論文（このときは結膜疾患）
- Theodore FH. Conjunctival carcinoma masquerading as chronic conjunctivitis. *Eye Ear Nose Throat Mon*. 1967 ; 46 : 1419-1420.

PCNSL で L10 が上昇することを示した論文
- Whitcup SM, Stark-Vancs V, Wittes RE, et al. Association of interleukin 10 in the vitreous and cerebrospinal fluid and primary central nervous system lymphoma. *Arch Ophthalmol*. 1997 ; 115 : 1157-1160.

PCNSL・PIOL の診断・治療についての総説
- Grimm SA, McCannel CA, Omuro AMP, et al. Primary CNS lymphoma with intraocular involvement : international PCNSL collaborative group report.
- Chan C-C, Wallace DJ. Intraocular lymphoma : update on diagnosis and management. *Cancer Control*. 2004 ; 11 : 285-295.

症例12 硝子体出血による急激な視力低下

82歳，女性．
主訴：左眼視力低下
特に誘因なく，2日前から左眼の真ん中が見えなくなった．近医を受診したところ左眼視力は矯正0.02に低下しており，網膜に出血しているといわれ，紹介受診となった．今朝からは全然見えなくなったという．
高血圧に対して内服薬を服用中．血圧はコントロールされている．
糖尿病の既往はない．脂質異常症がある．

初診時所見

- 視力
  右眼　0.3（1.0× −0.5D ＝ C−0.5D Ax85°）
  左眼　眼前手動弁（n.c.）
- 眼圧
  右　12 mmHg，左　11 mmHg
- 前眼部所見
  両眼前房は正常．炎症所見，虹彩新生血管などは認めない．
- 眼底所見
  右眼眼底は動静脈の交差現象を認め，軽度の高血圧性変化，硬化性変化を認めた．左眼は硝子体出血のため眼底は透見できなかった（図1）．

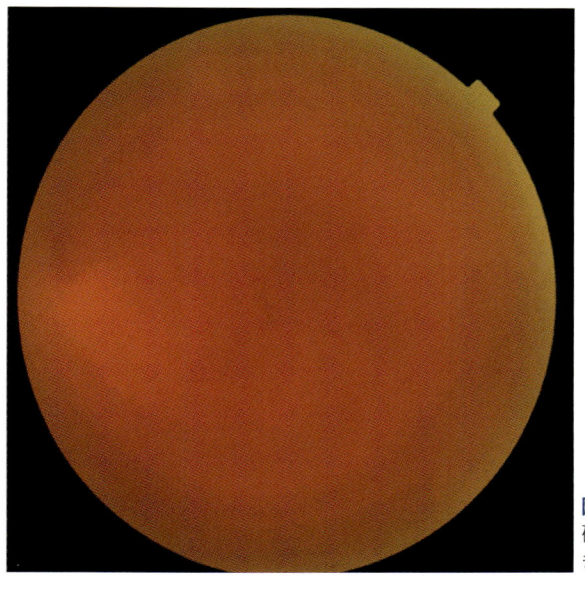

図1　左眼眼底写真（初診時）
硝子体出血により眼底は透見できない．

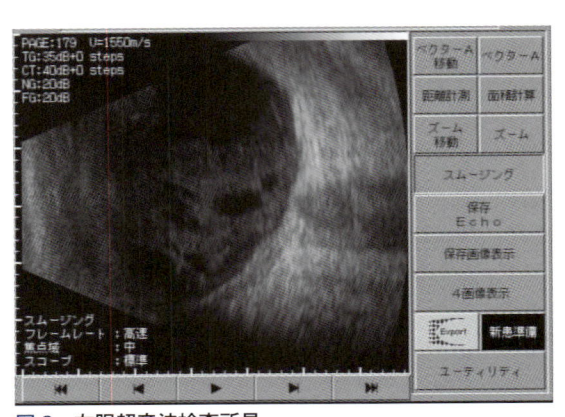

図2 左眼超音波検査所見
視神経乳頭につながる硝子体出血を認めるが，網膜剥離は認められない．

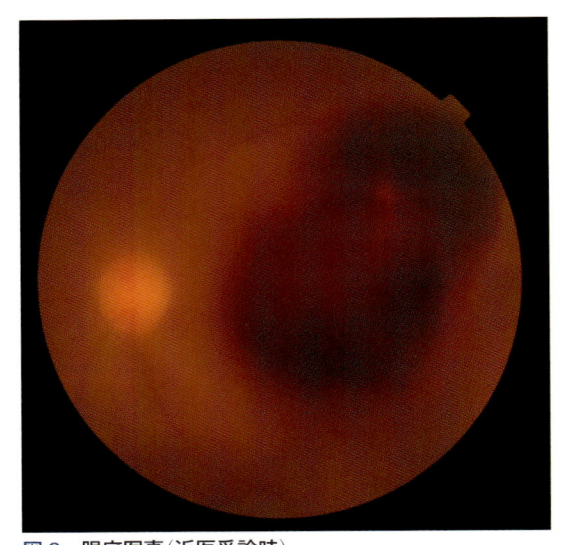

図3 眼底写真（近医受診時）
眼底の透見性は悪いが，中心窩を含む鮮血色の内境界膜下出血とその耳上側にやや黒ずんだ網膜下出血を認める．白っぽくみえるのは網膜細動脈瘤であろう．

全身検査所見	■ 生理検査　血圧 188/98 mmHg，脈拍 65/分，体温 36.2℃
	■ 血液検査
	CBC：軽度貧血を認めるのみ，生化学検査：コレステロール，血糖の軽度上昇，血液凝固検査：異常なし，免疫抗体検査：異常なし
	■ 心電図　　正常範囲内
	■ 頭部 CT　　異常なし
	■ 胸部 X 線　軽度心肥大あり

検査所見　　左眼ライトプロジェクションは全方向から正確であった．左眼超音波検査では，視神経乳頭につながる硝子体混濁を認めたが，はっきりとした網膜剥離は確認できなかった（図2）．

近医受診時に眼底写真を撮影しており，紹介状にその写真が添付してあった（図3）．

症例の要約　これまで視力は良好であったが，片眼性の硝子体出血に伴い，急激な視力低下をきたした高齢女性

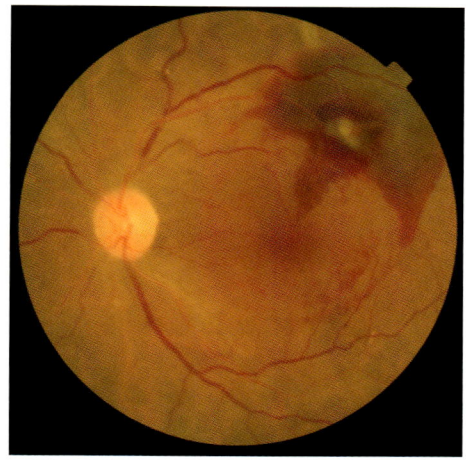

図4　眼底写真（硝子体切除後）
中心窩上の内境界膜下出血に圧排され，網膜下出血は中心窩下に及んでいない．網膜下出血のみ残存している．

鑑別診断	□ 網膜静脈分枝閉塞症
	□ 網膜中心静脈閉塞症
	□ 糖尿病網膜症
	□ 網膜細動脈瘤
	□ 加齢黄斑変性（AMD）
	□ ポリープ状脈絡膜血管症（PCV）
	□ 後部硝子体剝離
	□ 網膜裂孔
	□ 網膜剝離
	□ ぶどう膜炎
	□ Terson 症候群

診断・治療

　急激で高度な片眼性の視力低下を認める．糖尿病の既往がなく，僚眼に異常を認めないことから糖尿病網膜症は否定的である．急激な発症で，3日前まで視力が良好であったことより網膜中心静脈閉塞症も否定的であり，AMD の可能性も低い．頭部 CT でも頭蓋内に異常がなく，頭蓋内動脈瘤破裂を考えさせる既往がないことより Terson 症候群も否定的である．

　以上より，後部硝子体剝離あるいは網膜裂孔に伴う硝子体出血，陳旧性網膜静脈分枝閉塞症に伴う網膜新生血管からの出血，網膜細動脈瘤の破裂に伴う出血の可能性が高いと推測される．近医から持参した眼底写真は硝子体出血のためやや不明瞭であるが後極部の網膜下出血，内境界膜下出血とともに，網膜細動脈瘤を疑わせる白色斑が確認できる（図 3 参照）．

　硝子体手術を施行し，硝子体切除を行うと内境界膜下出血が中心窩に及んでいることが確認できた．そこで，内境界膜剝離術を行って出血を除去すると，網膜下出血は中心窩には及んでいなかった．このため液空気置換術は行わずに手術を終了した（図 4）．

| 経過 | 硝子体手術後，視力は1.0にまで回復した．FAにて動脈瘤を確認したが，OCTでも滲出性変化を認めなかったので，光凝固は施行せず，経過観察を行った．3か月後には網膜下出血も吸収され，視力は1.0を維持している．|

| 疾患の理解 | 網膜細動脈瘤は第3分枝以内の網膜主幹動脈に生じる動脈瘤である．高齢女性に多い．動脈瘤が眼底に存在するだけでは無自覚であるが，大きな出血を契機に受診することが多い．さまざまなタイプの出血を生じるのが特徴で，網膜下と網膜上に出血が認められる場合には網膜細動脈瘤を疑う．眼底検査では動脈瘤は赤-橙-白の病変として網膜主幹動脈上に認められることが多いが，出血にブロックされて確認できないこともある．診断にはFAにて動脈瘤を確認するが，出血下に存在する場合にはIAのほうが検出力が高い．

滲出性変化を伴う網膜細動脈瘤の視力予後は比較的良好であるが，硬性白斑が中心窩下に蓄積すると視力予後は不良になる．|

| 今後の管理 | 網膜細動脈瘤はいったん大きな出血を生じると沈静化し，再度出血を起こすことは少ない．滲出性変化が継続し，漿液性網膜剝離，黄斑浮腫を伴うようであれば，動脈瘤に直接光凝固を施行する．滲出性変化がなければ，経過観察でもよいことが多い．網膜細動脈瘤は多発することもある．|

> **Point** 硝子体出血を生じる疾患

硝子体出血を生じる主な病態を，以下にあげる．
- □ 糖尿病網膜症
- □ 網膜裂孔，網膜剝離，後部硝子体剝離
- □ 網膜静脈分枝閉塞症
- □ 網膜中心静脈閉塞症
- □ 加齢黄斑変性（AMD），ポリープ状脈絡膜血管症（PCV）
- □ 網膜細動脈瘤
- □ Terson 症候群
- □ Eales 病
- □ 鈍的外傷
- □ サルコイドーシス，原田病，その他のぶどう膜炎
- □ 家族性滲出性硝子体網膜症

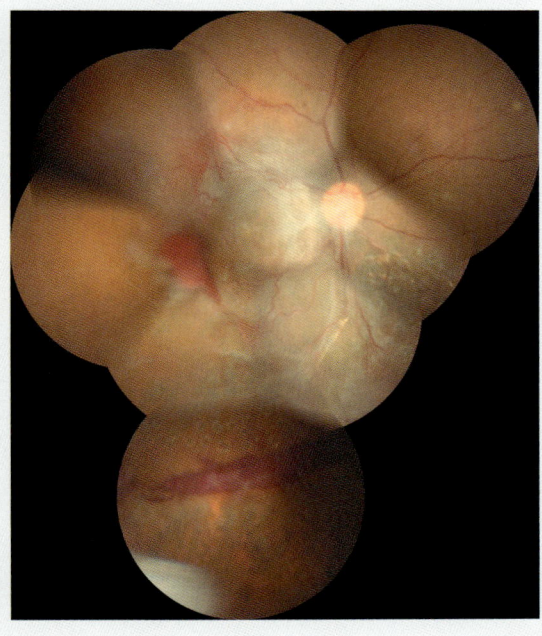

図5 糖尿病網膜症
視神経乳頭からアーケード血管に沿って増殖膜が存在している．中心窩耳側と下方に硝子体出血が認められる．

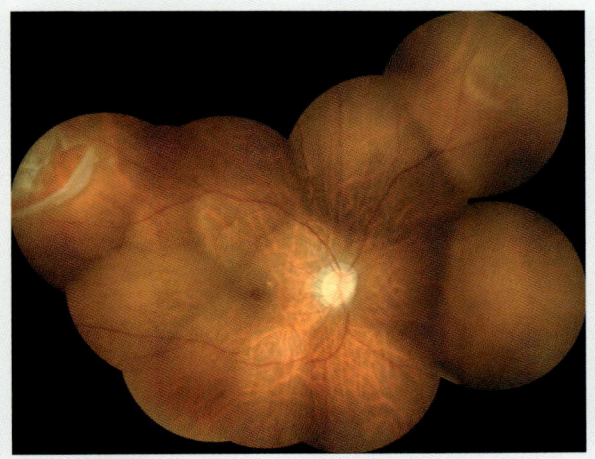

図6 網膜裂孔
耳上側に大きな網膜裂孔を認め，周囲にわずかに網膜剥離を伴っている．強膜内陥術を施行した．鼻上側に網膜裂孔が存在する．

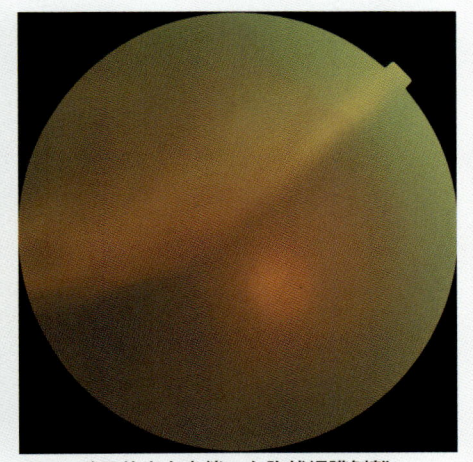

図7 硝子体出血を伴った胞状網膜剥離
硝子体手術の適応である．

　　　　硝子体出血は種々の疾患に伴って発生する．原因疾患には早急な治療を要する病態から，しばらく経過観察可能なものまである．経過観察中に硝子体出血が生じた場合には原疾患がわかっているが，初診時にすでに硝子体出血で眼底が透見できないような場合には，超音波検査などの可能な検査結果と問診から原疾患を推測し，治療を行う必要がある．このような状況は糖尿病網膜症，網膜裂孔・網膜剥離，陳旧性網膜静脈分枝閉塞症にみられることが多い．

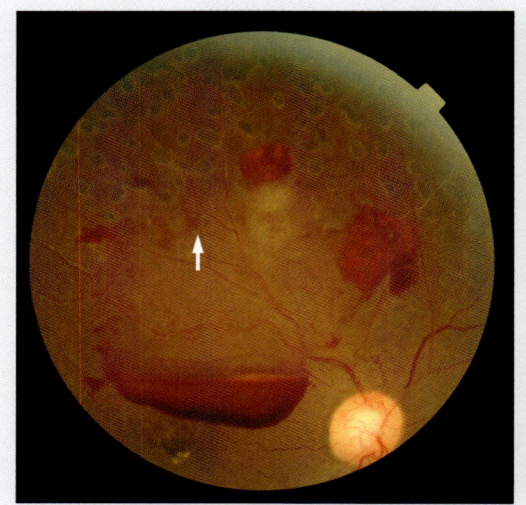

図8 陳旧性網膜静脈分枝閉塞症に伴う網膜前出血
閉塞領域の近位に網膜新生血管(矢印)がある。後部硝子体が未剥離のため、網膜前出血になっている。

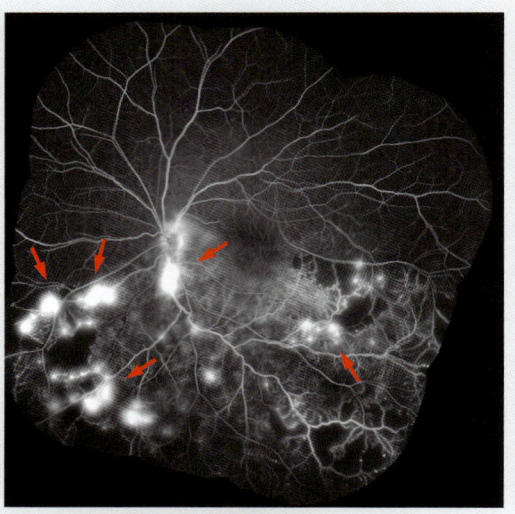

図9 半側網膜中心静脈閉塞症
FAでは周辺部に無灌流領域を認め、その近位に網膜新生血管(矢印)が散在しているのがわかる。

■糖尿病網膜症(図5)

　硝子体出血の原因としてもっとも頻度が高い。糖尿病の既往があるか確認し、他眼の状態を確認することができれば、診断に困ることは少ない。患者はこれまでにも何度か小出血を経験していることも多い。通常、糖尿病網膜症では重症度に大きな左右差はないことが多い。左右差が大きい場合には内頸動脈閉塞症などの虚血性疾患を考慮する。自然吸収が期待できないときには硝子体手術を行うが、増殖膜の有無で予後が異なってくる。

■網膜裂孔,網膜剥離,後部硝子体剥離(図6,7)

　後部硝子体膜は、硝子体基底部、視神経乳頭、網膜大血管上、中心窩で網膜と強く接着している。したがって、後部硝子体剥離が生じる際に、周辺部血管上に弁上裂孔を生じ、硝子体出血を生じることがある。また、視神経乳頭から後部硝子体膜が剥離する際に乳頭上から出血を生じることもある。超音波検査で網膜剥離がないようであれば、少し経過観察することも可能であるが、網膜剥離が疑われるような場合や自然吸収が期待できない症例には早期に硝子体手術を行う。

■網膜静脈分枝閉塞症(図8)

　陳旧性の網膜静脈分枝閉塞症に続発する網膜新生血管からの出血で硝子体出血を生じることがある。網膜静脈分枝閉塞症では、病変が中心窩に及ばなければ自覚症状が出ないこともある。したがって、発症から時間が経過したのち硝

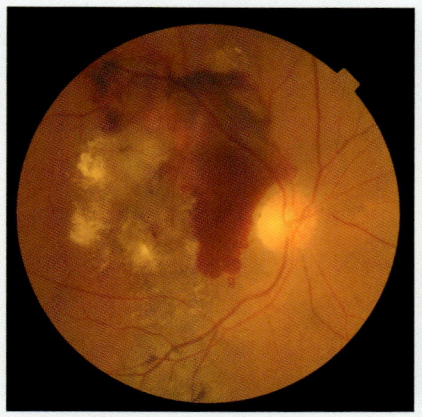

図10　AMD
網膜下出血，硬性白斑，網膜萎縮病巣が認められる．

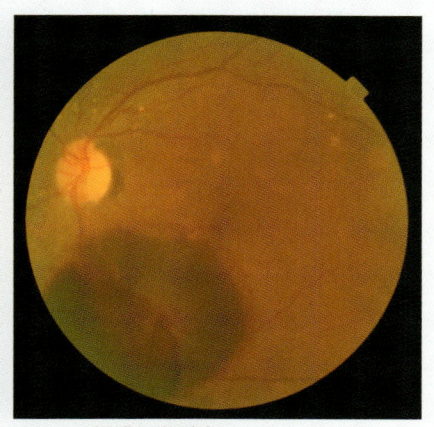

図11　網膜細動脈瘤
網膜前出血と網膜下出血の両方が存在するときは網膜細動脈瘤を考える．

子体出血を生じてはじめて自覚することもある．硝子体手術を行い，閉塞領域に光凝固を行うことが多い．

■網膜中心静脈閉塞症（図9）

網膜中心静脈閉塞症では硝子体出血を生じることはそれほど多くない．高齢者で虹彩新生血管，新生血管緑内障を併発している場合には疑うべきである．眼底の状態を把握することができず，汎網膜光凝固を施行することもできないので，硝子体手術を必要とする症例も多い．

■加齢黄斑変性（AMD）（図10）

AMD，PCVでは硝子体出血を伴うことがある．高齢者に多い．AMDでは硝子体出血を生じる前から変視症，視力低下，中心暗点を自覚していることが多く，問診が原疾患の推測に役立つ．

■網膜細動脈瘤（図11）

網膜細動脈瘤の破裂でも硝子体出血を伴うことがある．網膜細動脈瘤は高齢女性に多く，発症以前は自覚症状の全くないことが多い．

■ Terson症候群

くも膜下出血など頭蓋内の病変によって硝子体出血を認めることがある．片眼性のことも両眼性のこともある．通常，他科からの精査依頼であることが多く，診断に困ることは少ない．

■ Eales 病

比較的若年者に生じる原因不明の硝子体出血．周辺部網膜に白鞘化した静脈，出血斑，滲出物を認める．FA を行い，無灌流領域に光凝固を施行する．自然吸収が期待できないときには硝子体手術を行う．

■ 鈍的外傷

鈍的外傷により硝子体出血を認めた場合には網膜裂孔，網膜剝離に注意を要する．黄斑円孔，鋸状縁断裂を生じていることも多い．網膜剝離が疑われる場合には早急に手術を要する．

■ サルコイドーシス，原田病，その他のぶどう膜炎

陳旧性のぶどう膜炎で網膜虚血により網膜新生血管からの硝子体出血を生じることがある．通常，ぶどう膜炎の既往があり，長期間加療を受けていることが多い．

■ 家族性滲出性硝子体網膜症

網膜周辺部の無血管領域に伴って，網膜新生血管を生じることがある．また，裂孔原性網膜剝離を生じることも多い．通常両眼性の眼底変化を認めるため，他眼の眼底変化が診断の参考になる．

まとめ

本症例は，網膜細動脈瘤破裂による硝子体出血であった．網膜下出血が中心窩に及んでおらず，硝子体手術後の視力は良好であった．全身疾患を含め，硝子体出血の原因を検索し，対処することが肝要である．

Memo

網膜下出血の治療

　中心窩下に網膜下出血が長期間存在すると、視機能の回復は期待できなくなる。できるだけ早期に中心窩下の血液を移動させるために、まずガス注入術を考慮する。出血発症後1か月以内であれば、ガス注入術で血液の移動が認められることが多い。もちろん、出血が中心窩下に及んでいない症例はガス注入の適応とはならないし、脈絡血管が透見できる程度の薄い出血も経過観察でよい。また、器質化している出血は適応にならない。新鮮な出血であっても、網膜下出血はある程度の大きさがないと移動しにくく、1～2乳頭径大程度の小さい出血はまず移動しない。

　内境界膜下出血はガス注入では移動しないので、内境界膜下出血が中心窩網膜を覆っている症例では硝子体手術が第1選択となる。中心窩下に内境界膜出血を伴う症例では内境界膜下出血が出血下の網膜を圧迫していることが多く、このため、網膜下出血が中心窩下には伸展しないために視力予後がよいことが多い。

　ガス注入には、前房穿刺をして眼圧を下げたのち、輪部から3.5～4.0 mm後方から100% SF_6またはC_3F_8ガスを0.4～0.7 mL注入する。注入後、眼圧が高い場合は再度、前房穿刺を行う。その後、数日間の腹臥位維持を行う(図12)。ガスの注入に組織プラスミノーゲンアクチベータの併用を推奨する報告もある。視力予後は中心窩下に出血が存在した期間と原疾患による網膜・網膜色素上皮の障害の程度によって決まる。

　ガス注入で血腫移動が認められない症例や移動しにくいような症例では、硝子体手術を行うこともある。網膜下に組織プラスミノーゲンアクチベータを注入し網膜下血腫を溶解させたのち、パーフルオロカーボンを用いて血腫を硝子体腔に移動させる方法も報告されている。このような治療を行えば、ある程度の術後視力を得られる症例もあるが、網膜剥離やPVR発症などの合併症のリスクもある。

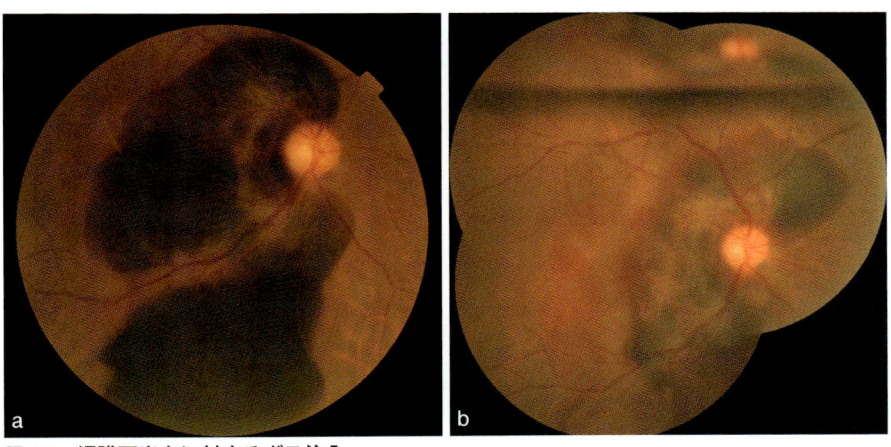

図12　網膜下出血に対するガス注入
a：注入前；広汎で厚い網膜下出血が中心窩下に及んでいる。
b：注入翌日；網膜下出血は中心窩下から移動している。上方にはまだガスが残存している。

参考文献

Terson 症候群に関する論文・総説
- Khan SG, Frenkel M. Intravitreal hemorrhage associated with rapid increase in intracranial pressure (Terson's syndrome). *Am J Ophthalmol.* 1975 ; 80 : 37-43.
- McCarron MO, Alberts MJ, McCarron P. A systematic review of Terson's syndrome : frequency and prognosis after subarachnoid haemorrhage. *J Neurol Neurosurg Psychiatry.* 2004 ; 75 : 491-493.

糖尿病網膜症に関する最近の総説
- Mohamed Q, Gillies MC, Wong TY. Management of diabetic retinopathy : a systematic review. *JAMA.* 2007 ; 298 : 902-916.

網膜静脈分枝閉塞症に関する最近の総説
- McIntosh RL, Journ GD, Mohamed Q, et al. Interventions for branch retinal vein occlusion: an evidence-based systematic review. *Ophthalmology.* 2007 ; 114 : 835-846.

網膜・脈絡膜新生血管に関する最近の総説
- Dorrell M, Uusitalo-Jarvinen H, Aguilar E, et al. Ocular neovascularization : basic mechanisms and therapeutic advances. *Surv Ophthalmol.* 2007 ; 52 : S3-S19.

硝子体出血の原因疾患についての最近の総説
- Goff MJ, McDonald HR, Johnson RN, et al. Causes and treatment of vitreous hemorrhage. *Comp Ophthalmol Update.* 2006 ; 7 : 97-111.
- Spraul CW, Grossniklaus HE. Vitreous hemorrhage. *Surv Ophthalmol.* 1997 ; 42 : 3-39.
- Lindgren G, Lindblom B. Causes of vitreous hemorrhage. *Curr Opin Ophthalmol.* 1996 ; 7 : 13-19.

中間部ぶどう膜炎に関する最近の総説
- Bonfioli AA, Damico FM, Curi ALL, et al. Intermediate uveitis. *Semin Ophthalmol.* 2005 ; 20 : 147-154.

Eales 病に関する最近の総説
- Biswas J, Sharma T, Gopal L, et al. Eales disease : an update. *Surv Ophthalmol.* 2002 ; 47 : 197-214.

音波検査に関する最近の総説
- Coleman DJ, Daly SW, Atencio A, et al. Ultrasonic evaluation of the vitreous and retina. *Semin Ophthalmol.* 1998 ; 13 : 210-218.

網膜下出血に対する血腫移動術に関する報告
- Ohji M, Saito Y, Hayashi A, et al. Pneumatic displacement of subretinal hemorrhage without tissue plasminogen activator. *Arch Ophthalmol.* 1998 ; 116 : 1326-1332.
- Lewis H. Intraoperative fibrinolysis of submacular hemorrhage with tissue plasminogen activator and surgical drainage. *Am J Ophthalmol.* 1994 ; 118 : 559-568.
- Kamei M, Tano Y, Maeno T, et al. Surgical removal of submacular hemorrhage using tissue plasminogen activator and perfluorocarbon liquid. *Am J Ophthalmol.* 1996 ; 121 : 267-275.

症例13 外傷による硝子体出血

53歳,男性.
主訴:右眼視力低下
鉄製のブラシを用いて,鉄板を磨いているときに,何かが右眼に当たった感じがし,次第に見えにくくなった.近医を受診したところ,硝子体出血を指摘され,本日(受診翌日)紹介受診.
特記すべき既往歴・全身症状なし.

初診時所見

- 視力
  右眼　眼前手動弁(矯正不能)
  左眼　0.2(1.0× −0.25D = cyl−0.75D Ax90°)
- 眼圧
  右　14 mmHg,左　15 mmHg
- 眼科所見
  角膜裂傷なし.右眼2時30分方向,輪部から5 mm部結膜に点状出血認めるも,明らかな切創や液体漏出,結膜浮腫は認めない.瞳孔不整,前眼部炎症なし.水晶体混濁なし.右眼に濃い硝子体出血あり,眼底透見不能.

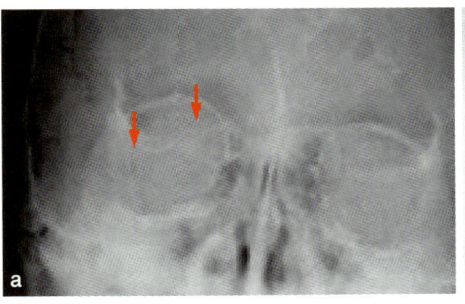

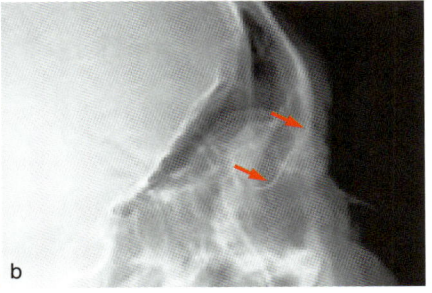

図1　頭部X線
S字型の眼内金属片を認めた(矢印).

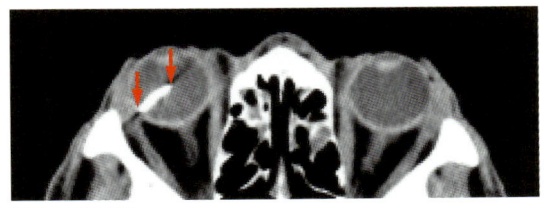

図2　頭部CT
S字型の眼内金属片を認めた(矢印).

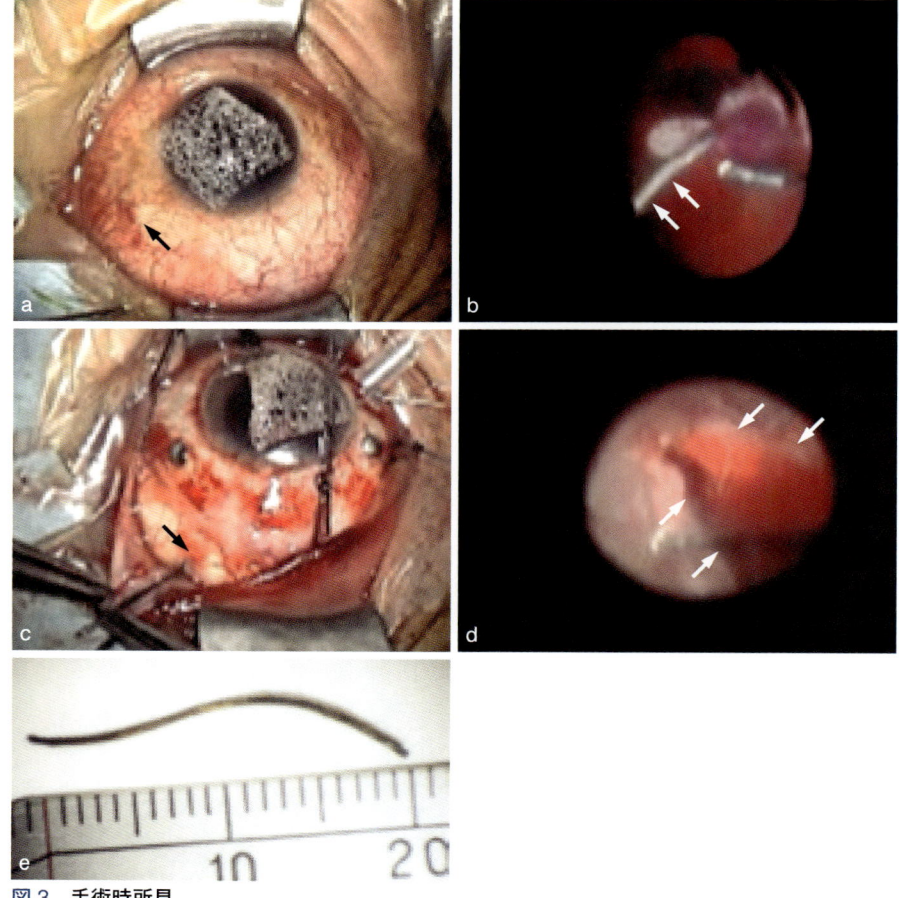

図3　手術時所見
a：2時30分方向，輪部から5 mm部結膜に点状出血認める(矢印)．
b：針金状の眼内異物が網膜を破り，強膜に刺さっている(矢印)．
c：1時30分方向，輪部から10 mm部の強膜刺入創からマグネットを用いて異物を摘出(矢印)．
d：異物摘出後の眼底．網膜の大きな裂孔を認める(矢印)．
e：摘出した異物

検査所見	頭部X線(図1)，CT(図2)にてS字型の眼内金属片が認められた．
症例の要約	明らかな開放創なく，眼底透見不能な外傷性硝子体出血を有する中年男性
鑑別診断	□ 非開放性鈍的外傷による硝子体出血 □ 開放性外傷による硝子体出血 □ 眼内異物 □ 眼内感染の併発
治療	初診当日，硝子体手術を施行し，刺入創から眼内異物を除去した(図3a〜d)．摘出した異物は全長20 mmを超える大きさであった(図3e)．

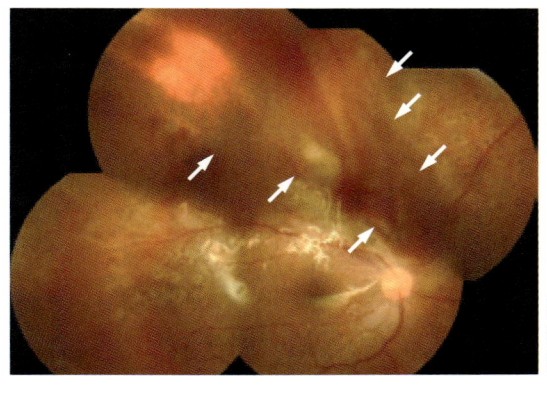

図4　術後眼底
網膜の大きな欠損(矢印)があるが，網膜は復位している．

経過　大きな網膜の欠損(矢印)を認めるが，シリコンオイル下に網膜は復位している(図4)．右眼視力(0.7)．

疾患の理解　従来，眼外傷の分類(図5)は明確ではなく，報告間の比較検討が困難であった．近年，眼外傷の用語分類を標準化しようとの試みがなされている．その1つであるKuhnらによる分類は，まず眼球壁の全層損傷の有無で，開放性と非開放性に分け，開放性外傷を，鈍的外力によって起こる瞬間的眼圧上昇から起こる内から外への損傷であるrupture(破裂)と，鋭的外力が外から内に直達して起こるlaceration(穿孔)とに分けるもので，発症機序に基づいた明確なものである．lacerationはさらにpenetrating(裂傷)，intraocular foreign body(眼内異物)，perforating(二重穿孔)に細分される．ここでの和訳は，河野の定義に従った．

```
                    ┌─ rupture（破裂）
            ┌ 開放性 ┤
            │        └─ laceration（穿孔）
            │             • penetrating（裂傷）
            │             • intraocular foreign body（眼内異物）
  眼外傷 ─┤             • perforating（二重穿孔）
            │
            │        ┌─ contusion（打撲）
            └ 非開放性┤
                     └─ lamellar laceration（層状穿孔）
```

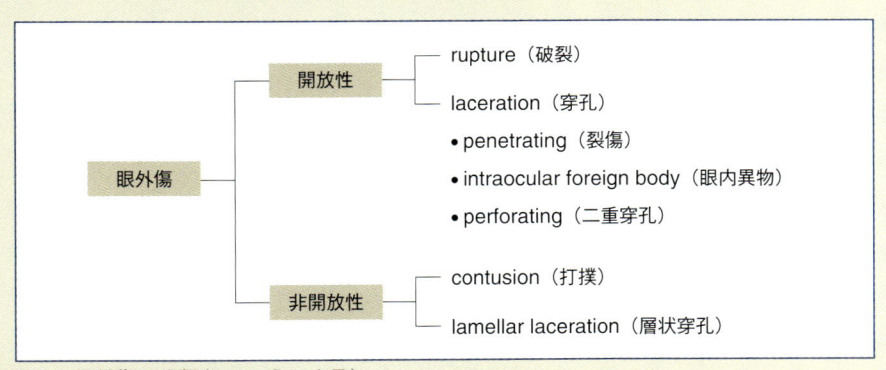

図5　眼外傷の分類(Kuhnらによる)

外傷性硝子体出血は，開放性・非開放性いずれの外傷でも起こりうる．穿孔創が明らかでない場合でも，いわゆるoccult ruptureや本症例のような眼内異物による硝子体出血のこともありうる．

眼内異物の際，飛入部位，異物存在部位以外にも，異物接触による網膜損傷部位が存在することもあるため，注意深い眼底検査が必要である．

眼内異物は，鉄のことが多く，これが完全に否定されないときには，MRI検査は禁忌である．

今後の管理

開放性外傷後の感染に注意する．救急受診時に結膜の擦過培養，手術時に前房水・硝子体液の培養を行っておく．予防的に抗菌薬の全身投与を行う．

■ 外傷性眼内炎の対処のポイント

受傷後24時間から3, 4日目までに，視力低下，眼痛，眼脂とともに，結膜充血・浮腫，眼瞼発赤腫脹，角膜混濁，前房混濁，前房蓄膿，硝子体混濁が生じ，急速に進行する．

前房水や硝子体液を採取して，塗抹検鏡，培養検査を施行することで診断する．中間透光体の混濁によって眼内の状況がわかりづらいことがほとんどであるため，網膜電図(ERG)による網膜機能の評価，超音波Bモードによる網膜剥離，異物の有無，硝子体混濁・膿瘍の有無を検討する．

1. 薬物治療

ただちに抗菌薬の全身・局所投与を開始する．起炎菌としては，コアグラーゼ陰性ブドウ球菌(CNS)をはじめとするグラム陽性菌が多く，グラム陰性菌では緑膿菌が多い．起炎菌が同定されるまでは，抗菌スペクトラムの広い抗菌薬を投与する．

【処方例】
- 全身投与：ペントシリン®4～8gあるいはスルペラゾン®2～4g点滴静注
- 点眼：クラビット®
- 硝子体内投与：バンコマイシン®1 mg/0.1 mL ＋モダシン®2 mg/0.1 mL

他の眼内炎と異なり，黄色ブドウ球菌の頻度が低く，複数菌感染の割合が多い．グラム陽性桿菌の*Bacillus cereus*の頻度も比較的高いといわれる．*Bacillus cereus*はβラクタマーゼを産生するため，ペニシリン系やセフェム系には高度耐性で，これが疑われる際にはバンコマイシンとアミノグリコシド系を併用する．

2. 手術適応とそのタイミング

薬物療法に反応が乏しいときには，期を逸することなく直ちに硝子体手術に踏み切る．硝子体手術は，採取硝子体液からの原因菌同定という診断的意義に加えて，眼内の病原体や炎症産物を硝子体とともに物理的に除去し，薬物の眼内移行を高めるといった治療的意義を併せ持つ．

> Point 眼外傷のチェックポイントと治療の原則

■救急での検査(チェックポイント)

明室にて,全身状態,顔面の腫脹,皮下出血,眼瞼腫脹,眼瞼損傷の有無,眼球運動など,眼部全体の状況を把握する.両眼の矯正視力測定を行うことが望ましいが,受傷眼の手持ち Landolt 環視力,少なくとも光覚の有無,手動弁・指数弁の確認,瞳孔反応の確認は必ず行っておく.

■眼外傷の治療

眼外傷における治療の大きな柱は,損傷組織の再建と感染対策である.常にこのことを念頭に,検査・治療を進める.開放創および眼内異物の有無が重要な観察のポイントである.

1. 開放性か非開放性か

眼瞼,結膜,角膜に裂傷がないかを確認する.浅前房,低眼圧,瞳孔の牽引・変形は開放創の存在を示唆するサインとして重要である.Seidel 試験によって開放創部位の同定が可能なことがある.結膜・Tenon 嚢組織によって覆われていても,限局性の膨隆や茶色の部分の存在は,眼内容物の脱出をうかがわせる.

開放性眼外傷の際には,緊急に,創を縫合して眼球形態を再建すること,抗菌薬投与によって感染を予防することをまず行う.眼表面の擦過物の培養を行っておく.開放創より脱出組織がある際には,切除・整復して開放創を縫合閉鎖する.開放創を閉鎖することが,感染予防にもつながる.

2. 眼内異物の有無

角膜や結膜に異物が存在していないか,隅角の異常,水晶体の位置異常・混濁,水晶体内異物,硝子体出血,網膜剥離,裂孔,網膜振盪,眼内異物の有無を確認する.

前房出血や硝子体出血のために,眼底の透見性が不良なことも多い.X 線,CT,超音波検査にて眼内異物の有無,位置,大きさ,水晶体や眼内レンズ脱臼の有無,網脈絡膜剥離の有無,眼球の変形の有無などを検討する.鉄片異物の存在が否定できない例では,MRI 検査は禁忌である.

眼内異物の存在を確認したら,可及的な異物摘出を施行することが,損傷組織の再建と感染対策の両面から,良好な視力予後につながるものと考えられる.除去した異物や切除した組織は必ず培養に出しておく.硝子体手術が可能な施設への速やかな搬送が必要である.

3. 感染対策

前頁「今後の管理」参照.

まとめ

本症例は，初診時，明らかな刺入創や低眼圧が認められず，鈍的外傷の様相を呈したにもかかわらず，眼内異物による硝子体出血であった．

外傷症例では，眼内・眼窩内異物の存在を除外するために，X線検査を施行しておくことが必要である．

参考文献

眼外傷の分類についての検討

- Kuhn F, Morris R, Witherspoon CD, et al. A standardized classification of ocular trauma. *Ophthalmology*. 1996 ; 103 : 240-243.
- Kuhn F, Morris R, Witherspoon CD, et al. The Birmingham eye trauma terminology system (BETT). *J Fr Ophthalmol*. 2004 ; 27 : 206-210.
- Pieramici DJ, Sternberg P Jr, Aaberg TM Sr, et al (The Ocular Trauma Classification Group). A system for classifying mechanical injuries of the eye (globe). *Am J Ophthalmol*. 1997 ; 123 : 820-831.
- 河野真一郎．眼球穿孔創と眼内異物．新図説臨床眼科講座9巻．pp76-81，メジカルビュー社，1999．

眼外傷の分類と予後についての検討

- Mittra RA, Mieler WF. Controversies in management of open-globe injuries involving the posterior segment. *Surv Ophthalmol*. 1999 ; 44 : 215-225.
- Kuhn F, Maisiak R, Mann L, et al. The ocular trauma score (OTS). *Ophthalmol Clin North Am*. 2002 ; 15 : 163-165.
- Schmidt GW, Broman AT, Hindman HB, et al. Vision survival after open globe injury predicted by classification and regression tree analysis. *Ophthalmology*. 2008 ; 115 : 202-209.
- 樋口暁子，喜多美穂里，有澤章子，他．開放性眼外傷の検討．眼科手術．2003 ; 16 : 401-405.

眼内異物についての検討

- Soheilian M, Abolhasani A, Ahmadieh H, et al. Management of magnetic intravitreal foreign bodies in 71 eyes. *Ophthalmic Surg, Laser and Imaging*. 2004 ; 35 : 372-378.
- Wickham L, Xing W, Bunce C, et al. Outcomes of surgery for posterior segment intraocular foreign bodies : a retrospective review of 17 years of clinical experience. *Graefe's Arch Clin Exp Ophthalmol*. 2006 ; 244 : 1620-1626.
- 樋口暁子，喜多美穂里，有澤章子，他．外傷性眼内異物の検討．眼臨医報．2002 ; 96 : 978-980.

外傷性眼内炎についての検討

- Miller JJ, Scott IU, Flynn Jr HW, et al. Endophthalmitis caused by bacillus species. *Am J Ophthalmol*. 2008 ; 145 : 883-888.
- Chaudhry IA, Shamsi FA, Al-Harthi E, et al. Incidence and visual outcome of endophthalmitis associated with intraocular foreign bodies. *Graefe's Arch Clin Exp Ophthalmol*. 2008 ; 246 : 181-186.

症例 14 前房蓄膿と網膜出血

24歳，男性．
主訴：両眼視力低下
1か月前より急激に両眼の視力低下を自覚した．眼科での手術歴はなく，内科的な治療歴もない．近医眼科を受診し，ぶどう膜炎を指摘され紹介受診となった．
ステロイド点眼薬を処方されている．

初診時所見

■ 視力
　右眼　0.05（0.1 × +0.5D ＝ cyl −2.5D Ax80°）
　左眼　0.1　（0.2 × +0.250D ＝ cyl −0.5D Ax100°）

■ 眼圧
　右　12 mmHg，左　19 mmHg

■ 眼科所見
両眼の充血と前眼部炎症，白色微細角膜後面沈着物，前房蓄膿を認める．角膜には浮腫，混濁はみられない（図1）．眼底検査では黄斑部に網膜出血・浮腫，周辺部網膜にも出血を認め，軽度硝子体混濁もみられた（図2）．

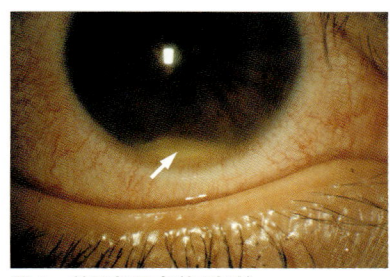

図1　前眼部写真（初診時）
前房蓄膿（矢印），結膜充血がみられる．

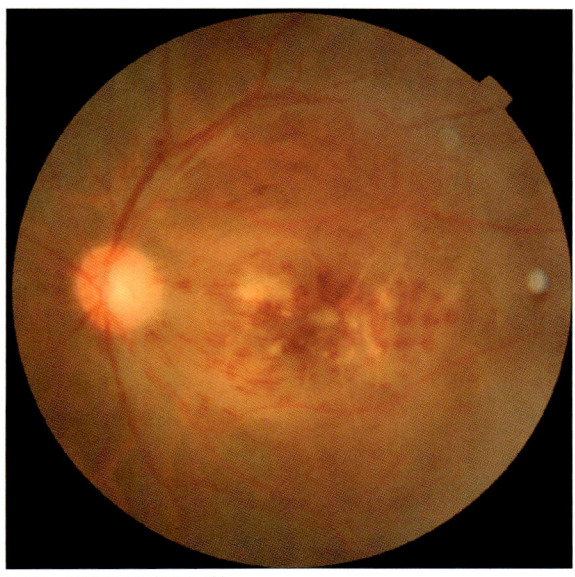

図2　眼底写真（初診時）
黄斑部に網膜出血，神経線維層の浮腫，硝子体の軽度混濁を認める．

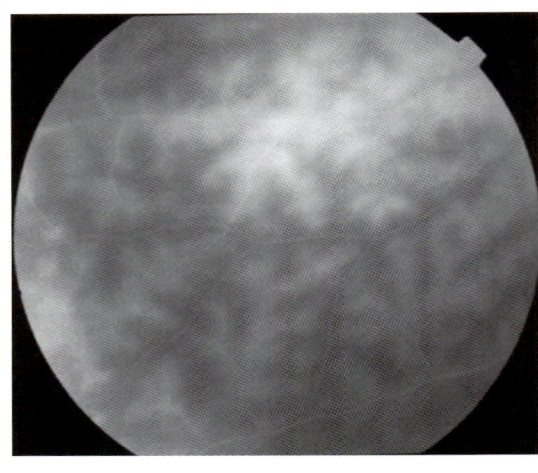

図3 FA 所見
造影後期に網膜毛細血管から，しだ状のびまん性蛍光色素漏出を認める．

全身検査所見	■ 血液検査

CBC：WBC 13,200/μL，赤沈 1 時間値 35 mm，CRP 0.3 mg/dL，アンギオテンシン変換酵素 10.7 IU/L，空腹時血糖 86 mg/dL，HbA1c 5.2％，HLA-B51 陽性

■ 理学的検査　持続する口内炎，結節性紅斑，毛囊炎様皮疹を認める．

検査所見	■ FA

網膜毛細血管からのびまん性の蛍光色素漏出を認める．黄斑部には造影剤の貯留を認める（図 3）．

症例の要約	前房蓄膿を伴う汎ぶどう膜炎により高度視力低下を呈した若年男性

鑑別診断	□ Behçet 病
	□ サルコイドーシス
	□ 糖尿病網膜症
	□ 糖尿病ぶどう膜炎
	□ 転移性眼内炎
	□ 真菌性眼内炎
	□ 角膜感染症

診断・治療	眼底所見と FA，口内炎，結節性紅斑，毛囊炎様皮疹の合併がみられることから不全型 Behçet 病と診断した．

　ステロイド点眼薬両眼 5 回/日，colchicine（コルヒチン®）1.5 mg/日を投与し，1 週間後にはぶどう膜炎は両眼とも軽快し，矯正視力は右眼 0.7，左眼 0.6 と改善した．

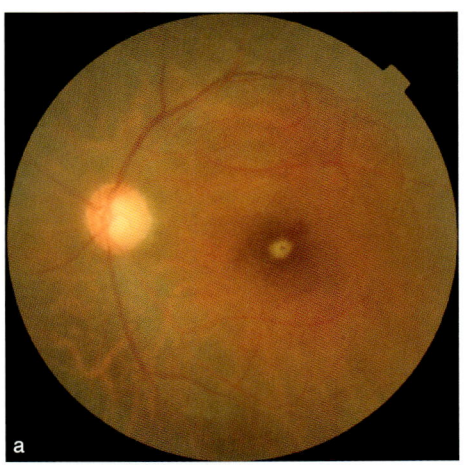

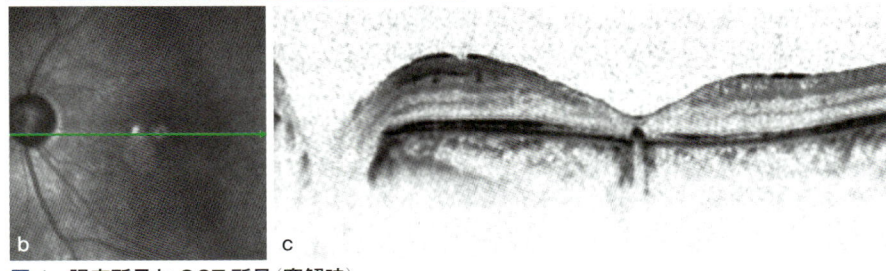

図 4 眼底所見と OCT 所見（寛解時）
a：中心窩に網膜色素上皮の萎縮がみられる．
b，c：中心窩網膜は菲薄化している．

経過	2 か月後に再び眼発作が出現し，ciclosporin（サンディミュン®）10 mg/kg/日を追加投与した．しかし，頻回に眼発作が出現したために免疫内科と連携のもとinfliximab（レミケード®）導入となった．現在は 8 週間に一度 infliximab 点滴投与を行っている．眼発作は 8 か月間認めていないものの，何度かの眼発作によって中心窩は菲薄化し網膜外層の構造破壊，網膜色素上皮の変性がみられる（図 4）．

疾患の理解

Behçet病は，1937年にイスタンブール大学皮膚科教授であったHulusi Behçetによって初めて報告された原因不明のぶどう膜炎である．

■ Behçet病の診断基準

①再発性口腔内アフタ性潰瘍，②眼症状（虹彩毛様体炎，網膜ぶどう膜炎），③皮膚症状（結節性紅斑，皮下の血栓性静脈炎，毛嚢炎様皮疹など），④陰部潰瘍を4主症状とする難治性・再発性の全身炎症疾患である．

副症状としては，①関節炎（変形や硬直なし），②副精巣炎，③消化器病変（回盲部潰瘍など），④血管病変，⑤中枢神経病変の5つがあり，その他全身の諸臓器に急性炎症を生じる．

症状によって，表1のように完全型，不全型に分けられる．

■ 病態

Behçet病の本態は組織の閉塞性血管炎を主体とした炎症で，網膜動静脈，毛細血管の循環障害にて網膜浮腫，出血，滲出斑を生じる．血管炎が進行すると血管内皮の変性が起こり，壊死性血管炎を呈する．病態には好中球の機能異常，リンパ球を中心とする免疫異常・サイトカイン異常が関与していると考えられる．

Behçet病患者の血中tumor necrosis factor-α（TNF-α）の濃度は上昇しており，発作時にはさらに上昇がみられ，炎症の大きな原因の1つと考えられている．分子遺伝学的には，ヒト主要組織適合抗原遺伝子HLA-B51とぶどう膜炎の予後が相関することが判明している．

■ 眼症状

眼病変は両眼性で，前房蓄膿を伴う虹彩毛様体炎はBehçet病に典型的な所見である．網膜ぶどう膜型では，初期に視神経乳頭の発赤腫脹，出血を伴う網膜滲出斑が認められる．蛍光眼底造影検査では血管炎による網膜毛細血管からの漏出が顕著にみられる．このような所見がたびたび再発し，重症化するとともに網膜浮腫，黄斑変性，網膜血管の閉塞，網脈絡膜萎縮，視神経萎縮が進んでいく．

表1 Behçet病の診断基準

1. 完全型
   経過中に4主症状の出現したもの
2. 不全型
   a) 経過中に3主症状（あるいは2主症状と2副症状）が出現したもの
   b) 経過中に定期的眼症状とその他の1主症状（あるいは2副症状）が出現したもの
3. 疑い
   主症状の一部が出没するが不全型の条件を満たさないもの，および定期的な副症状が反復あるいは増悪するもの

■ 治療

　治療の目標は，発作の頻度を少なくし，網脈絡膜の障害を最小限にすることにある．虹彩毛様体炎はステロイドの点眼で比較的コントロールしやすい．前眼部中心の眼発作にはステロイド結膜下注射を行う（デカドロン®0.5 mL など）．散瞳薬を用い瞳孔管理にも注意する．

　網膜ぶどう膜炎型で眼発作を頻発する症例に関しては，ステロイド点眼と並行して第1選択薬としてcolchicine（0.5〜1.5 mg/日），第2選択薬としてはciclosporin（初期量5 mg/kg/日）を用いる．ステロイドの全身投与は原則禁忌とされている．ciclosporinは体内吸収，代謝に個人差が大きいので，血中濃度をモニタリングしてトラフレベルを50〜200 ng/mLとなるようにする．

　最近ではciclosporinが無効の症例に対しinfliximab（レミケード®）の定期的な点滴療法が行われている．これはBehçet病の炎症の原因サイトカインと考えられているTNF-αに対する抗体製剤で，維持期には8週間に一度の点滴が行われている．治療導入前には陳旧性の結核がないか，感染症や悪性腫瘍がないかなど，内科と連携しながらスクリーニングを行う必要がある．治療成績は非常に良好で，眼発作の再発が全く認められなくなった症例は多いが，治療をいつまで継続して行うべきかなど今後の課題は残されている．

今後の管理　眼炎症発作の再発防止に集約される．薬物治療以外にけがをしない，感冒にかからないよう，うがいや手洗いなどの予防策を講じる，など患者自身で気をつけてもらうよう指導を行うことも重要である．

> **Point**　前房蓄膿がみられる疾患

☐ Behçet病
☐ HLA-B27関連急性前部ぶどう膜炎
☐ 潰瘍性大腸炎
☐ 糖尿病ぶどう膜炎
☐ ヘルペス性虹彩炎
☐ 転移性細菌性眼内炎
☐ 真菌性眼内炎
☐ トキソプラズマ症
☐ 仮面症候群
☐ Blau症候群

■ Behçet 病
本症例

■ HLA-B27 関連急性前部ぶどう膜炎
急性前部ぶどう膜炎の約 5% に HLA-B27 陽性が認められるという．若年の男性に多く，片眼性であるが，時期を違えて僚眼に発症することもある．また，再発もある．患者は急激に発症する充血，視力低下，羞明，眼痛を訴えて来院する．急性期の症状は比較的強いが視力予後は良好である．

■ 糖尿病ぶどう膜炎
糖尿病のコントロール不良な症例に多く，眼痛，羞明，霧視を自覚症状とする．両眼性または片眼性の場合がある．毛様充血，前房蓄膿がみられ，時には前眼部にフィブリンの析出，虹彩後癒着を認めることがある．治療はステロイド薬，散瞳剤の点眼を行い，炎症の強い場合にはステロイドの結膜下注射も行う．血糖値のコントロールが必要なことは言うまでもない．

■ ヘルペス性虹彩炎
前房蓄膿がみられるヘルペス性虹彩炎の原因ウイルスとしては単純ヘルペスウイルス herpes simplex virus (HSV) と水痘帯状疱疹ウイルス varicella-zoster virus (VZV) がある．HSV-1 が病因となっている実質型角膜炎では虹彩毛様体炎の合併はほぼ必発である．実質型角膜炎は，ウイルス抗原やウイルスによって破壊された角膜組織に対する免疫反応がその主たる病態であり，角膜中央部にみられる角膜実質浮腫とその裏面に限局して沈着する豚脂様角膜後面沈着物，前房蓄膿を認める．

VZV の再活性化によって発症する眼部帯状ヘルペスの眼合併症として 1/3 に虹彩毛様体炎がみられるとされている．眼圧上昇と豚脂様角膜後面沈着物を伴う急性肉芽腫性虹彩毛様体炎で発症し，回復期には限局性の虹彩萎縮が生じることがある．

■ 真菌性眼内炎
原因真菌としてはカンジダ，アスペルギルス，クリプトコッカスなどがあるが，カンジダの頻度が最も多い．特に C. albicans や C. tropicalis である．免疫抑制状態の患者や悪性腫瘍の存在，糖尿病の合併，経中心静脈高カロリー輸液 (IVH)，血管内留置カテーテル，バルーン留置を行っている患者にみられる．確定診断には，硝子体液を採取して塗抹標本や培養により真菌を証明することが必要である．

霧視，視力低下を自覚し，眼底には後極を中心に盛り上がった黄白色滲出斑や網膜出血を認める．硝子体中に炎症細胞，小さい雪玉状混濁，羽毛状混濁を

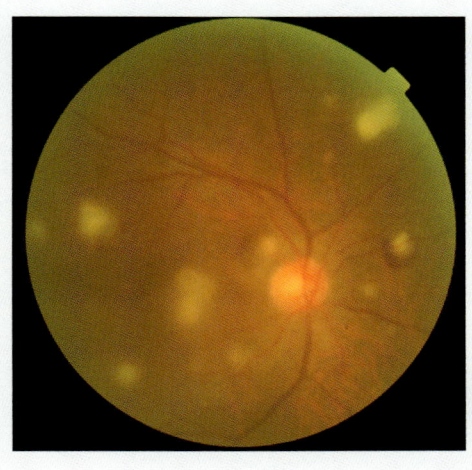

図5 真菌性眼内炎
散在する黄白色滲出斑や網膜出血を認める．

認める（図5）．重症化すると前房に多数の炎症細胞を認め，フィブリンの析出，虹彩後癒着，前房蓄膿がみられる．眼底には網脈絡膜滲出斑，網膜出血が散在し，硝子体混濁が高度になり眼底が透見できないことが多い．増殖膜が発生し，これにより網膜牽引，網膜剝離が生じる．

治療は，局所にはステロイド点眼，抗菌薬点眼，アトロピン点眼を用い，抗真菌薬の全身投与が重要である．初期では薬物療法を中心に治療を行う．抗真菌薬には fluconazole, miconazole, itraconazole, flucytosine, amphotericin B などがある．重症化すると硝子体手術の併用が必要となるが，水晶体切除も同時に行って周辺の硝子体を十分とることが重要である．術中，fluconazole や miconazole を灌流液に混ぜておき，手術終了時には硝子体注射も追加する．

Blau 症候群

NFκB の活性をコントロールする CARD15/NOD2 の遺伝子変異によって発症する常染色体優性遺伝形式をとる遺伝性ぶどう膜炎である．多くは小児期に両眼に発症する．皮膚の紅斑，手指の変形を伴う．一般に眼症状は強く，簡単にはコントロールできない．続発緑内障を発症し，失明にいたることがある．

まとめ

若年男子で Behçet 病を発症した不全型 Behçet 病の症例である．HLA-B51 陽性で非常に難症例である．全身疾患であるので内科との連携を密にとり，ciclosporin が無効であれば infliximab（レミケード®）導入を考慮すべきである．

■ 参考文献

Behçet 病によるぶどう膜炎の治療に ciclosporin が有効であるという報告
- Nussenblatt RB, Palestine AG, Rook AH, et al. Treatment of intraocular inflammatory disease with cyclosporin A. *Lancet*. 1983 ; ii(8344) : 235-238.
- Nussenblatt RB, Palestine AG, Chan CC. Cyclosporin A therapy in the treatment of intraocular inflammatory disease resistant to systemic corticosteroids and cytotoxic agents. *Am J Ophthalmol*. 1983 ; 96 : 275-282.

Behçet 病に対する ciclosporin と colchicine の効果を比較したトライアル
- Masuda K, Nakajima A, Urayama A, et al. Double-masked trial of cyclosporin versus colchicine and long-term open study of cyclosporin in Behçet's disease. *Lancet*. 1989 ; i (8647) : 1093-1096.

Behçet 病によるぶどう膜炎に対してステロイド治療が長期的に効果がなかったと報告した論文
- BenEzra D, Cohen E. Treatment and visual prognosis in Behçet's disease. *Br J Ophthalmol*. 1986 ; 70 : 589-592.

Behçet 病に抗 TNF-α 抗体を用いて治療を行った初めての論文
- Hassard PV, Binder SW, Nelson V, et al. Anti-tumor necrosis factor monoclonal antibody therapy for gastrointestinal Behçet's disease : a case report. *Gastroenterology*. 2001 ; 120 : 995-959.

Behçet 病のぶどう膜炎に対する infliximab の治験結果報告
- Ohno S, Nakamura S, Hori S, et al. Efficacy, safety, and pharmacokinetics of multiple administration of infliximab in Behçet's disease with refractory uveoretinitis. *J Rheumatol*. 2004 ; 31 : 1362-1368.

Infliximab が Behçet 病による黄斑浮腫に効果があったという報告
- Markomichelakis NN, Theodossiadis PG, Pantelia E, et al. Infliximab for chronic cystoid macular edema associated with uveitis. *Am J Ophthalmol*. 2004 ; 138 : 648-650.

症例 15 角膜後面沈着物と網膜滲出性病変

68歳，女性．
主訴：左眼視力低下
数週間前より徐々に左眼霧視を自覚するようになった．内科で高血圧治療薬を処方されている．これまでに眼科受診歴はない．

初診時所見

■ 視力
　右眼　1.0（1.5× ＋1.0D ＝ cyl−0.5D Ax90°）
　左眼　0.6（0.8× ＋1.50D ＝ cyl−0.5D Ax110°）

■ 眼圧
　右　19 mmHg，左　27 mmHg

■ 眼科所見
　両眼に軽度白内障，左眼に豚脂様角膜後面沈着物，虹彩結節を認めた．隅角検査では，隅角結節，テント状虹彩前癒着を数か所認めた．両眼の前房中には炎症細胞がみられ，左眼眼底下方には雪玉状硝子体混濁が顕著であった．視神経乳頭の発赤，浮腫を認め，眼底周辺部には網膜静脈炎，網脈絡膜滲出物がみられた（図1）．右眼の眼底には異常所見は認めなかった．

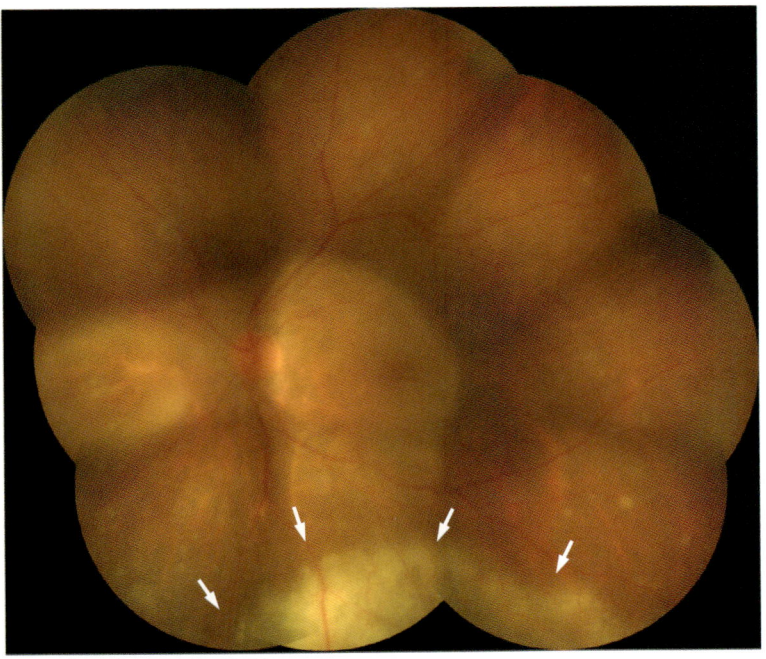

図1　左眼眼底写真（初診時）
視神経乳頭発赤，腫脹を認める．眼底周辺部に網膜静脈炎を認め，眼底下方に網脈絡膜滲出物が存在している（矢印）．

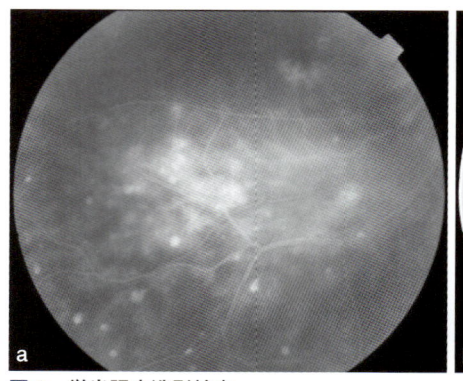

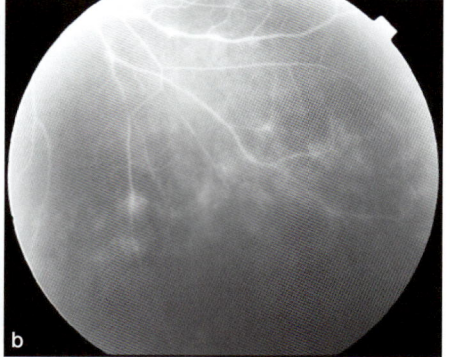

図2 蛍光眼底造影検査
両眼周辺部網膜静脈より造影剤の漏出が観察される．

全身検査所見	■ 血液検査

WBC 6,400/μL，総コレステロール 354 mg/dL，CRP 0.1 mg/dL，
赤沈1時間 10 mm，2時間 27 mm
アンギオテンシン変換酵素 23.9 IU/L，リゾチーム 15.2 μg/mL
- ツベルクリン反応　陰性
- 胸部X線　両側肺門リンパ節の腫大を認める．

検査所見	■ FA

網膜周辺血管に静脈血管炎を認め，びまん性の造影剤の漏出を認める．光凝固斑のような網脈絡膜萎縮病巣に当たる部分は高輝度に観察されている(図2)．

症例の要約	両眼に虹彩毛様体炎，片眼に網膜静脈炎，硝子体混濁を認めた高齢女性

鑑別診断	□ サルコイドーシス □ 原田病 □ Posner-Schlossman 症候群 □ 糖尿病ぶどう膜炎 □ 急性前部ぶどう膜炎 □ HLA-B27 関連ぶどう膜炎

診断・治療	^{67}Ga シンチグラフィで頭部，胸部への集積が認められた．気管支肺胞洗浄ではCD4$^+$リンパ球の増加，経気管支肺生検で非乾酪性類上皮細胞肉芽腫を認めた．サルコイドーシスの診断のもとに，ステロイド薬の点眼，atropine，ミドリンP®の点眼を行った．1週間後には網膜血管炎の増強，硝子体混濁の増加がみられたため，4 mgから漸減しながら betamethasone（リンデロン®）の内服を行った．

| 経過 | リンデロン®の内服により炎症は沈静化，硝子体混濁の軽快がみられた．現在点眼のみで経過観察中である．黄斑浮腫は認めず，硝子体もほぼ透明であるが，治療中の白内障の進行のために矯正視力は 0.5 である．

| 疾患の理解 | サルコイドーシスとは，全身の種々の臓器に非乾酪性類上皮細胞肉芽腫を形成する原因不明の疾患である．両側肺門リンパ節腫脹や肺病変，皮膚病変などがみられる．細胞性免疫は末梢血レベルで低下しているが，肺病変部では亢進している．症例の 15～50％ に眼病変がみられ，一番多いものはぶどう膜炎である．90％ は両眼性で女性は 20 歳代と 50 歳代に，男性の場合は 20 歳台にピークがある．40 歳以上の症例は若年の症例に比べ視力予後が悪い．

眼科所見としては，豚脂様角膜後面沈着物がみられ，瞳孔縁や虹彩実質に虹彩結節がみられる．隅角結節は 50％ でみられるがすぐに消失する．眼底所見は雪玉状もしくは数珠状の硝子体混濁を認め，網膜静脈炎，網膜滲出物を高頻度に認める．炎症が強い場合には，あとに斑状の網脈絡膜萎縮を残す．

眼サルコイドーシスの診断基準を表 1 にまとめる．

表1　眼サルコイドーシスの診断基準

1. 臨床所見の特徴
    1) 前部ぶどう膜炎
    2) 隅角結節，周辺部虹採前癒着特にテント状 PAS
    3) 硝子体の数珠状，雪玉状，塊状または微塵状混濁
    4) 網膜血管周囲炎（多くは静脈炎，ときに動脈炎）および血管周囲結節
    5) 網脈絡膜滲出物および結節
    6) 網脈絡膜の広範囲萎縮病巣（光凝固斑様またはこれに類似の不定形萎縮斑）

    以上の 6 項目中 3 項目以上のときは，サルコイドーシスの診断基準検査成績，すなわちツベルクリン反応陰性，γ-グロブリン上昇，血清 ACE 上昇，血清リゾチーム上昇，67Ga 集積像陽性（リンパ節，肺など），気管支肺胞洗浄液の総細胞数・リンパ球増加，CD4/8 から診断する．

2. 参考事項
    1) ぶどう膜炎に顔面神経麻痺，角結膜乾燥症や唾液腺障害を併発している場合には，眼サルコイドーシスを疑わなければならない．
    2) 視神経乳頭の充血や肉芽腫は，ときに眼サルコイドーシスのことがある．
    3) 続発性緑内障の発生に注意しなければならない．

| 今後の管理 | 炎症の再燃に注意しながら，炎症が 1 か月以上落ち着いているようであれば白内障手術も検討する．実際，白内障手術を施行し矯正視力 1.2 を得た．また，40 歳以上の症例ではしばしば囊胞様黄斑浮腫が出現する．中間透光体の透明性も悪く，観察が困難ではあるが OCT や蛍光眼底造影検査の結果を詳細に検討していく必要がある．

また，サルコイドーシスは全身病であることを常に念頭において，内科と並行して検査を進める．特に心サルコイドーシスは突然死もあり得るので注意を要する．

> **Point 1** 角膜後面沈着物の種類

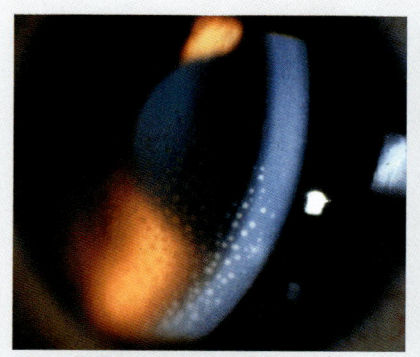

■ 豚脂様角膜後面沈着物 mutton-fat KP（図3）

　黄白色あるいは灰白色の大きな角膜後面沈着物で，マクロファージや類上皮細胞が集積したものである．原田病やサルコイドーシスなどの肉芽性ぶどう膜炎で認める．

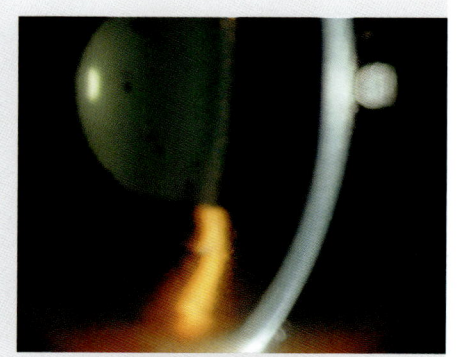

■ 白色微細角膜後面沈着物 fine KP（図4）

　微小な点状角膜後面沈着物で多核白血球，リンパ球からなるもので，Behçet病や糖尿病に伴う虹彩炎などでみられる．

図3　豚脂様角膜後面沈着物　　　　　図4　白色微細角膜後面沈着物

> **Point 2** 角膜後面沈着物を認める主な疾患

□ サルコイドーシス
□ 原田病
□ Posner-Schlossman 症候群
□ 急性前部ぶどう膜炎
□ HLA-B27 関連ぶどう膜炎

■ 原田病（☞50頁）

　メラノサイト特異的自己免疫疾患である．原田病患者の数10％は感冒様症状，頭痛，耳鳴り，めまいなどの前駆症状があるといわれている．原田病の初期には髄液の細胞増多が高頻度でみられる．その後に急激な視力低下を伴う両眼性の汎ぶどう膜炎で発症する．脈絡膜炎による散在性，限局性網膜剥離・分離が生じ，視神経乳頭の発赤，浮腫を認めるようになる（図5）．前眼部には炎症細胞の出現と豚脂様角膜後面沈着物を認めるようになる．FAでは多発性の

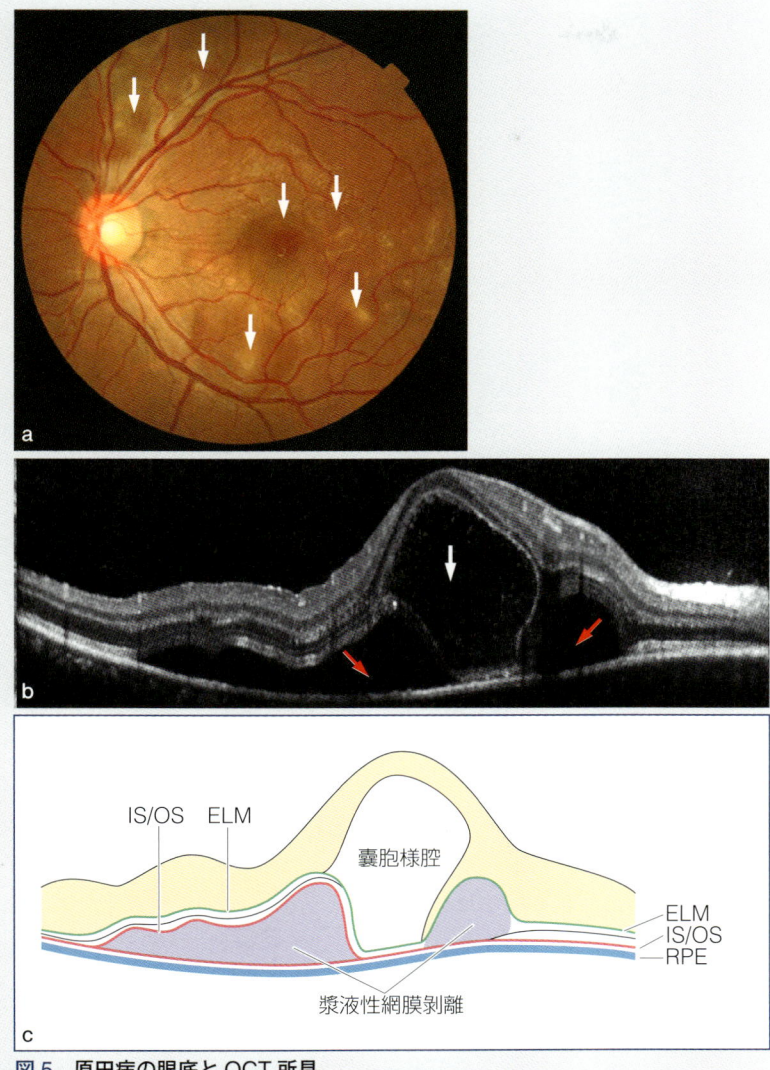

図5 原田病の眼底とOCT所見
a：黄斑部と乳頭上側に漿液性網膜剝離を認める(矢印).
b：OCT所見：網膜剝離(赤矢印)と網膜分離(白矢印)を認める(☞50頁).
c：bのシェーマ
IS/OS；視細胞内節・外節接合部，ELM；外境界膜，RPE；網膜色素上皮細胞

色素漏出が初期からみられ，後期には色素の網膜下への貯留がみられる(図6). 治療はステロイドの大量療法が行われる.

　寛解期には眼底の脱色素が起こり，いわゆる「夕焼け状眼底」を呈するようになる(図7).

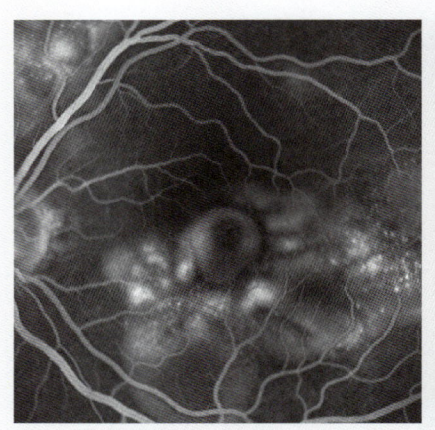

図6 FA所見（後期）
多房性の蛍光色素貯留を認める．

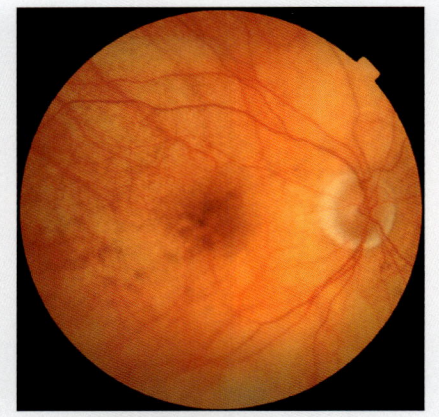

図7 原田病の眼底（寛解期）
急性期とは異なり，寛解期には「夕焼け状眼底」を呈する．

■ Posner-Schlossman 症候群

Posner-Schlossman 症候群は，Adolf Posner と Abraham Schlossman によって1948年に初めて報告された疾患概念である．

片眼の再発性・発作性の眼圧上昇と軽度の虹彩毛様体炎を特徴として，青年期～中年期に生じる．眼圧上昇に伴う角膜浮腫，瞳孔散大，軽度視力低下，数か月間残存する角膜後面沈着物がみられる．この角膜後面沈着物は円形，扁平で非色素性のものが細隙灯顕微鏡で観察できる．虹彩後癒着，周辺虹彩前癒着はみられず，視神経乳頭と視野は正常である．

自覚症状はあいまいで，軽い不快感をきたすことがあるが眼痛は軽度である．急性高眼圧のために角膜に浮腫が生じると霧視や虹輪視をきたし，こうしたエピソードは数時間から数週間続く．発作は数か月から数年の単位で再発することが多い．

治療にはステロイドと β-ブロッカー点眼を基本とする．発症機序は必ずしも明らかではないが，Herpesvirus，Cytomegalovirus 感染の関与が報告されている．発作中には房水中のプロスタグランジン濃度が上昇していることがわかっている．

■ 急性前部ぶどう膜炎

急性前部ぶどう膜炎は，その特徴的な臨床所見から名付けられた1つの疾患群である．若年者に多くみられHLA-B27陽性の人が多い．片眼発症が多く，充血，羞明，眼痛，視力低下を自覚する．強度の非肉芽腫性前部ぶどう膜炎で，毛様充血，前房内へのフィブリンの析出，前房蓄膿，多数の細胞，強いフレア，角膜後面沈着物，虹彩後癒着などがみられる（図8）．前房蓄膿はBehçet病で認めるようなさらさらしたものとは異なり，移動性に乏しい．通常眼底異常は認めないが，炎症が強いと前部硝子体混濁，視神経乳頭の発赤がみ

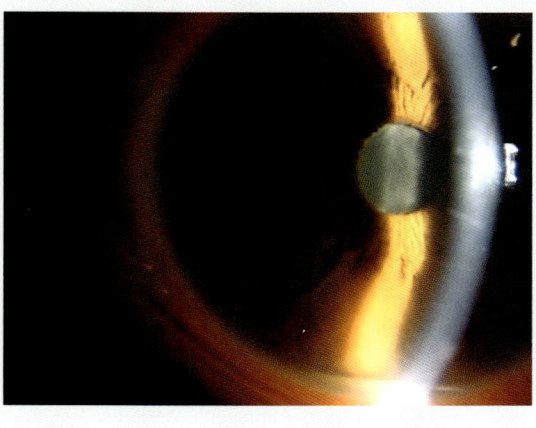

図8 急性前部ぶどう膜炎の前眼部写真
瞳孔領にフィブリンの析出と前房蓄膿を認める.

られる. 再発を繰り返す.

　治療は散瞳薬の点眼, 頻回のステロイドの点眼を行い, さらに炎症の強い場合には dexamethasone (デカドロン®) の結膜下注射や prednisolone (プレドニン®) 30 mg/日からの内服を行う. iris bombé による急性緑内障発作に注意する. HLA-B27 陽性と強い相関を示す疾患としては, 他に強直性脊椎炎, Reiter 症候群, Crohn 病, 潰瘍性大腸炎が知られている.

まとめ

両眼にぶどう膜炎を生じた高齢女性で, サルコイドーシスの典型的症例である. この症例のように網脈絡膜炎に左右差がある場合が少なくない. 診断には内科との密接な連携が必要である.

参考文献

Vogt による原田病の報告
- Vogt A. Frühzeitiges Ergrauen der Zilien und Bemerkungen über den sogenannten plötzichen Eintritt dieser Veränderung. *Klin Monatsbl Augenheilkd*. 1906 ; 4 : 228-242.

小柳による原田病の報告
- Koyanagi Y. Dysakusis, Alopecia und Poliosis bei schwerer Uveitis nicht traumatischen Ursprungs. *Klin Monatsbl Augenheilkd*. 1929 ; 82 : 194-211.

原田による原田病の報告
- 原田永之助. 非化膿性脈絡膜炎ノ臨床知見補遺 (急性瀰蔓性脈絡膜炎ニ就テ). 日眼会誌. 1929 ; 30 : 356-378.

Posner-Schlossman 症候群が初めて報告された論文
- Posner A, Schlossman A. Syndrome of unilateral recurrent attacks of glaucoma with cyclitic symptoms. *Arch Ophthal*. 1948 ; 39 : 517-535.

サルコイドーシス, HLA-B27 関連ぶどう膜炎, 原田病などの KP を *in vivo* confocal microscopy で観察した論文
- Wertheim MS, Mathers WD, Planck SJ, et al. *In vivo* confocal microscopy of keratic precipitates. *Arch Ophthalmol*. 2004 ; 122 : 1773-1781.

Behçet 病, Fuchs を含むぶどう膜炎での角膜を *in vivo* confocal microscopy で観察した論文
- Mocan MC, Kadayifcilar S, Irkec M. Keratic precipitate morphology in uveitic syndromes including Behçet's disease as evaluated with in vivo confocal microscopy. *Eye*. 1009 ; 23 : 1221-1227.

ぶどう膜炎の KP をスペキュラーマイクロスコープで観察した論文
- Pillai CT, Dua HS, Azuara-Blanco A, et al. Evaluation of corneal endothelium and keratic precipitates by specular microscopy in anterior uveitis. *Br J Ophthalmol*. 2000 ; 84 : 1367-1371.

KP をスペキュラーマイクロスコープで観察した論文
- Brooks AMV, Grant G, Gillies WE. Differential specular microscopy in keratopathy and anterior uveitis. *Cornea*. 1988 ; 7 : 105-111.

サルコイドーシスで，mutton-fat KP の割合に言及した論文
- Kawaguchi T, Hanada A, Horie S, et al. Evaluation of characteristic ocular signs and systemic investigations in ocular sarcoidosis patients. *Jpn J Ophthalmol*. 2007 ; 51 : 121-126.

HLA-B27 関連ぶどう膜炎での KP の特徴を B27 陰性前部ぶどう膜炎と比較した論文
- Rothova A, van Veenedaal WG, Linssen A, et al. Clinical features of acute anterior uveitis. *Am J Ophthalmol*. 1987 ; 103 : 137-145.

原田病での病期による KP にも言及した論文
- Fang W, Yang P. Vogt-Koyanagi-Harada syndrome. *Curr Eye Res*. 2008 ; 33 : 517-523.
- Andreoli CM, Foster CS. Vogt-Koyanagi-Harada disease. *Int Ophthalmol Clin*. 2006 ; 46 : 111-122.
- Rajendram R, Evans M, Rao NA. Vogt-Koyanagi-Harada disease. *Int Ophthalmol Clin*. 2005 ; 45 : 115-134.

交感性眼炎と原田病の比較をした論文
- Damico FM, Kiss S, Young LH. Sympathetic ophthalmia. *Semin Ophthalmol*. 2005 ; 20 : 191-197.

Posner-Schlossman 症候群での CMV（＋）（－）での臨床症状比較の論文
- Chee S-P, Jap A. Presumed Fuchs heterochromic iridocyclitis and Posner-Schlossman syndrome : comparison of cytomegalovirus-positive and negative eyes. *Am J Ophthalmol* 2008 ; 146 : 883-889.

Posner-Schlossman 症候群とウイルス感染の関係を示した論文
- Yamamoto S, Pavan-Langston D, Tada R, et al. Possible role of herpes simplex virus in the origin of Posner-Schlossman syndrome. *Am J Ophthalmol*. 1995 ; 119 : 796-798.
- Bloch-Michel E, Dussaix E, Cerqueti P, et al. Possible role of cytomegalovirus infection in the etiology of the Posner-Schlossman syndrome. *Int Ophthalmol*. 1987 ; 11 : 95-96.

Fuchs虹彩異色性虹彩毛様体炎での KP の特徴に言及した論文
- Velilla S, Dios E, Herreras JM, et al. Fuchs' heterochromic iridocyclitis : a review of 26 cases. *Ocul Immunol Inflamm*. 2001 ; 9 : 169-175.
- Labbé A, Dupas B, Offret H, et al. Evaluation of keratic precipitates and corneal endothelium in Fuchs' heterochromic cyclitis by in vivo confocal microscopy. *Br J Ophthalmol*. 2009 ; 93 : 673-677.

症例16 網膜動脈炎

36歳，女性．
主訴：左眼霧視，眼痛
　　10日前より左眼に霧視が出現し，眼痛・充血を自覚するようになった．
　　元来，眼科疾患はなく，全身的にも健康であった．

初診時所見

- **視力**
  右眼　0.6（1.5×−1.25D ＝ cyl−0.50D Ax0°）
  左眼　0.4（0.9×−1.50D ＝ cyl−0.75D Ax10°）
- **眼圧**
  右　13 mmHg，左　28 mmHg
- **眼科所見**
  前房水に炎症細胞，角膜後面には豚脂様沈着物を認める．
  視神経乳頭は発赤・腫脹しており，周辺網膜に滲出斑，網膜動脈炎を認めた（図1）．

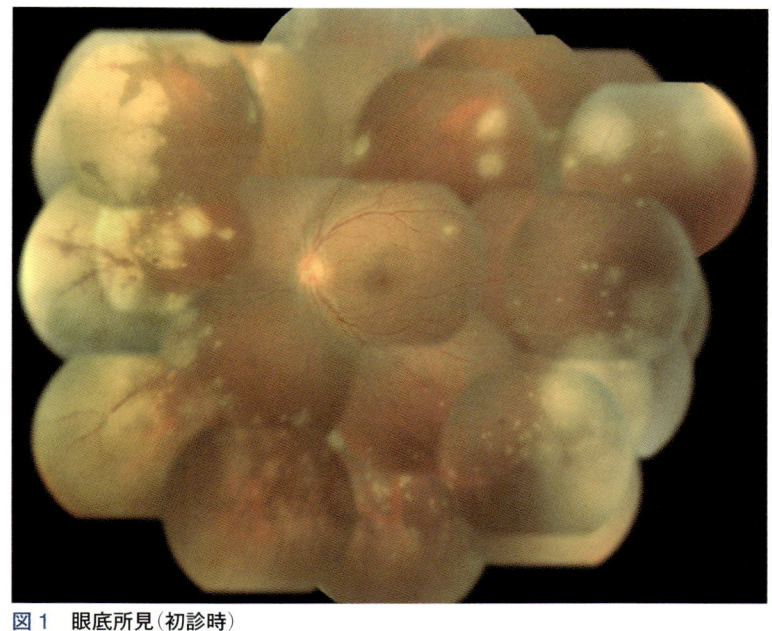

図1　眼底所見（初診時）
周辺網膜全周に融合した黄白色の滲出斑を認め，鼻側には網膜静脈からの染み状出血がみられる．

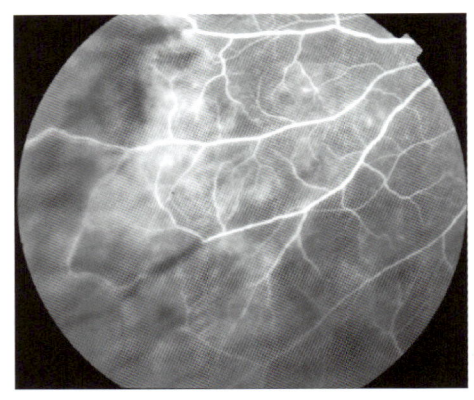

図2 FA
網膜血管炎により血行の途絶がみられる．

全身検査所見	■ 血液検査

WBC 11,200/μL，CRP 0，赤沈1時間値3 mm，2時間値12 mm，アンギオテンシン変換酵素 12.6 IU/L，血液中抗 HSV IgG 27.3，抗 VZV IgG 23.4
抗寄生虫抗体スクリーニング：異常なし

検査所見	■ FA

造影後期で視神経乳頭より造影剤の漏出，網膜血管炎がみられ，網膜周辺部の滲出斑が存在する部位では脈絡膜蛍光の欠損，血行の途絶が観察された（図2）．

■ 前房水定量 PCR
HSV-1 < 1.0×10^2，HSV-2 < 1.0×10^2，VZV 4.2×10^4

症例の要約	眼底周辺部の癒合した滲出斑を伴うぶどう膜炎を発症した女性

鑑別診断	□ 急性網膜壊死
	□ サイトメガロウイルス網膜炎
	□ 進行性網膜外層壊死
	□ AIDS 網膜症
	□ HTLV-1 関連ぶどう膜炎
	□ 結核ぶどう膜炎

診断・治療	眼底所見，FA 所見，前房水定量 PCR の結果より急性網膜壊死（桐沢型ぶどう膜炎）と診断した．aciclovir（ゾビラックス®）10 mg/kg/1回，1日3回の点滴，ステロイドの点眼（1日6回）・内服（40 mg/日），aspirin（100 mg/日）の内服を行った．

経過

眼底周辺部の後部硝子体剥離が進むに従い複数の網膜裂孔が生じてきたため，水晶体乳化吸引術＋硝子体手術，シリコンオイルタンポナーデを行った．その4か月後には病状が安定したため，シリコンオイル抜去術を行い最終視力は0.8を保持できた．

疾患の理解

急性網膜壊死（桐沢型ぶどう膜炎）は健常人に生じる急性汎ぶどう膜炎で，水痘・帯状疱疹ウイルス（VZV）あるいは単純ヘルペスウイルス（HSV）を起因ウイルスとして発症する．HSVに比べてVZV感染では症状が強い．一般に予後不良の難治疾患である．

前駆症状なしに豚脂様角膜後面沈着物を伴う急性虹彩毛様体炎で発症し，多くの例では眼圧上昇を認める．眼底の初期病変は網膜周辺部に散在する黄白色小滲出斑および網膜動脈周囲炎であり，経過が進むにつれて滲出斑は拡大・融合し周辺部網膜全周にわたるようになる．蛍光眼底造影検査では眼底周辺部に網膜動脈血行途絶を認めるようになる．さらに病巣部では網膜静脈から染み出るような出血が，網膜滲出斑に混在してみられることもある．網膜滲出病変は周辺網膜を円周状に拡大し，初めから後極へ向かうことはない．虹彩毛様体炎は一過性であるが，硝子体中の炎症は経過とともに増強し眼底の透見性が悪くなっていく．

発症後数週間経過すると病変の進展は停止し，滲出斑は徐々に消退して萎縮巣に変化していく．このとき硝子体混濁も軽快するが，後部硝子体剥離の発生とともに再び硝子体混濁が増強し，網膜剥離が生じる．視神経乳頭炎も伴いやすい．通常は片眼で発症するが，抗ウイルス療法を行わなければ1か月以内に1/3の症例で僚眼にも発症すると報告されている．病理学的には網膜病巣部は網膜壊死を呈し，活動期にはリンパ球や形質細胞の浸潤が広範囲にみられるとの報告がされており，線維柱帯への細胞浸潤が高眼圧の原因となる．

治療は，aciclovirを主体とした抗ウイルス療法，ステロイドによる消炎治療を強力に行う．また閉塞性血管炎に対してaspirinの併用も行う．

今後の管理

網膜剥離，黄斑前膜形成，黄斑変性に注意する．

> **Point** ウイルス性・細菌性網膜炎

☐ 急性網膜壊死
☐ サイトメガロウイルス網膜炎
☐ 進行性網膜外層壊死
☐ AIDS 網膜症
☐ HTLV-1 関連ぶどう膜炎
☐ 結核性ぶどう膜炎

■ 急性網膜壊死
本症例

■ サイトメガロウイルス網膜炎
　サイトメガロウイルスはヘルペスウイルス科に属する DNA ウイルスで，大部分の人は不顕性感染をしている．AIDS 患者の 15～40% でみられ，AIDS における代表的な合併症である．発症時には片眼性であるが，経過中に両眼性になることが多い．臨床所見としては網膜滲出斑，網膜出血，網膜血管炎であり，その様式により 2 つの型に分類される．

1. 後極部激症型
　眼底所見は後極部に出現し，初期には黄白色の顆粒状滲出斑や網膜の浮腫を認め，血管の狭細化や白鞘化を認める(図3)．進行するにつれ網膜大血管に沿った形で滲出斑が拡大，網膜出血を伴って周辺部へと拡大していく．前房や硝子体中の炎症細胞の浸潤は比較的軽度である．消退期には滲出斑は吸収されるが網膜壊死のために網膜は菲薄化し，裂孔原性網膜剥離を生じる．

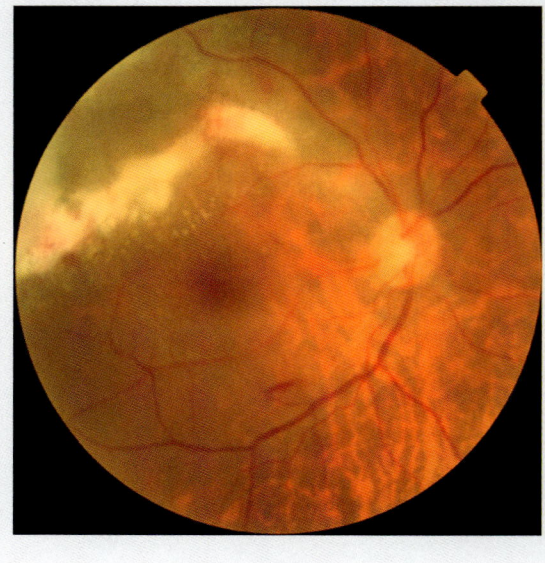

図3　HIV サイトメガロウイルス網膜炎
網膜大血管に沿った黄白色の滲出斑，出血を認める．

2. 周辺部顆粒型

眼底周辺部に顆粒状に滲出斑の集積を認め，網膜出血や網膜血管炎を伴わない場合もある．病巣は血管の走行に沿わず，後極部激症型に比べ進行が緩徐である．いずれのタイプも病巣の滲出病変の部分でサイトメガロウイルスが活発に増殖している．

診断には前房水中のウイルスの PCR を行う．治療は ganciclovir（初期：5 mg/kg/回，1日2回，維持：5 mg/kg/日）や foscarnet（初期：60 mg/kg/回，1日3回，維持：90 mg/kg/日）などの抗ウイルス薬の全身投与を行う．サイトメガロウイルスはチミジンキナーゼ遺伝子を有しないので aciclovir は無効である．ganciclovir や foscarnet を使用する際には骨髄抑制，腎障害などの副作用に注意する．網膜剥離をきたした症例には硝子体手術が必要となる．その場合，広範囲に網膜壊死を起こしていることが多いので，シリコンオイルタンポナーデが必要となる．

■ 進行性網膜外層壊死

進行性網膜外層壊死 progressive outer retinal necrosis（PORN）は VZV によって引き起こされる疾患で，網膜外層に炎症の主座をおくものである．免疫能が低下した患者にみられる．周辺部の網膜深層(外層)に白点・白斑(網膜の混濁)が出現し，網膜血管炎，網膜出血，前房や硝子体中の炎症所見は認めない．白斑の急速な広がりとともに網膜は菲薄化し，網膜裂孔が多発，網膜剥離に進行する．同じく VZV を原因ウイルスとする急性網膜壊死とは明確に区別される病態で，炎症は網膜の外層に選択的に生じ，網膜血管炎や網膜出血は伴わない．AIDS 末期やその他の原因による高度の免疫不全状態で起こるために，前房や硝子体中に炎症細胞を認めないことが多い．診断は前房水や硝子体液を採取して，PCR にて VZV の存在を証明する．

治療は aciclovir 単独投与では無効なので，aciclovir（初期：5 mg/kg/回，1日3回），ganciclovir（初期：5 mg/kg/回，1日2回，維持：5 mg/kg/日），foscarnet（初期：60 mg/kg/回，1日3回，維持：90 mg/kg/日）のうちの2剤併用療法を行う．これらの薬剤の硝子体注入を行うことも有用である．網膜裂孔を生じた症例には硝子体手術を行う．

■ AIDS 網膜症

AIDS 患者の過半数に綿花様白斑や網膜出血を認める．時には虚血性黄斑症を生じることもある．これは微小循環障害によるもので，蛍光眼底造影撮影では毛細血管瘤や局所的な無灌流領域を認める．

■ HTLV-1 関連ぶどう膜炎

成人 T 細胞白血病ウイルスである T リンパ球好性ウイルス I 型 human T-

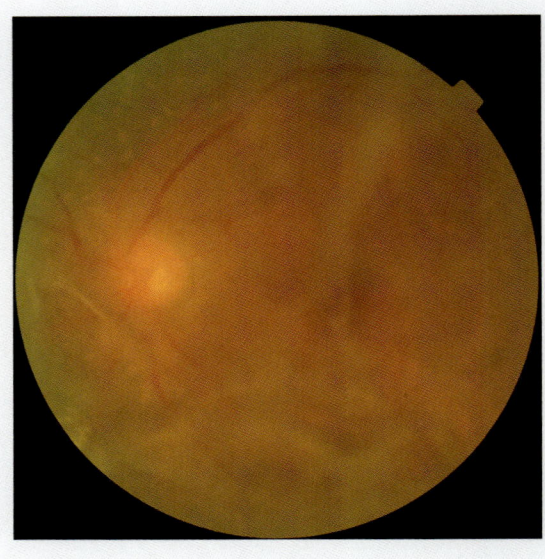

図4　HTLV-1関連ぶどう膜炎
索状の硝子体混濁を認める．

cell lymphotropic virus type I（HTLV-I）のキャリアにみられるぶどう膜炎で，わが国で発見された．九州や沖縄に多い．HTLV-Iの感染経路は胎盤や母乳を介した垂直感染，輸血を介した水平感染が知られている．肉芽腫性ぶどう膜炎の病像をとることが多い．発症年齢は20〜50歳で性差はなく，両眼性と片眼性があり，軽度から中等度の霧視，飛蚊などの症状が急性に出現する．毛様充血は軽度で前房中には炎症細胞とフレアが観察され，角膜後面沈着物がみられる．眼底所見としては軽度〜中等度の顆粒状，雪玉状，または索状の硝子体混濁がみられ（図4），網膜大小血管の拡張，血管壁の白鞘化，綿花様白斑が観察される．ステロイドの局所または全身投与で寛解する例が多い．

結核性ぶどう膜炎

結核菌が，肺から血行性に眼内へ播種され引き起こされる眼内炎．結核菌はマクロファージに寄生する．病型としては網膜静脈炎，粟粒結核，結核腫があり，網膜静脈炎が最も頻度が高い．

粟粒結核は結核菌に対する免疫反応が起こりにくい個体に生じ，他のものは免疫反応の結果生じるものである．網膜静脈炎は血栓性静脈炎の像をとり，時間とともに出血は吸収されて白線化した静脈像になる．動脈炎を伴うことは稀である．Eales病とよばれる疾患群の一部が結核性ぶどう膜炎である可能性がある．網膜無灌流領域を作ることが多い．

胸部X線写真，ツベルクリン反応で診断を下し，治療は粟粒結核に対しては強力な抗結核療法を行い，他のものには抗結核薬とステロイドの投与を行う．網膜静脈炎で網膜無灌流領域が出現してきた場合には，新生血管の発生を抑制する目的で網膜レーザー光凝固を行う．

まとめ

急性網膜壊死は健常人に発症し，急速に進行する疾患である．この疾患を疑うような所見をみれば前房水採取，PCRを行い，早期に診断をつけ治療を開始することが必要である．網膜硝子体牽引が増強し，網膜裂孔が生じる危険性が高い場合には速やかに硝子体手術に踏み切る．

参考文献

急性網膜壊死（桐沢型ぶどう膜炎）の初めての報告
- 浦山　晃，山田酉之，佐々木徹郎，他．網膜動脈周囲炎と網膜剥離を伴う特異な片眼性急性ぶどう膜炎について．臨眼．1971；25：607-619．

海外における急性網膜壊死についての初めてと思われる論文
- Willerson D Jr, Aaberg TM, Reeser FH. Necrotizing vaso-occlusive retinitis. *Am J Ophthalmol*. 1977；84：209-219.

両眼性の急性網膜壊死を報告した論文
- Young NJA, Bird AC. Bilateral acute retinal necrosis. Br J Ophthalmol. 1978；62：581-590.
- Price FW Jr, Schlaegel TF Jr. Bilateral acute retinal necrosis. *Am J Ophthalmol*. 1980；89：419-424.

急性網膜壊死が varicella-zoster または herpes simplex virus で起こるという報告
- 臼井正彦，大西由子，高野　繁，他．桐沢型ぶどう膜炎の病因に関する研究．眼紀．1985；36：249-256．

急性網膜壊死の症例で電顕にて VZV を発見したもの
- Culbertson WW, Blumenkranz MS, Pepose JS, et al. Varicella zoster virus in a cause of the acute retinal necrosis syndrome. *Ophthalmology*. 1986；93：559-569.

進行性網膜外層壊死についての初めての論文（AIDS 患者の中に ARN と似て非なるものを報告した）
- Forster DJ, Dugel PU, Frangieh GT, et al. Rapidly progressive outer retinal necrosis in the acquired immunodeficiency syndrome. *Am J Ophthalmol*. 1990；110：341-348.

HTLV-1 関連ぶどう膜炎についての初めての論文
- Mochizuki M, Watanabe T, Yamaguchi K, et al. Uveitis associated with human T-cell lymphotropic virus type 1. *Am J Ophthalmol*. 1992；114：123-129.

症例 17

網膜の白濁を伴う急激な視力低下

77歳，女性．
主訴：右眼霧視，視力低下
高血圧に対して近医から内服薬を処方され，血圧はコントロールされている．
不整脈があるが，脳梗塞や心筋梗塞の既往はない．
一昨日まで両眼ともよく見えていたが，昨日の朝起きたときに，右眼が見えにくいことに気づいた．

初診時所見

- **視力**
  右眼　0.08（0.1 × −5.5D）
  左眼　0.9（1.5 × −4.5D ＝ C−0.75D Ax90°）

- **眼圧**
  右　17 mmHg，左　18 mmHg

- **眼科所見**

両眼とも前房は深く，房水に細胞を認めない．虹彩新生血管は認めない．
右眼眼底検査では，後極部を中心に白濁した網膜を認めた．網膜出血，軟性白斑，硬性白斑，乳頭浮腫は認めない．網膜血管の途絶，拡張を認めない．視神経乳頭と中心窩の間には健常な色調の網膜が残存しているようにみえる（図1）．左眼眼底には特に異常所見を認めない．

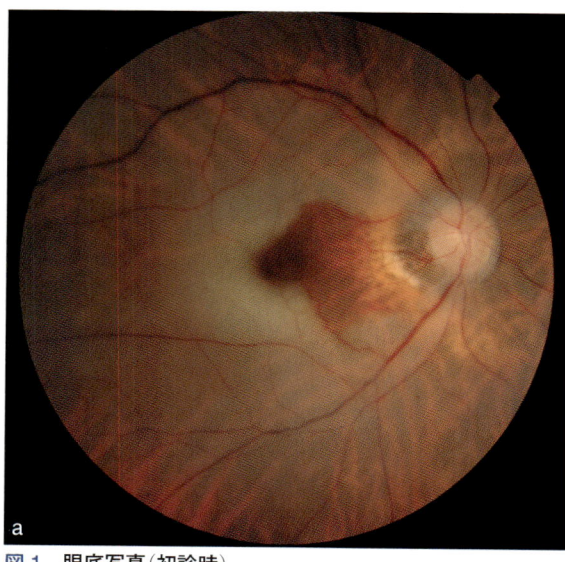

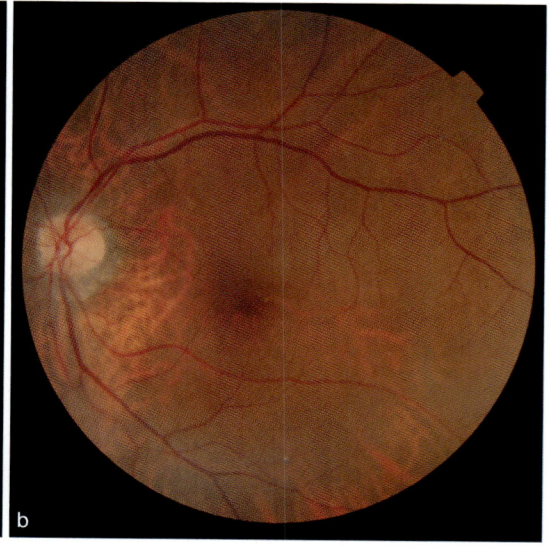

図1　眼底写真（初診時）
a：右眼；中心窩耳側の網膜は白濁している．網膜出血，軟性白斑，硬性白斑，乳頭浮腫は認めない．視神経乳頭と中心窩の間には健常な網膜が残存している．
b：左眼；特に異常所見を認めない．

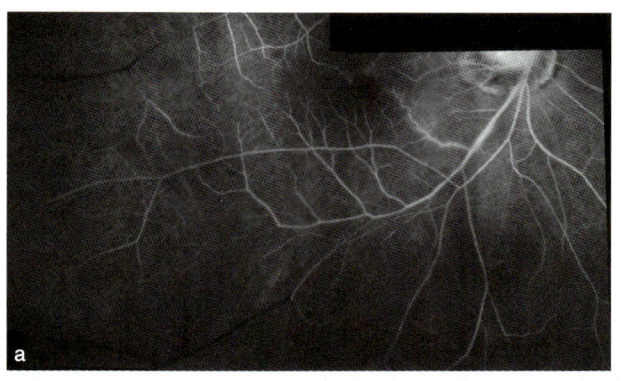

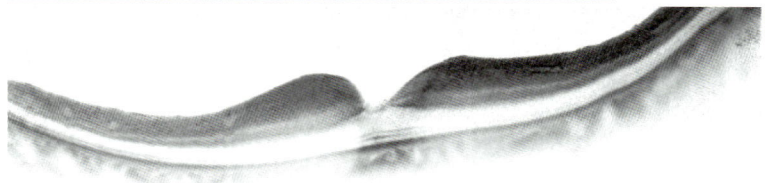

図 2 右眼 FA 所見と OCT 所見(初診時)
a：周辺部網膜静脈の途絶を認める．網膜静脈からの軽度漏出を認める．
b：OCT 所見；中心窩を通る垂直 B スキャン像．網膜内層の高反射を認め，網膜の層構造は不明瞭になっている．中心窩近傍のみ，網膜浮腫によるブロックを受けていないため，網膜外層の構造も描出されている．

全身検査所見

- **生理検査** 血圧 164/88 mmHg，脈拍 67/分
- **血液検査**
  CBC：軽度貧血を認めるのみ．生化学検査：コレステロール，血糖の軽度上昇．血液凝固検査：異常なし．免疫抗体検査：異常なし
- **心電図**：洞調律，第Ⅰ度房室ブロック，心房細動
- **頭部 CT**：異常なし
- **胸部 X 線**：軽度心肥大

検査所見

FA

右眼 FA では造影剤流入の遅延を認める．周辺部網膜静脈では血流が途絶している．無灌流領域は認めないが，網膜静脈からの軽度漏出を認める(図 2a)．左眼は特に異常は認めない．

OCT

右眼 OCT では網膜内層の高反射を認め，網膜の層構造は不明瞭になっている．中心窩近傍の網膜はブロックを受けず，正常に近い網膜層構造が確認できる(図 2b)．左眼は特に異常は認めない．

症例の要約	片眼性の広汎な網膜の白濁を示し，無痛性の急激な視力低下を伴った高齢女性

鑑別診断	□ 網膜動脈分枝閉塞症 □ 網膜中心動脈閉塞症 □ 視神経炎 □ 虚血性視神経症

診断・治療	急に発症した片眼性の視力低下を認め，眼底所見の広汎な網膜の白濁から網膜中心動脈閉塞症の診断は容易である．軟性白斑を伴っていないことから網膜循環障害が急速に生じたと推測される．毛様網膜動脈の支配領域は健常な網膜の色調を保っている．眼球マッサージを行ったあと，前房穿刺を行った．頭部CTでは脳梗塞，脳出血の既往がなかったため，発症から1日経過しているがurokinase 12万単位の点滴静注を3日間行った．

経過	urokinase 12万単位の点滴静注を3日間行ったところ，網膜循環の改善がみられ，視力は0.1から0.8に改善した．

疾患の理解	網膜中心動脈の塞栓により生じ，急激な視力低下を伴うことが多く，眼前手動弁程度にまで低下することもある．網膜血流の完全閉塞はむしろ稀であり，血流が低下し血管が狭小化している症例や，再灌流し正常にみえる症例まである．典型的には網膜の白濁は後極部を中心に生じ，"cherry red spot"という所見を示す．発症から数日以内であれば，回復の可能性があるので，眼球マッサージ，前房穿刺を行う．その後，urokinaseの点滴を行うこともあるが，経過は一般的にはよくない．また，慢性期には他眼発症を予防する目的で抗血小板薬・抗凝固薬を処方することもある． **網膜中心動脈閉塞症に伴う代表的な眼症状・所見** 片眼性の急激な視力低下，後極部を中心とした網膜の白濁（"cherry red spot"），網膜病脈の狭細化・途絶，軟性白斑

今後の管理	原因となる疾患の有無にかかわらず，循環器内科などで全身精査を依頼する必要がある．不整脈など塞栓の原因となる疾患があることが多く，網膜中心動脈閉塞症を発症した患者の生命予後はよくない．若年者の場合には膠原病などの全身疾患が背景にあることがあり，やはり，内科的な全身検索が必要である．また，網膜中心動脈閉塞症には時に新生血管緑内障を伴うことがある．発症後早期に生じることが多いので，経過観察を要する．

> **Point** 救急を要する眼科疾患

眼科の救急疾患はそれほど多くない．しかし，対処を誤ると大きな視力障害につながる疾患もあるので注意を要する．代表的な眼科救急疾患を以下にあげる．

- ☐ 網膜中心動脈閉塞症
- ☐ 眼外傷（穿孔性外傷，外傷性視神経症，眼内異物，酸・アルカリ外傷）
- ☐ 急性緑内障発作
- ☐ 動眼神経麻痺

■ 網膜中心動脈閉塞症

通常，高齢者の片眼に無痛性の急激な視力低下として発症する．網膜中心動脈の塞栓により生じることが多く，視力は眼前手動弁程度にまで低下することもある．中心窩が毛様網膜動脈によって支配されている症例では視力低下を示さないこともある．網膜内で網膜の主幹動脈が閉塞するのが網膜動脈分枝閉塞症であり，多くの場合には視力予後は良好である（図 3a）．眼底に塞栓子がみえることもしばしば経験する（図 3b）．

患者は，基礎疾患として高血圧，糖尿病，心疾患，頸動脈疾患，膠原病などを持っていることも多い．前兆として一過性の視力低下を何度か経験していることがある（amaurosis fugax）．網膜血流の完全閉塞はむしろ稀であり，血流が低下し血管が狭小化している症例や，再灌流し正常にみえる症例もある．虚血による網膜の白濁は後極部を中心に生じ，"cherry red spot"の所見が典型である．cherry red spot が完成するには数時間以上を要するため，初診時に網膜浮腫が著明でないからといって網膜中心動脈閉塞症を否定することはでき

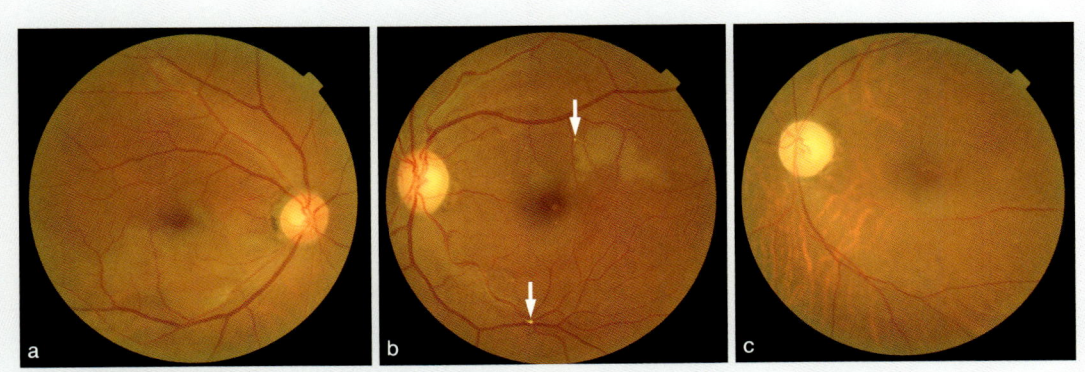

図 3 網膜動脈分枝閉塞症
a：下方の網膜が虚血により白濁している．中心窩は障害されていないため，一時的に視力低下を認めても，視力予後は良好である．
b：多発性の網膜動脈分枝閉塞症；塞栓子が散在している（矢印）．中心窩上方に最近生じた網膜虚血による網膜白濁を認める．
c：陳旧性；網膜血管の狭小化を認める．視神経萎縮を示し，視力は悪い．

ない．網膜の白濁は数週間で消失して，慢性期には視力障害と視神経萎縮だけが唯一の所見になってしまう（図3c）．

発症から数日以内であれば，回復の可能性がある．まずは，眼球マッサージ，前房穿刺を行う．その後，urokinase の点滴を行うこともあるが，頭部 CT などで脳梗塞，脳出血の既往がないことを確認する必要がある．経過はさまざまであるが，一般的にはよくない．慢性期には他眼発症を予防する目的で抗血小板薬・抗凝固薬を処方することもある．網膜中心動脈閉塞症を発症した患者の生命予後はよくないことが多い．

■眼外傷（穿孔性外傷，外傷性視神経症，眼内異物，酸・アルカリ外傷）

眼球破裂が疑われた場合には，無理をせずに麻酔下に創を確認するのがよい．無理に開瞼させると眼球内容物がさらに眼外に圧出されてしまうことがある．初回手術は一時縫合にとどめることも多い．

交通事故などで眉毛外側部を強打した場合，外傷性視神経症が生じることがある．障害の程度によっては，光覚を消失することもある．頭部 X 線写真では判断が難しく，CT のほうが診断に優れている．治療にはステロイドの全身投与や手術的に視神経管開放を行うこともある．

眼内異物は大部分が鉄片である．多く場合，視力低下を伴うが，飛入した位置によっては低下しないこともある．診断には CT が有用であり，緊急に手術的に除去する必要がある．

酸・アルカリ外傷に限らず，薬物に被曝した場合はまず洗眼を行う．治療としては，大量の生理食塩水で洗眼するが，重症の場合，持続洗眼を行う．酸，アルカリ，有機溶剤，金属化合物など問診から起因物質を判断する．組織浸透性が高いアルカリのほうが酸より重篤になりやすい．日常生活に接する機会の多い物質として，セメント，石灰，パーマ液，カビ取り剤，毛染め液はアルカリである．軽症であれば抗生物質，ステロイドの点眼のみでよいが，重篤になると，入院加療を要することもある．

■急性緑内障発作

通常片眼性であるが，時に両眼同時または引き続いて両眼に発症することも稀にある．眼痛，視力低下，虹視症などの眼症状を訴えることが多いが，頭痛，悪心・嘔吐を訴え内科，脳神経外科を受診することもある．典型的には瞳孔ブロックにより，虹彩が前方に圧迫され，隅角閉塞を生じる．一般に中年以降の女性に多く，正視，遠視の人にみられる．特徴的な所見としては充血（結膜充血，毛様充血），角膜の混濁（浮腫），中等度の散瞳を伴うことが多い（図4）．亜急性に眼圧が上昇している場合は症状に乏しい．

治療としては，瞳孔ブロックが原因であれば，縮瞳薬の頻回点眼を行いながら，高浸透圧薬，炭酸脱水酵素阻害薬に点滴を行い，降圧を図る．その後，

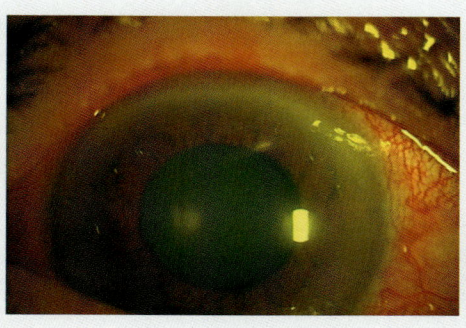

図4 急性緑内障発作
中等度散瞳，浅前房，結膜充血，毛様充血，角膜上皮浮腫を示すことが多い．

レーザー虹彩切開術を行う．レーザー虹彩切開が難しい場合には，観血的に周辺部虹彩切除を行う．最近は治療目的で，最初から白内障手術を行うこともある．

■眼感染症

多くの場合，充血，眼痛を伴った視力低下を訴える．手術既往がある患者，穿孔性眼外傷を伴った患者では外因性眼内炎を，また，糖尿病，肝膿瘍，消化器感染症がある症例では，内因性の眼内炎を生じることがある．しかし頻度的には角膜潰瘍が多い．感染性の角膜潰瘍の問診では糖尿病，コンタクトレンズの装用，レンズケアの状態，眼外傷に注意する．患者は充血，眼痛，視力低下などを訴えることが多い．結膜充血，角膜混濁があり，フルオレセインで染色すると色素が角膜実質内に浸透していくのが確認される．治療は抗生物質の点眼，内服，点滴などを行うが，抗生物質の投与開始前に細菌・真菌培養のためのサンプル採取を行う．視力予後は治癒後の角膜瘢痕の位置，程度による．

■複視

動眼神経麻痺の患者で瞳孔不同が認められたら，脳動脈瘤（内頸動脈・後交通動脈動脈瘤）の可能性がある．ただちに脳神経外科を受診させる．

まとめ

本症例は，急激な高度視力低下で発症，特徴的な眼底所見から，網膜中心動脈閉塞症と診断した．一般に視力予後不良な例が多いが，線溶療法をして視力の改善が得られた．循環器疾患などを背景に起こることが多く，全身検索を行う必要がある．

■ **参考文献**

網膜中心動脈閉塞症に対する治療法に関する総説
- Hazin R, Dixon JA, Bhatti MT. Thrombolytic therapy in central retinal artery occlusion : cutting edge therapy, standard of care therapy, or impractical therapy? *Curr Opin Ophthalmol*. 2009 ; 20 : 210-218.
- Rumelt S, Brown GC. Update on treatment of retinal arterial occlusions. *Curr Opin Ophthalmol*. 2003 ; 14 : 139-141.
- Hayreh SS. Prevalent misconceptions about acute retinal vascular occlusive disorders. *Prog Retin Eye Res*. 2005 ; 24 : 493-519.

網膜中心動脈閉塞症のリスクファクターに関する総説
- Wong TY, Klein R. Retinal arteriolar emboli : epidemiology and risk of stroke. *Curr Opin Ophthalmol*. 2002 ; 13 : 142-146.
- Recchia FM, Brown GC. Systemic disorders associated with retinal vascular occlusion. *Curr Opin Ophthalmol*. 2000 ; 11 : 462-467.

網膜動脈閉塞症と全身状態との関係についての総説
- Sharma S. The systemic evaluation of acute retinal artery occlusion. *Curr Opin Ophthalmol*. 1998 ; 9 : 1-5.

症例 18 網膜静脈の拡張蛇行

73歳，男性．
主訴：右眼霧視，視力低下
高血圧に対して近医から内服薬を処方され，血圧はコントロールされている．
糖尿病はないが，脂質異常症を指摘されている．若いころは両眼とも裸眼でもよく見えていた．3日前の朝起きたときに，特に誘因なく右眼が全体にぼやけて見えにくいことに気がついた．

初診時所見

- 視力
  右眼　0.2(n.c.)
  左眼　0.7(1.5× +2.5D ＝ C−0.5D Ax90°)
- 眼圧
  右　13 mmHg，左　14 mmHg
- 前眼部所見
  両眼前房はやや浅いが，炎症所見，虹彩新生血管などは認めない．
- 眼底所見
  右眼眼底には網膜静脈の拡張蛇行，広範な刷毛状の網膜出血を認める．軟性白斑はごくわずかに存在している．硬性白斑，乳頭浮腫，後部硝子体剝離は確認できない(図 1a)．左眼眼底には特に異常は認めない(図 1b)．

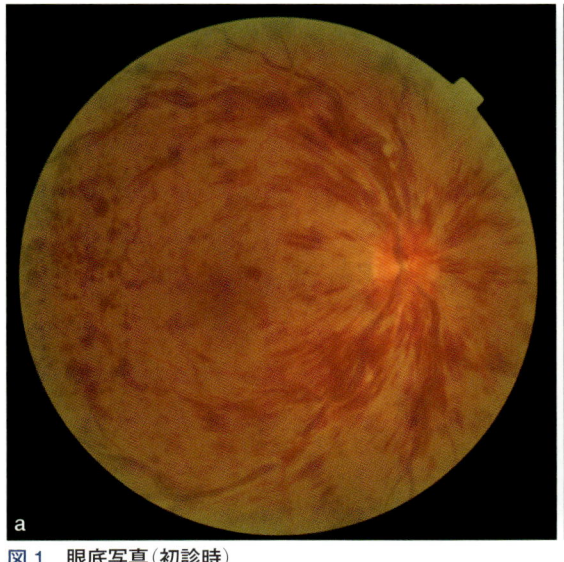

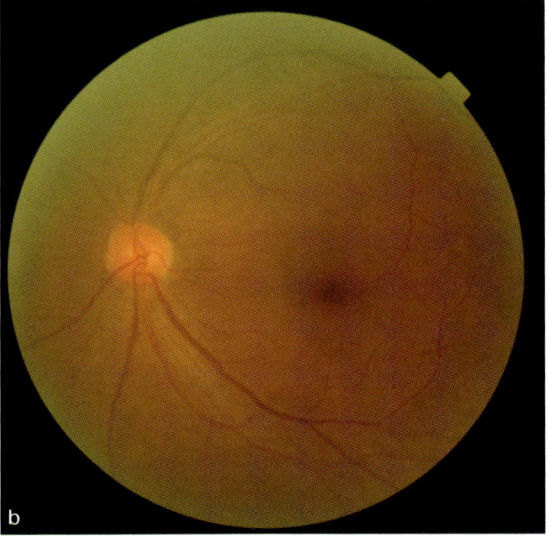

図 1　眼底写真(初診時)
a：右眼：網膜静脈の拡張蛇行，広範な網膜出血を認める．
b：左眼：特に異常を認めない．

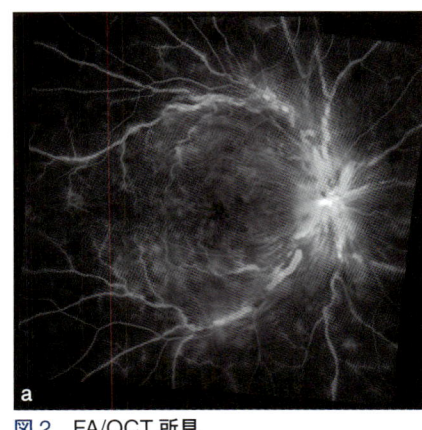

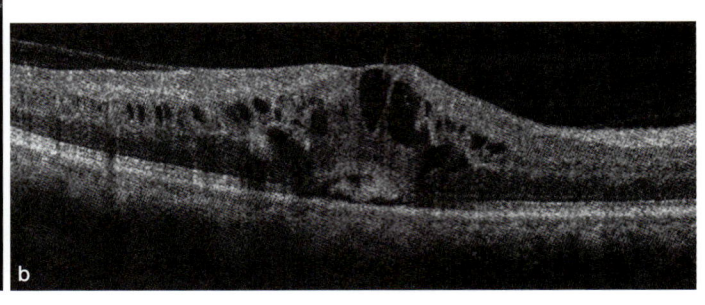

図2 FA/OCT 所見
a：右眼 FA：網膜静脈の拡張蛇行を認める．無灌流領域は認めず，非虚血型と判定される．
b：右眼 OCT：無数の囊胞様腔を伴った黄斑浮腫を認める．中心窩下には漿液性網膜剥離を伴っている．

検査所見	■ FA
	網膜静脈の拡張蛇行を認める．無灌流領域は認めない（図2a）．左眼は特に異常を認めない．
	■ OCT
	囊胞様腔を伴った黄斑浮腫を認める．中心窩下には網膜下出血，漿液性網膜剥離を伴っている（図2b）．左眼は特に異常を認めない．

症例の要約	片眼性の広範な網膜表層出血，黄斑浮腫，網膜静脈の蛇行・拡張を眼底に認め，視力低下を伴った高齢男性

鑑別診断	□ 網膜静脈分枝閉塞症
	□ 網膜中心静脈閉塞症
	□ 眼虚血症候群
	□ 糖尿病網膜症
	□ 網膜細動脈瘤
	□ 加齢黄斑変性

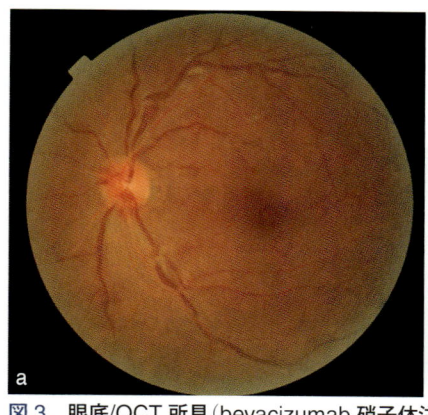

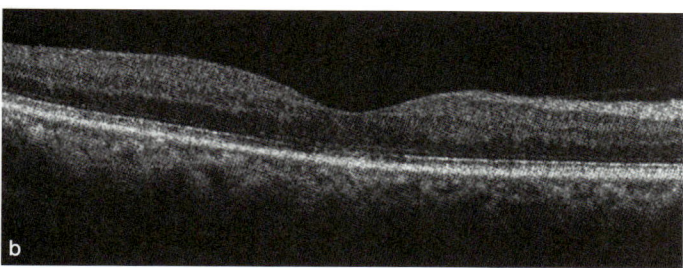

図3 眼底/OCT 所見（bevacizumab 硝子体注入半年後）
a：網膜静脈の拡張蛇行は残存しているが，網膜出血，黄斑浮腫は消失している．
b：OCT；黄斑浮腫は消失し，黄斑部は正常に近い形態を保っている．

診断・治療

　急激に発症する片眼性の視力低下認め，眼底の広汎な網膜表層出血・静脈の拡張蛇行から，網膜中心静脈閉塞症の診断は容易である．軟性白斑をほとんど伴っていないことから網膜虚血は軽度であると推測される．FA で無灌流領域を認めず，非虚血型であると診断できる．非虚血型であるため，汎網膜光凝固は現時点では施行しない．黄斑浮腫が視力低下の主要因であるため，bevacizumab（アバスチン）硝子体注入を行ったところ，硝子体注入翌日から黄斑浮腫の吸収を認めた．

　網膜中心静脈閉塞症の治療上のポイントは，新生血管緑内障の予防と黄斑浮腫の治療である．FA で虚血型と判断された場合には早急に汎網膜光凝固を施行する．新生血管緑内障は数か月以内に生じることが多く，いったん発症すると治療に難渋することが多い．虚血型では多くは視力は 0.1 以下に低下していることが多く，視機能の大きな改善は期待できない．非虚血型では黄斑浮腫に対する治療が重要であるが，確立された治療法は存在しない．非虚血型でも初診時の視力が悪い症例はやはり視力の改善は得にくい．

経過

　Bevacizumab 硝子体注入により，黄斑浮腫は吸収され，視力も 0.6 に改善した．しかし，2 か月後に浮腫の再発がみられ bevacizumab の再注入を行った．以後，3 回の再注入を行い，以降，再発も認められない（図3）．FA では無灌流領域を認めず，非虚血型であったため汎網膜光凝固は行っていない．このような症例でも，経過観察中に虚血型に移行することもある．虚血型の網膜中心静脈閉塞症を放置すると，虹彩新生血管・新生血管緑内障を生じることがあるので，注意深い経過観察が必要である．

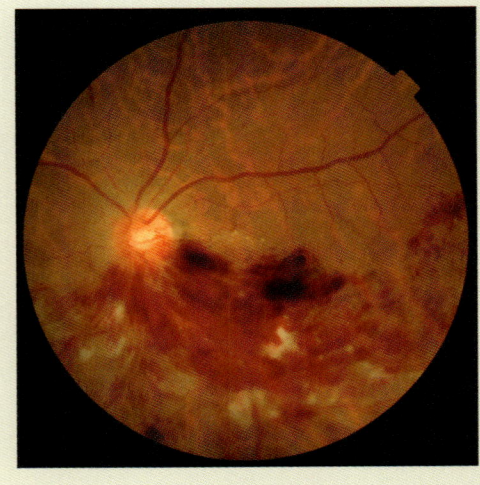

図4 半側網膜中心静脈閉塞症
下方網膜に濃厚な網膜出血，軟性白斑を認める．

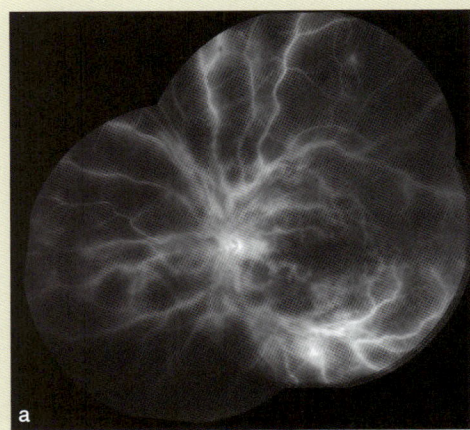

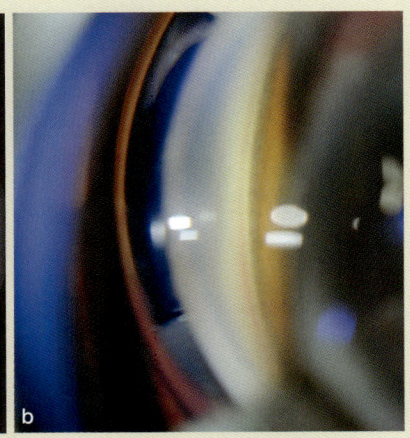

図5 虚血型網膜中心静脈閉塞症のFA所見
a：FA；広汎な無灌流領域を認め，虚血型と判定される．汎網膜光凝固を行う必要がある．
b：隅角新生血管；まだ，周辺部虹彩後癒着は生じていない．早急に汎網膜光凝固を行う必要がある．

疾患の理解

　網膜中心静脈閉塞症は網膜中心静脈が視神経乳頭の後方，眼球から出たあたりで循環障害を起こすことによって生じる．網膜中心静脈は最終的に1本になる前に，2本になっている人もあり，そのうちの1本が循環障害を起こせば半側網膜中心静脈閉塞症が発症する（図4）．網膜中心静脈閉塞症は高齢者に多くみられる病気である．高血圧・動脈硬化・糖尿病などが危険因子になるが，高齢者の場合には，これといった原因がない場合も多くみられる．また，網膜中心静脈閉塞症は若年者・壮年者でも生じることがあり，その場合には視神経乳頭の炎症や膠原病などが背景にある場合が多い．

　静脈の循環障害が生じると，静脈内圧が上昇し，静脈は拡張蛇行する．静脈・毛細血管からは血液成分が漏れ出し，特徴的な眼底出血を生じる．網膜の血管は網膜の浅層を通っているので，漏れ出た血液は神経線維層に流れ込み，特徴的な刷毛状の出血になる．しかし，時間が経過してくると，出血は網膜深

部に移動し，斑状の出血に変わってくる．また，障害された血管から血漿成分が漏れ出してくると黄斑浮腫・網膜剝離を生じる．障害された毛細血管が閉塞した場合，FAで無灌流領域として検出される(図5a)．網膜には十分な酸素・栄養が行きわたらず，虚血網膜からは血管新生因子が放出され，その結果，虹彩新生血管(図5b)，新生血管緑内障，硝子体出血を引き起こすことがある．

網膜中心静脈閉塞症では虚血型と非虚血型を区別することが重要である．鑑別にはFAが必須となる．造影検査で広い無灌流域がみられる虚血型の場合には，虹彩新生血管，新生血管緑内障を予防する目的で，汎網膜光凝固を行う．虚血型の場合，初診時視力は悪く，視力予後も悪い場合が多い．また，受診時にすでに新生血管緑内障を発症している場合には早急に汎網膜光凝固を行う．無灌流領域を伴っていない場合には光凝固は不要であるが，非虚血型から虚血型に移行することもある．

実際には視力低下の原因としては黄斑浮腫が多いが，黄斑浮腫に対する確立された治療法は存在しない．格子状光凝固，硝子体手術，bevacizumab硝子体注入，triamcinolone硝子体注入・後部Tenon囊下注入などが行われている．

■網膜中心静脈閉塞症に伴う眼底所見
網膜静脈の拡張蛇行，表層網膜出血，軟性白斑，乳頭浮腫，硬性白斑，漿液性網膜剝離，黄斑浮腫，硝子体出血

今後の管理

虹彩新生血管・新生血管緑内障は，網膜中心静脈閉塞症発症後数か月で生じることが多いため，発症早期には特に注意を要する．その後，発症のリスクは低下するが，時間がたって起こることもあるので経過観察は重要である．一眼に網膜循環疾患が生じた場合には，僚眼または同一眼の別の部位に年間数％の割合で網膜循環疾患が生じると報告されている．僚眼発症のリスクを少しでも減少させるため，必要があれば高血圧・糖尿病・脂質異常症のコントロールを内科に依頼する．

> Point　網膜中心静脈閉塞症と鑑別を要する疾患

- □ 網膜静脈分枝閉塞症
- □ 眼虚血症候群
- □ 糖尿病網膜症
- □ 網膜細動脈瘤
- □ 加齢黄斑変性

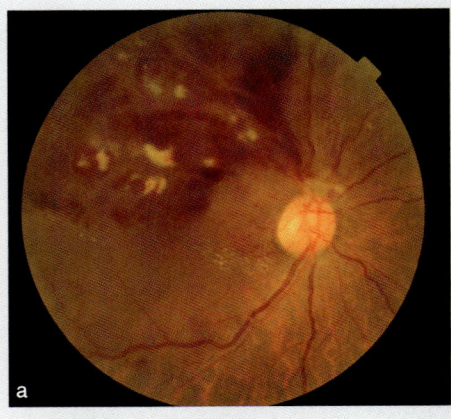

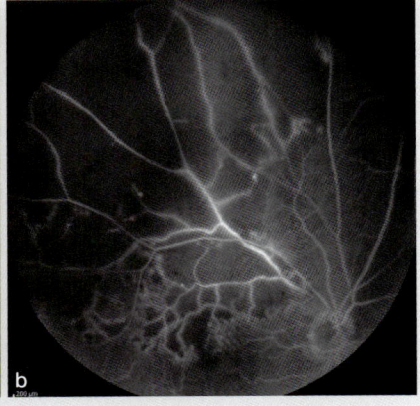

図6 網膜静脈分枝閉塞症
a：眼底写真；耳上側網膜に濃厚な網膜出血，多数の軟性白斑を認める．中心窩周囲には硬性白斑を伴っている．
b：FA所見；閉塞領域は無灌流領域となっている．無灌流領域に網膜レーザー光凝固を施行してもよい．

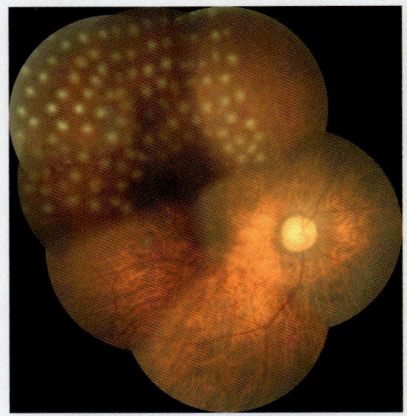

図7 網膜レーザー光凝固施行直後の眼底写真
図6と同じ症例．網膜新生血管，硝子体出血のリスクを低下させることができる．

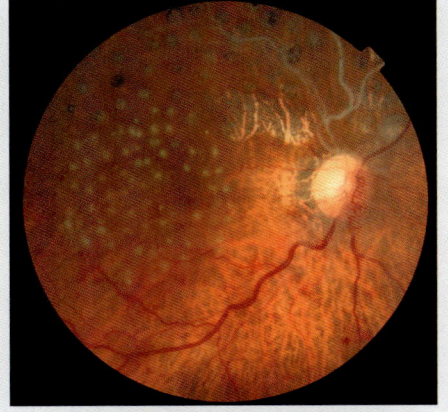

図8 黄斑浮腫に対する格子状光凝固直後の眼底写真
格子状光凝固は網膜静脈分枝閉塞症に伴う黄斑浮腫には有効性を示された治療である．

■ 網膜静脈分枝閉塞症

　網膜の主要な静脈の循環障害で起きるのが網膜静脈分枝閉塞症である．多くは網膜の動脈と静脈が交叉部や視神経乳頭の縁で循環障害を起こすことにより発症する．高齢者に生じ，高血圧・動脈硬化を背景にもっていることが多い．網膜中心静脈閉塞症と同様に閉塞静脈の灌流領域の静脈の拡張蛇行，刷毛状網膜出血，黄斑浮腫，網膜剝離，硬性白斑，軟性白斑を伴うことが多い（図6a）．

　黄斑浮腫が視力低下の要因であることが多い．障害が中心窩に及ばなければ視力は良好である．閉塞領域の虚血が強い場合には網膜新生血管，硝子体出血を生じることがあるが，虹彩新生血管，新生血管緑内障の発症は稀である．陳

旧性の病変では裂孔原性網膜剥離を生じることもある．

　FA で広い無灌流領域(図 6b)が確認される場合には，出血が吸収されたのちに無灌流領域に網膜レーザー光凝固を行うこともある(図 7)．陳旧性の網膜静脈に伴う黄斑浮腫に対しては，格子状光凝固が有効性を示された治療である(図 8)．格子状光凝固以外には，硝子体手術，bevacizumab(アバスチン)硝子体注入，triamcinolone(ケナコルト-A®)硝子体注入・後部 Tenon 囊下注入などが行われている．無灌流領域を伴っていない場合には光凝固は不要である．

まとめ

　本症例は，非虚血型網膜中心静脈閉塞症で，黄斑浮腫に bevacizumab(アバスチン)硝子体注入が著効した．

Memo

Bevacizumab 硝子体注入

　血管内皮増殖因子(VEGF)のヒト化モノクローナル抗体である bevacizumab(アバスチン)は治癒切除不能な進行・再発の結腸・直腸癌の保険適応となっている．眼科領域では適応外治療として，黄斑浮腫・加齢黄斑変性などの脈絡膜新生血管，新生血管緑内障，増殖性糖尿病網膜症などに比較的広く用いられている．1.25 mg (0.05 mL)の bevacizumab を硝子体注入として使用することが多い．網膜静脈分枝閉塞症，網膜中心静脈閉塞症に伴う黄斑浮腫に対しては即効性があり，治療効果は高い．ただし，1〜3 か月程度で再発することが多く，繰り返し注入する必要がある症例が多い．

■ 参考文献

網膜中心静脈閉塞症の自然経過について報告した論文
- The Central Vein Occlusion Study Group. Natural history and clinical management of central retinal vein occlusion. *Arch Ophthalmol.* 1997 ; 115 : 486-491.

網膜中心静脈閉塞症に伴う黄斑浮腫に対する bevacizumab の有効性について報告した論文
- Rosenfeld PJ, Fung AE, Puliafito CA. Optical coherence tomography findings after an intravitreal injection of bevacizumab (Avastin®) for macular edema from central retinal vein occlusion. *Ophthalmic Surg Lasers Imaging.* 2005 ; 36 : 336-339.

網膜中心静脈閉塞症に対する格子状光凝固の有効性について報告した論文
- The Central Vein Occlusion Study Group. Evaluation of grid pattern photocoagulation for macular edema in central vein occlusion. *Ophthalmology.* 1995 ; 102 : 1425-1433.

虚血型網膜中心静脈閉塞症に対する汎網膜光凝固の有効性について報告した論文
- The Central Vein Occlusion Study Group. A randomized clinical trial of early panretinal photocoagulation for ischemic central vein occlusion. *Ophthalmology.* 1995 ; 102 : 1434-1444.

網膜静脈分枝閉塞症に対する格子状光凝固の有効性を報告した論文
- The Branch Vein Occlusion Study Group. Argon laser photocoagulation for macular edema in branch vein occlusion. *Am J Ophthalmol.* 1984 ; 98 : 271-282.

網膜静脈分枝閉塞症に対する網膜光凝固の有効性について報告した論文
- Branch Vein Occlusion Study Group. Argon laser scatter photocoagulation for prevention of neovascularization and vitreous hemorrhage in branch vein occlusion. A randomized clinical trial. *Arch Ophthalmol.* 1986 ; 104 : 34-41.

網膜静脈閉塞症の視力予後について報告した論文
- Glacet-Bernard A, Coscas G, Chabanel A, et al. Prognostic factors for retinal vein occlusion : a prospective study of 175 cases. *Ophthalmology.* 1996 ; 103 : 551-560.

網膜静脈閉塞症のリスクファクターについて報告した論文
- The Eye Disease Case-Control Study Group. Risk factors for central retinal vein occlusion. *Arch Ophthalmol.* 1996 ; 114 : 545-554.
- The Eye Disease Case-Control Study Group. Risk factors for branch retinal vein occlusion. *Am J Ophthalmol.* 1993 ; 116 : 286-296.

症例 19

血管を伴う増殖膜

28歳，女性．
主訴：右眼視力低下

幼少時より1型糖尿病を指摘されている．このため，糖尿病内科にてインスリン治療中である．8年前の初診時視力は右眼 0.7（1.2），左眼 0.5（1.5）であった．経過観察中に蛍光眼底造影撮影にて増殖糖尿病網膜症と診断を受け，当科にて3年前に汎網膜レーザー光凝固を受けた．3か月前より糖尿病コントロールが悪化し，1か月前から右眼視力低下を自覚して来院した．

眼所見

- 視力
  右眼　0.4（0.8×−1.5D）
  左眼　0.5（1.5×−1.75D ＝ cyl−0.5D Ax90°）
- 眼圧
  右　14 mmHg，左　16 mmHg
- 眼底所見

受診の半年前の眼底写真を図1に供覧する．顕著な増殖はみられない．図2は今回受診時の眼底写真である．網膜新生血管の進展，増殖膜の増加，網膜前出血を認める．

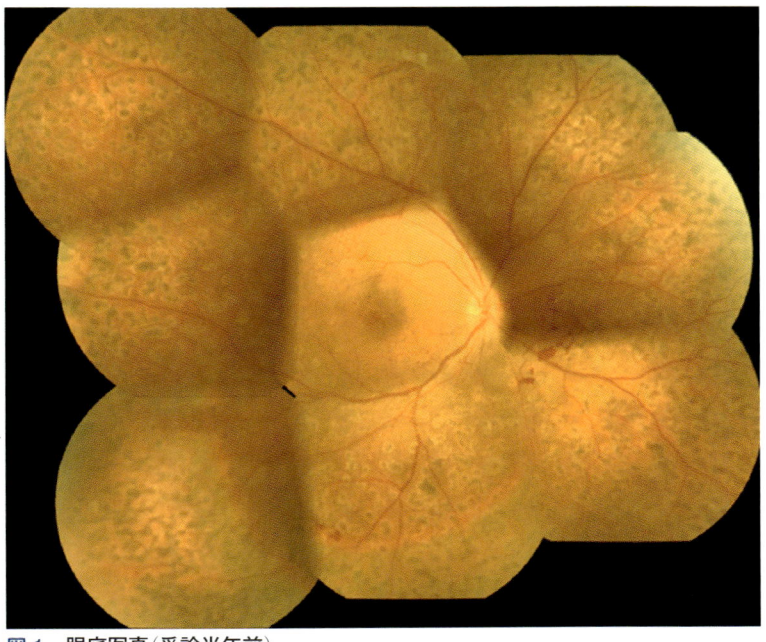

図1　眼底写真（受診半年前）
汎網膜光凝固術による瘢痕が認められる．増殖変化は目立たない．

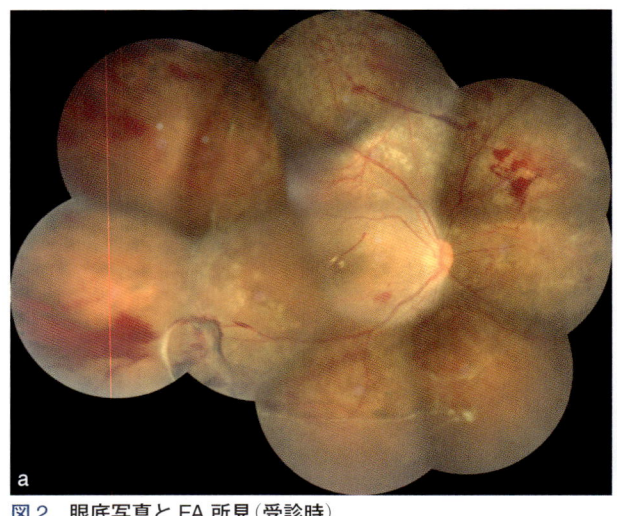

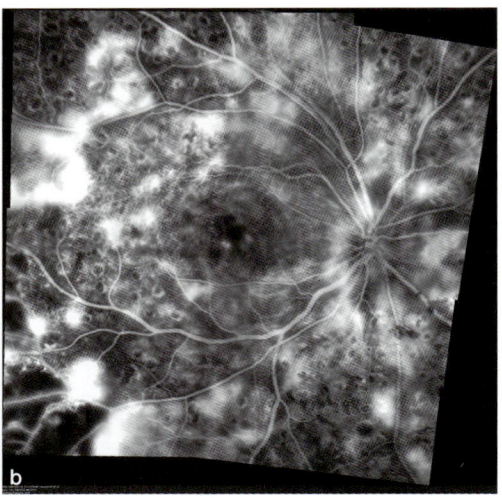

図2　眼底写真とFA所見（受診時）
a：眼底写真；視神経乳頭鼻上側，黄斑耳上側，耳下側に増殖性変化を認める．
b：FA所見；黄斑耳側に網膜新生血管を認める．耳下側は無灌流領域となっている．

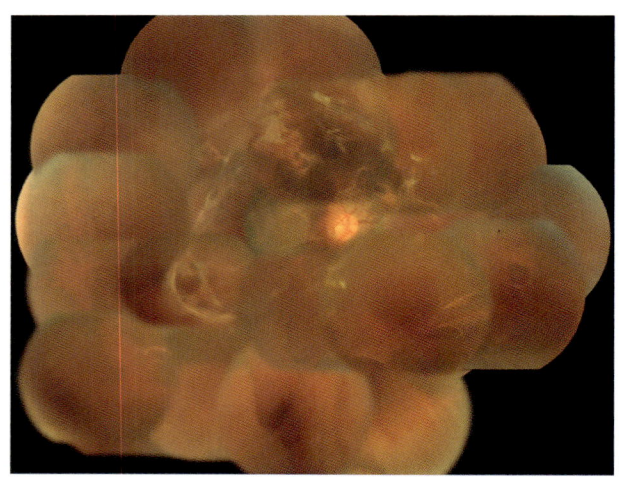

図3　眼底写真（受診1週間後）
増殖性変化が増悪し，硝子体出血を伴っている．

全身検査所見	■ 血液検査
	CBC：正常，HbA1c 8.5％，血清血糖 205 mg/dL，Cr 1.0 mg/dL，尿酸 11.0 mg/dL

症例の要約	急激に糖尿病網膜症が進行した1型糖尿病若年患者

経過	1週間後にはさらに網膜前出血，硝子体出血が増加し（図3），右眼視力は眼前手動弁に低下した．2週間経過を見ても軽快せず，後部硝子体剥離も全く認められないため，手術に踏み切った．

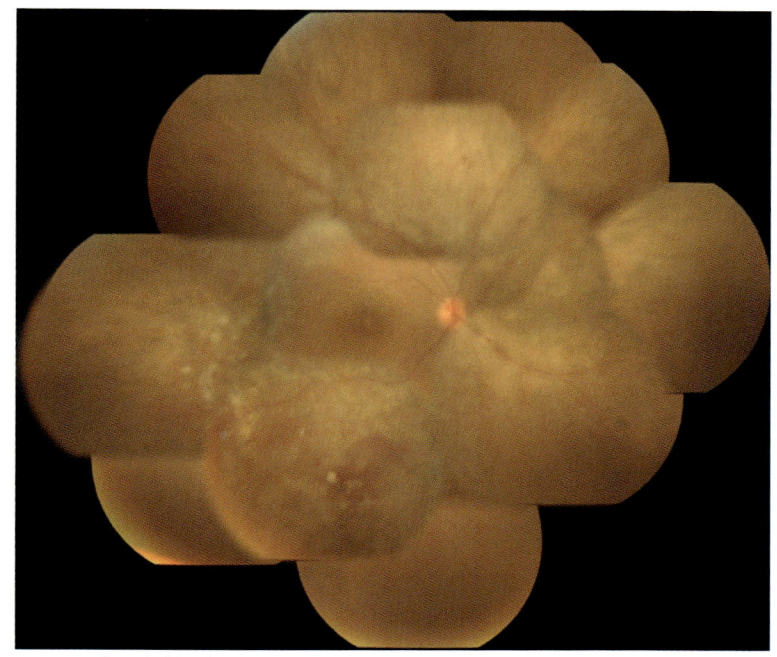

図4　眼底写真（術後）
増殖膜は処理されている．黄斑部はきれいで，よい視力が期待できる．

| 治療 | 　水晶体乳化吸引術＋眼内レンズ挿入術＋硝子体手術を施行した．術中，網膜周辺部までレーザー光凝固を行った．術後再出血は認めず，術後1か月には右眼矯正視力1.2を得た（図4）．|

疾患の理解

■糖尿病網膜症の病態

　持続する高血糖により引き起こされる代謝異常によって，血管壁を構成する血管内皮細胞，周皮細胞の障害が生じて網膜毛細血管障害が起こる．このように生じた網膜血管障害，血液凝固系や線溶系の異常により網膜血管閉塞が起こり，網膜虚血，低酸素状態が生じる．臨床的にも網膜毛細血管閉塞領域の拡大と網膜血管新生は有意な関連性が認められている．虚血に陥った網膜から分泌される血管内皮増殖因子（VEGF）が，血管新生に非常に重要な働きをしていることが明らかになっている．

■糖尿病網膜症の病期分類

　糖尿病網膜症の眼底所見は，単純糖尿病網膜症 simple diabetic retinopathy，増殖前糖尿病網膜症 preproliferative diabetic retinopathy，増殖糖尿病網膜症 proliferative diabetic retinopathy の3つの病期に分けて考えられる．これらの病期を判定するにはFAが必須である．

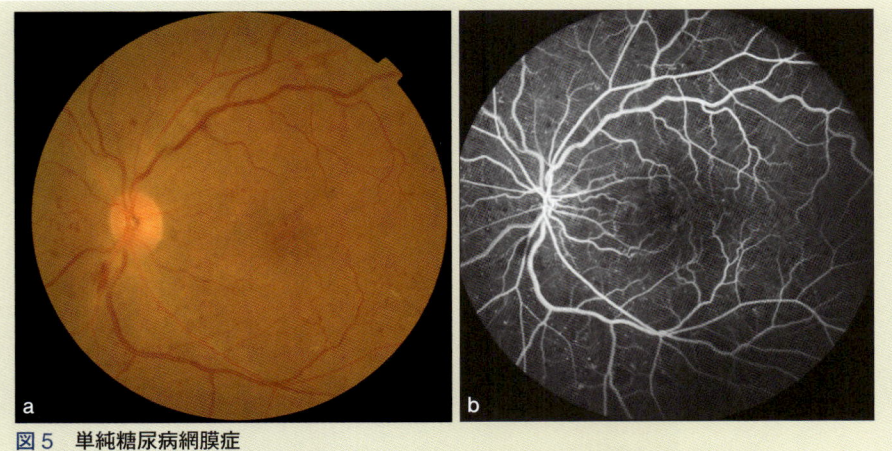

図 5　単純糖尿病網膜症
a：視神経乳頭鼻側に小さな出血を認める．b：FA；黄斑部に毛細血管瘤を認める．

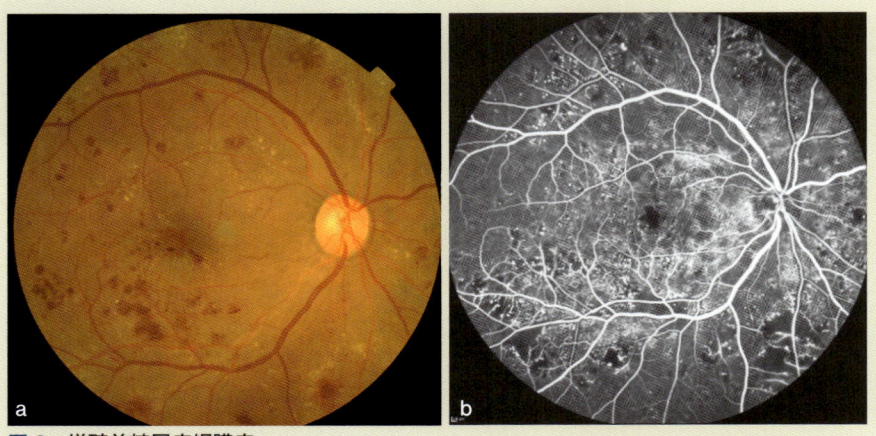

図 6　増殖前糖尿病網膜症
血管アーケード外に無灌流領域が出現している．

1. 単純糖尿病網膜症（図 5）

　糖尿病発症後，約 10 年経過したころより網膜点状出血，染み状出血，血液中に含まれる糖蛋白質やリポ蛋白質・脂質などが網膜内に沈着した硬性白斑を認めるようになる．さらに網膜毛細血管瘤や血管の透過性亢進に伴う網膜浮腫，局所的な網膜循環の障害により神経線維層に浮腫を生じてできる軟性白斑などを目にするようになる．この時期の治療法としては血糖値や HbA1c のコントロールに努めることである．

2. 増殖前糖尿病網膜症（図 6）

　網膜毛細血管閉塞領域の著しい拡大に伴い軟性白斑の増加，網膜静脈の口径不同，ループ形成，intraretinal microvascular abnormarity（IRMA）とよばれる網膜内細小血管異常がみられるようになる．部分的レーザー光凝固や汎網膜レーザー光凝固を行う．

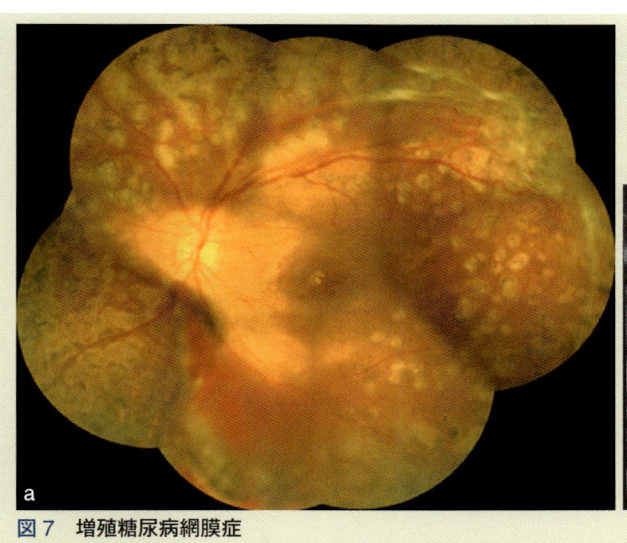

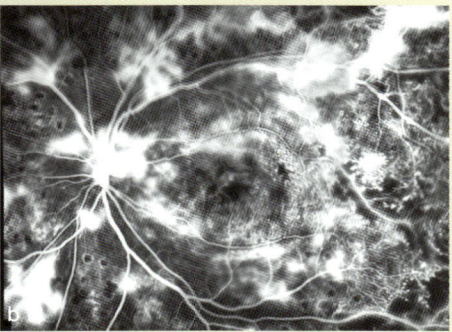

図7 増殖糖尿病網膜症
a：眼底写真；アーケード血管を取り囲むように増殖膜が形成されていることがわかる.
b：FA；黄斑耳下側に網膜無血管領域が存在している. また, 広汎な蛍光色素漏出が認められ, 網膜新生血管の存在がわかる. ただちに汎網膜レーザー光凝固の追加が必要である.

3. 増殖糖尿病網膜症（図7）

無血管領域の周辺に新生血管が出現するとともに網膜前増殖膜, 網膜硝子体増殖膜が形成されていく. これらの増殖膜が網膜に牽引力を及ぼし, 硝子体出血や牽引性網膜剥離の原因となり重篤な視力障害を生じる. 虹彩や隅角にも新生血管の形成が進むと, 新生血管緑内障の原因となり, 失明の危機が訪れる.

今後の管理　定期的に蛍光眼底造影検査を行い, 網膜新生血管の進展, 網膜無灌流領域の変化をモニタリングする.

> Point　糖尿病網膜症の治療

■レーザー光凝固

糖尿病網膜症に対するレーザー光凝固の目的には, 網膜浮腫の改善, 増殖網膜症への進展の阻止があげられる. レーザー光凝固の対象となる病変は網膜血管透過性亢進部位, 網膜毛細血管閉塞領域である. 奏効機序は必ずしも明らかではないが, 網膜毛細血管閉塞領域を凝固し血管新生促進因子の産生を抑制すること, 脈絡膜から網膜への酸素供給を増加させること, 網膜色素上皮を凝固して再生した細胞により血管網膜柵機能の回復を行うことなどが考えられている.

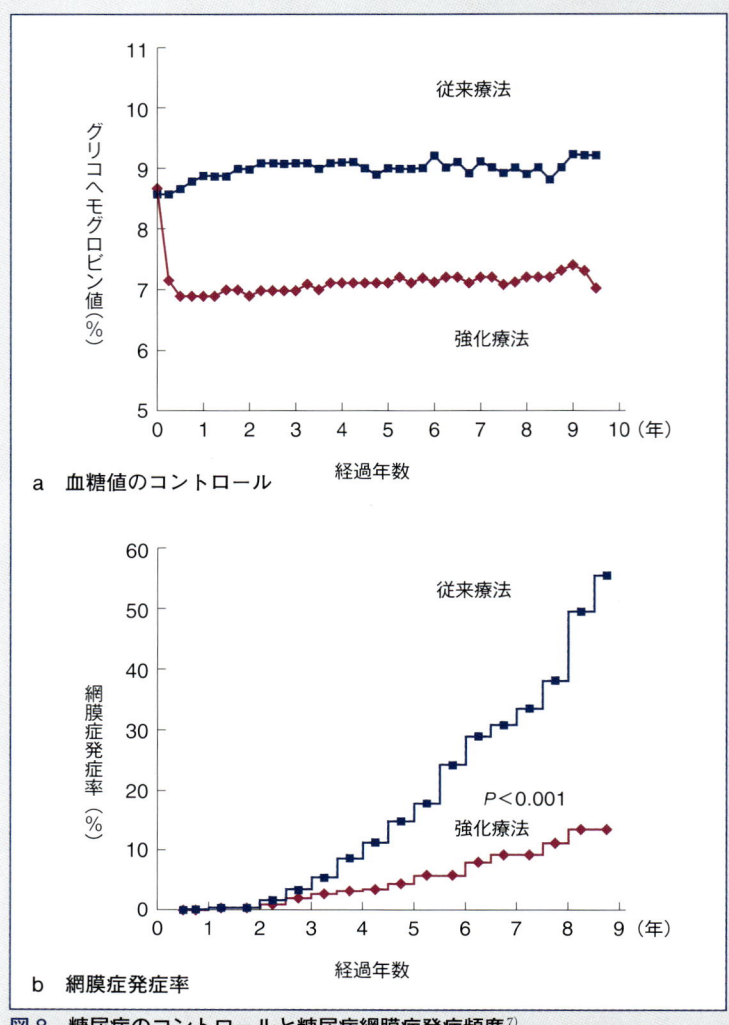

図8 糖尿病のコントロールと糖尿病網膜症発症頻度[7]
a：強化療法群では従来療法群よりもグリコヘモグロビン値が低い
b：強化療法群では従来療法群よりも網膜症の発症率が低い．

(つづく)

■硝子体手術

硝子体手術の適応には，吸収しない硝子体出血，黄斑部を覆う網膜前出血，黄斑部に及ぶ，あるいは及びつつある牽引性網膜剥離，虹彩新生血管，黄斑浮腫などがある．増殖膜内に多数の新生血管が含まれている症例の場合，硝子体手術前に bevacizumab を硝子体注入しておけば新生血管が退縮し，術中の出血が減少することによって手術時間を短縮できるという報告がなされている．

■血糖コントロール

血糖コントロールを厳密に行うことが糖尿病網膜症の進展を有意に抑制することが，多数報告されている．米国で行われた多施設研究である Diabetes

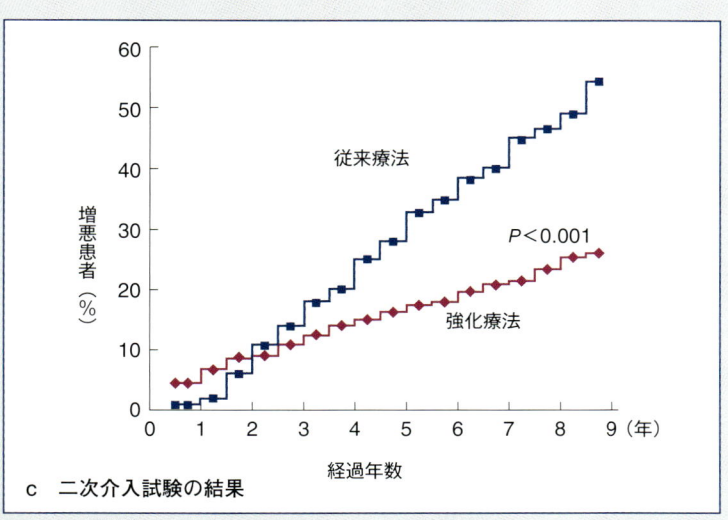

図8 つづき[7]

c：いったん網膜症が発症した患者の増悪率；強化療法群では治療初期に網膜症増悪率が従来療法群よりも高いが，治療後2年で逆転現象が起こり，強化療法群で増悪率が低くなる．

Control and Complications Trial (DCCT) によると，1型糖尿病においてインスリンの投与を1日3回以上行うことにより従来の1日1～2回のインスリン投与法に比べて HbA1c の値が有意に低下することがわかった（図8a）[7]．その結果，9年間の経過をみると網膜症発症率は低下し（図8b）[7]，二次介入研究にても抑制された．（図8c）[7]．

まとめ

本症例は増殖糖尿病網膜症の急激な進展による網膜前出血・硝子体出血によって，高度な視力低下をきたしたケースである．後部硝子体剥離がすでに生じている症例では出血の吸収を待ってもよいが，本症例のように全く後部硝子体剥離が起こっていない場合は，早期に手術に踏み切ったほうがよい場合もある．

Memo 1 糖尿病網膜症国際分類

わかりやすく，広く使用される糖尿病網膜症の分類があれば，大変便利である．わが国では「福田分類」が比較的広く使用されているが，この分類は国際的に通用するものではない．2002年に American Academy of Ophthalmology から糖尿病網膜症を5段階に分類する International clinical diabetic retinopathy disease severity scale（国際分類）が発表された．今後盛んになるであろうコホート研究を考えたとき，この国際分類を使用していくことが一般的になると考える．

国際分類では，糖尿病網膜症を5段階に分類している（表1）[8]．

表1 糖尿病網膜症の国際分類[8]

重症度	散瞳検査での所見
No apparent retinopathy	異常所見を認めない
Mild non-proliferative diabetic retinopathy	毛細血管瘤のみ
Moderate non-proliferative diabetic retinopathy	毛細血管瘤以外の所見があるが，severe non-proliferative retinopathy の条件を満たさない
Severe non-proliferative retinopathy	以下のいずれかを認める ●眼底4象限のいずれにも20個以上の網膜内出血 ●眼底2象限以上で明らかな数珠状静脈 ●眼底1象限以上で著明な網膜内細小血管異常 増殖性変化を認めない
Proliferative diabetic retinopathy	以下の1つまたは2つを認める ●新生血管 ●硝子体出血

Memo 2 汎網膜レーザー光凝固後の黄斑浮腫とその対策

汎網膜レーザー光凝固後に黄斑浮腫が生じ，視力が低下してしまう症例がある．光凝固後には，網膜周辺部の血流量は減少するが，レーザーを行っていないアーケード血管内の血流が増加することがこの現象の1つの理由と考えられている．また，レーザー凝固により眼内に炎症機序が働き，血管の透過性が亢進することも考えられる．

黄斑浮腫がすでに存在している症例に汎網膜レーザー光凝固を行う場合には，あらかじめ黄斑局所凝固を施行したのちに汎網膜レーザー光凝固を行うことが有効であることが Early Treatment Diabetic Retinopathy Study（ETDRS）の研究で示されている．Shimura らも汎網膜レーザー光凝固前，傍中心窩に 300μm 以上の網膜浮腫が存在する場合には，術後の視力予後が黄斑浮腫の出現のために不良であると報告している．

われわれは両眼に汎網膜レーザー光凝固を必要とする糖尿病網膜症症例41例82眼に対して，無作為に抽出した片眼にあらかじめ triamcinolone（ケナコルト-A®）を後部 Tenon 嚢下に注入，僚眼には注入せずにして汎網膜レーザー光凝固を行い，半年後の視力と黄斑部網膜厚を比較したところ，triamcinolone をあらかじめ注入した眼のほうが有意に視力良好で，黄斑部網膜厚も薄く，眼圧上昇も認めなかったことを見出した．汎網膜レーザー光凝固術前に triamcinolone の後部 Tenon 嚢下注射をしておくことは1つの方策であろう．

Memo 3

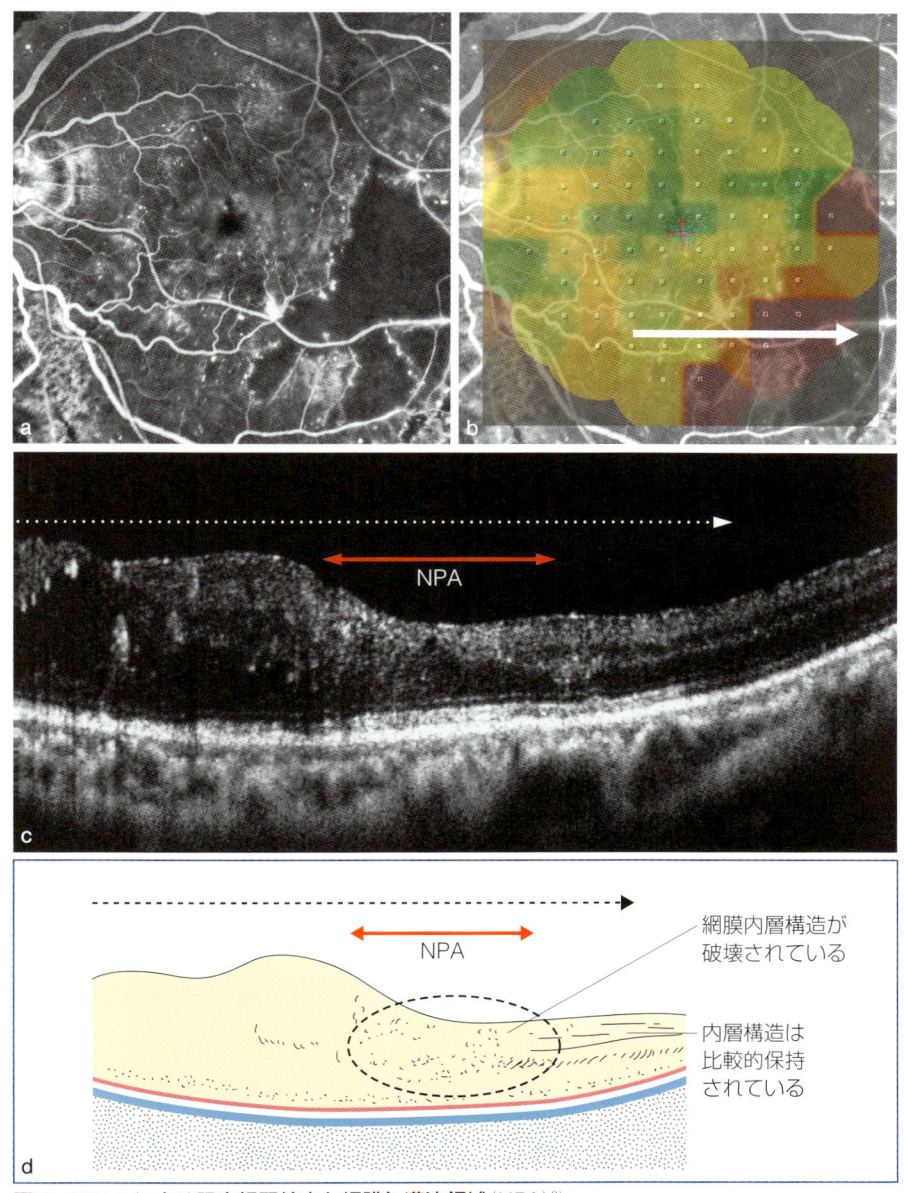

図9 MP-1による眼底視野検査と網膜無灌流領域（NPA）[9]
a：FA；黄斑耳側に網膜無灌流領域が認められる．
b：MP-1による網膜感度測定；NPAでは視感度が著明に低下している．
c：NPAのOCT；点線は，bの白矢印部位に相当する．実線で示すNPAでは網膜内層の構造が認められない．
d：cのシェーマ

新しい検査機器

1．マイクロペリメータ（MP-1）

　増殖糖尿病網膜症の症例で網膜無灌流領域が黄斑部まで徐々に広がってくることを，日常診療においてときどき経験する．MP-1は検査中の眼球の動きを追尾する機能を備

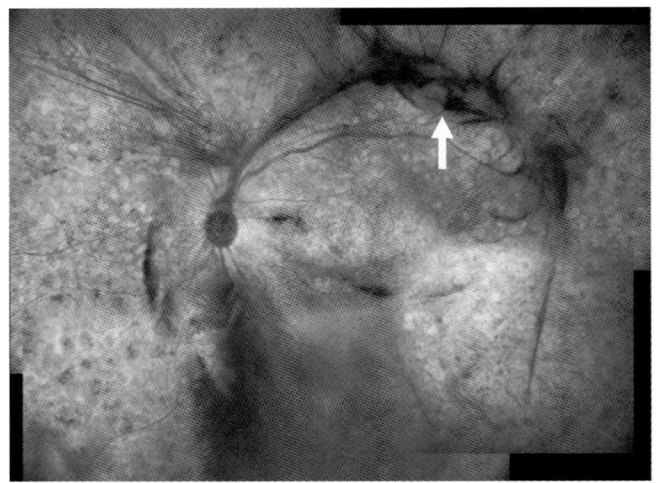

図 10 共焦点走査型レーザー検眼鏡による増殖膜の観察
走査型レーザー検眼鏡を用いることにより，増殖糖尿病網膜症における増殖膜内の血管が鮮明に観察できる．主要網膜静脈周辺の増殖膜による網膜の牽引と，下方には硝子体出血を認める．増殖膜に内包される血管がはっきりとわかる（矢印）．

えているので，網膜特定領域の感度を経時的に記録・比較検討することができる．網膜無灌流領域では図9のように，網膜感度が著しく低下している[9]．

この視感度低下に対応するように，網膜内層構造の消失がOCT検査で検出される．OCT検査により，網膜無灌流領域を検出できる可能性がある．

2．共焦点走査型レーザー検眼鏡

走査型レーザー検眼鏡を用いることにより，増殖糖尿病網膜症における増殖膜内の血管が鮮明に観察できる（図10）．

■ 参考文献

厳格な血糖コントロールが糖尿病網膜症の発症・進展を抑制することを示した研究
- The Diabetes Control and Complications Trial Research Group. The effect of intensive treatment of diabetes on the development and progression of long-term complications in insulin-dependent diabetes mellitus. *N Engl J Med*. 1993 ; 329 : 977-986.
- The Diabetic Retinopathy Study Research Group. Indication for photocoagulation treatment of diabetic retinopathy : DRS report no 14. *Int Ophthalmol*. 1987 ; 27 : 239-253.

糖尿病網膜症に対するレーザー治療の有効性について初めて報告された論文
- Wetzig PC, Worlton JT. Treatment of Diabetic Retinopathy by Light-Coagulation : a Preliminary Study. *Br J Ophthalmol*. 1963 ; 47 : 539-541.

視力が良好であっても CSME が存在すればレーザー治療を行ったほうが予後がよいことを報告した論文
- Early Treatment Diabetic Retinopathy Study Research Group. Photocoagulation for diabetic macular edema : early treatment diabetic retinopathy study report number 1. *Arch Ophthalmol*. 1985 ; 103 : 1796-1806.

PRP 前に,傍中心窩に 300μm 以上の網膜浮腫が存在する場合には,術後の視力予後が黄斑浮腫の出現のために不良であると報告した論文
- Shimura M, Yasuda K, Nakazawa T, et al. Visual dysfunction after panretinal photocoagulation in patients with severe diabetic retinopathy and good vision. *Am J Ophthalmol*. 2005 ; 140 : 8-15.

PRP 前に triamcinolone の Tenon 囊下注射をすることで黄斑浮腫による視力低下を予防できることを示した randomized study
- Unoki N, Nishijima K, Kita M, et al. Randomized controlled trial of posterior sub-Tenon triamcinolone as adjunct to panretinal photocoagulation for treatment of diabetic retinopathy. *Br J Ophthalmol*. 2009 ; 93 : 765-770.

PRP 後に黄斑浮腫が出現することを初めて報告した論文
- Meyers SM. Macular edema after scatter laser photocoagulation for proliferative diabetic retinopathy. *Am J Ophthalmol*. 1980 ; 90 : 210-216.

増殖糖尿病網膜症の症例に bevacizumab を硝子体注入した初めての報告
- Spaide RF, Fisher YL. Intravitreal bevacizumab (Avastin®) treatment of proliferative diabetic retinopathy complicated by vitreous hemorrhage. *Retina*. 2006 ; 26 : 275-278.

網膜無灌流領域の感度低下と網膜構造の破壊を関連づけた論文
- Unoki N, Nishijima K, Sakamoto A, et al. Retinal sensitivity loss and structural disturbance in area of capillary nonperfusion of eyes with diabetic retinopathy. *Am J Ophthalmol*. 2007 ; 144 : 755-760.

症例20 若年者の網膜剝離

21歳，女性．
主訴：自覚症状なし．
コンタクトレンズ処方希望で近医受診し，右眼網膜剝離を指摘され，当院紹介となった．

初診時所見

- **視力**
  右眼　0.06(1.0×−7.0D ＝ cyl−0.75D Ax170°)
  左眼　0.05(1.0×−7.5D ＝ cyl−0.5D Ax30°)
- **眼圧**
  右　14 mmHg，左　14 mmHg
- **眼科所見**
  両眼とも前眼部・中間透光体に異常は認めない．
  右眼下方にアーケード血管を越えて広がる扁平な網膜剝離を認める．耳下側の網膜格子状変性内で6時30分の方向に萎縮円孔を認める(図1)．黄斑は剝離していない．

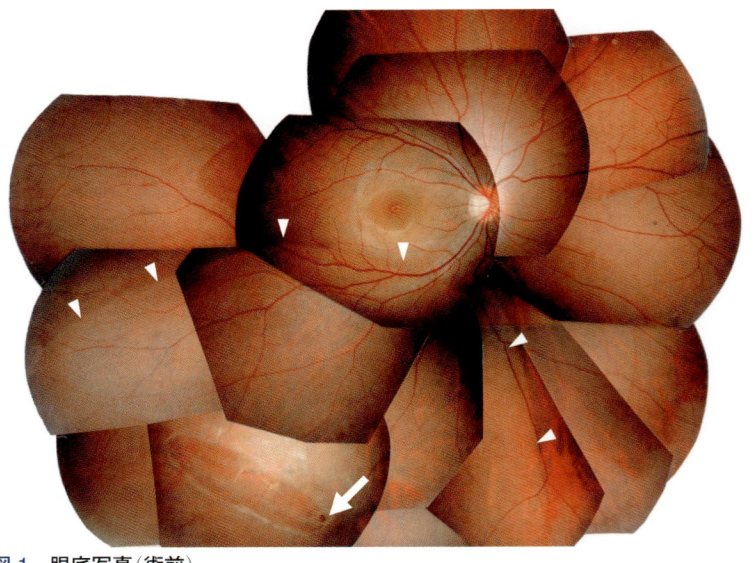

図1　眼底写真(術前)
右眼下方にアーケード血管を越えて広がる扁平な網膜剝離(矢頭)を認める．
耳下側の網膜格子状変性内で6時30分の方向に萎縮円孔を認める(矢印)．

| 症例の要約 | 萎縮円孔による網膜剥離が，コンタクトレンズ処方でたまたま見つかった若年女性 |

| 診断・治療 | 中等度近視に伴う網膜格子状変性巣内の萎縮円孔による裂孔原性網膜剥離と診断し，初診から1週間後に強膜バックリング手術(図2)を施行した． |

強膜バックリング
1) 強膜からの裂孔閉鎖(網膜冷凍凝固・ジアテルミー凝固).
2) バックル縫着による強膜内陥.
3) 強膜からの網膜下液排出.

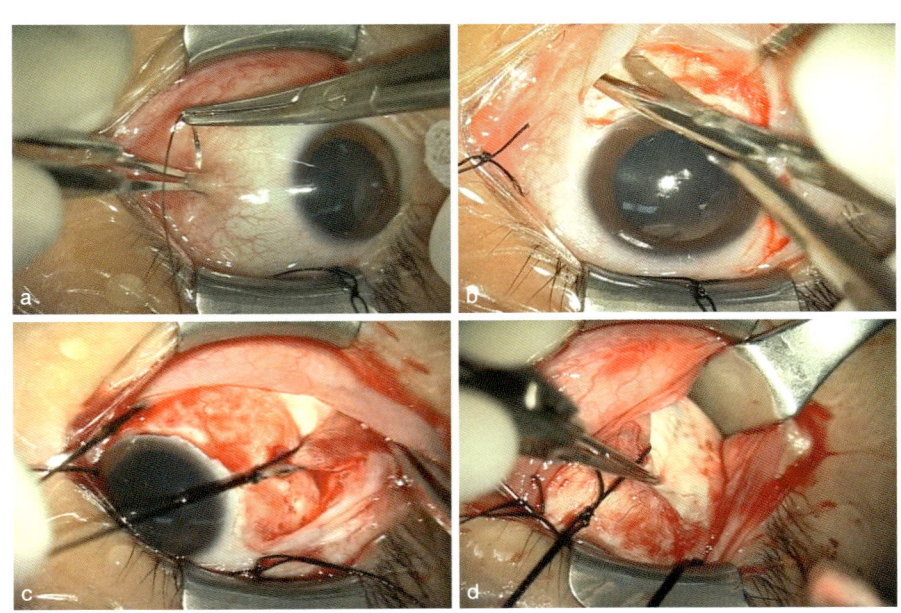

図2 術中所見
a：上直筋と内直筋の筋付着部に結膜上から制御糸をかける．
b：5〜10時までの結膜を切開する．
c：外直筋と下直筋を露出して，制御糸をかける．
d：円孔周囲と格子状変性部を強膜上からジアテルミー凝固する．

(つづく)

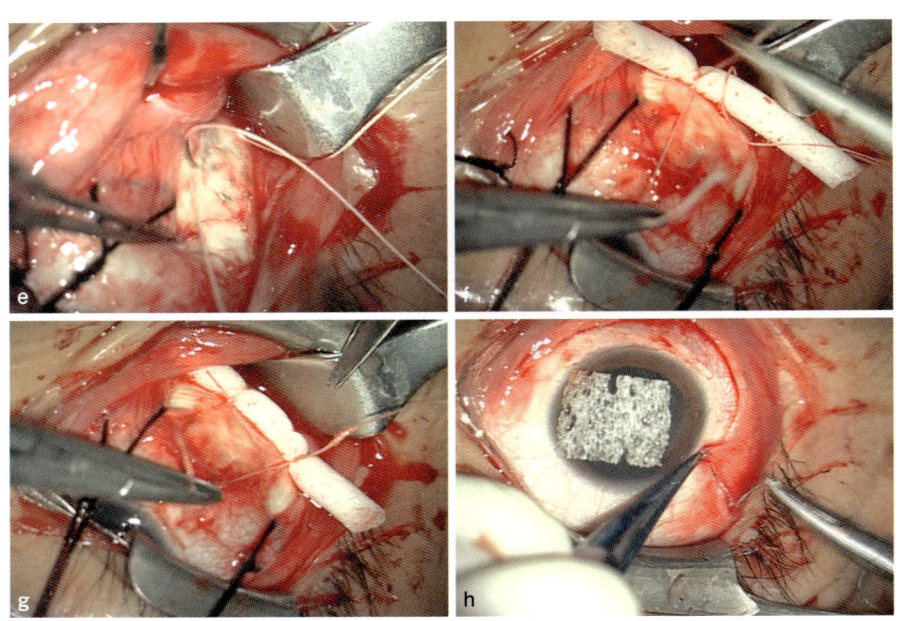

図 2　術中所見(つづき)
- e：5-0 ダクロンを用いて後極側の凝固部から 2 mm の部位と周辺部の凝固部にマットレス縫合を置く．
- f：#506 楕円スポンジを糸に通し，仮結紮する．倒像鏡で眼底を観察して，萎縮円孔と格子状変性部がバックル上にあることを確認する．
- g：マットレス縫合を本結紮する．
- h：結膜縫合をする．

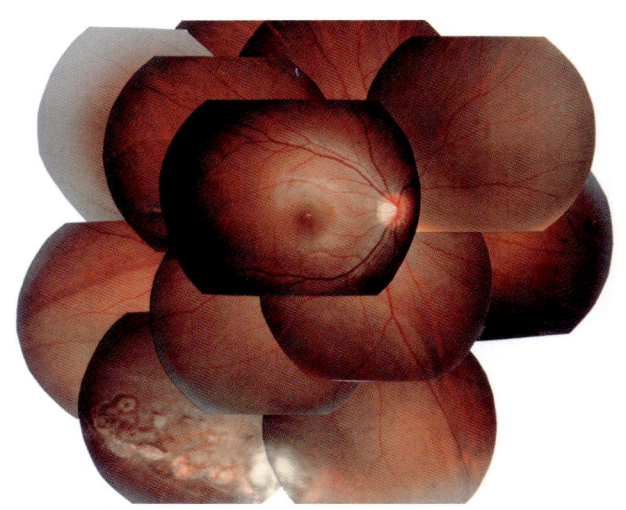

図 3　眼底写真(術後 2 週間)
萎縮円孔および格子状変性部位はバックル上に乗っており，ジアテルミー凝固斑も瘢痕化している．網膜下液は残存している．

経過

　萎縮円孔および格子状変性部位はバックル上に乗っており，ジアテルミー凝固斑も瘢痕化している(図 3)．バックルより後極側にわずかに網膜下液が残存していたが，徐々に吸収し，3 か月後には完全に復位した．

| 疾患の理解 | 若年者の網膜剥離の場合，格子状変性巣内の萎縮円孔が原因で発症するものがほとんどである．原因裂孔は耳下側にもっとも多く，次いで耳上側である．網膜剥離は一般的には扁平で，網膜の菲薄化，網膜下索状物，色素分界線などの陳旧所見が認められることが多い．

一般的には，進行が緩徐であるために自覚症状が出にくい．網膜剥離が黄斑部に及んで初めて視力低下や変視症を自覚することが多い．

治療は原則としては強膜バックリングである．若年者の場合，網膜下索状物が存在してもほとんどの症例が強膜バックリングで対処可能である．網膜下液が多量である場合や黄斑剥離をしている症例では，できるだけ網膜下液を排液したほうがよい．それ以外の症例では積極的に排液しなくてもよい．ただし若年者の場合，網膜下液は非常に粘稠で吸収するのにはかなり時間がかかる．

| 今後の管理 | 術眼，僚眼ともに定期的な眼底の経過観察が必要である．再剥離だけでなく，黄斑パッカー形成，バックルによる眼球運動障害，バックル感染などにも注意が必要である．一般にこのような網膜剥離を発症する患者は近視眼であることが多く，僚眼に格子状変性などの変性巣をもつ患者も多い．網膜剥離が落ち着いてからも年に1，2回の外来経過観察を行うのが一般的であろう．

> **Point** 網膜剥離における眼底検査のポイント

網膜剥離における眼底検査のポイントを以下に示す．

□ 裂孔の深さ・大きさ・位置
□ 剥離の丈
□ 硝子体の状態
□ 増殖変化の有無
□ 他に裂孔はないか
□ 周辺の血管異常はないか
□ 毛様体上皮剥離はないか

| まとめ | 若年者の網膜剥離(☞175頁)はゆっくりと進行し，自覚症状が少ないのが特徴である．原因のほとんどが網膜格子状変性巣内の萎縮円孔によるものである．治療は基本的に強膜バックリングで，初回復位率はきわめて高く，治癒率の高い疾患の1つである．

| 参考文献 | 網膜剥離の祖と称されるGoninの論文
- Gonin J : The treatment of detached retina by scaring the retinal tears. *Arch Ophthalmol.* 1930 ; 4 : 621-625.

症例21

高齢者の網膜剥離

60歳，女性．
主訴：右眼下方視野欠損
10日前から右眼に飛蚊症と光視症を自覚していたが，2日前から下方が見えにくくなった．近医受診し，右眼裂孔原性網膜剥離を指摘され，当院に紹介となった．

初診時所見

- **視力**
  右眼　0.06（1.0× −3.0D ＝ cyl−1.0D Ax170°）
  左眼　0.05（0.9× −3.5D ＝ cyl−2.5D Ax20°）
- **眼圧**
  右　18 mmHg，左　18 mmHg
- **眼科所見**
  両眼水晶体に軽度核硬化を認める．右眼の耳上側に胞状の網膜剥離を認め，血管アーケードを越え，黄斑近くまで広がっている．格子状変性部の後縁で10時と11時30分の方向に弁状裂孔を認める（図1）．

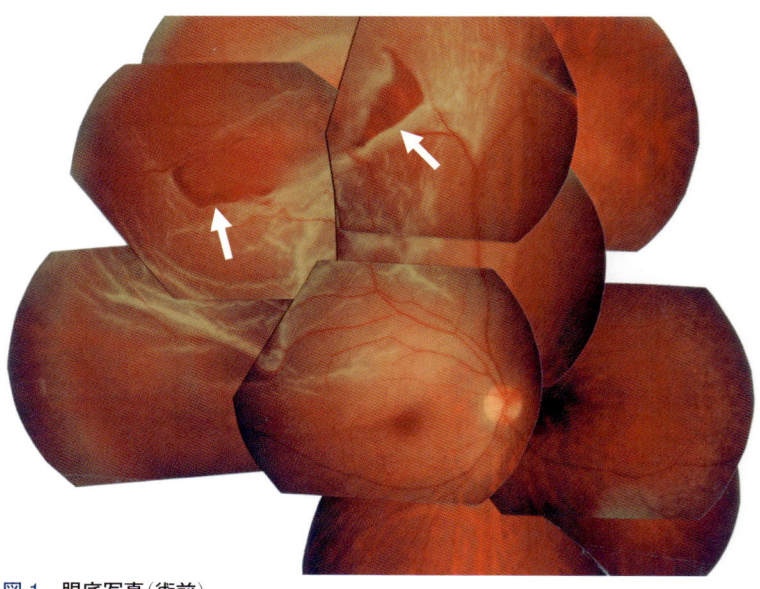

図1　眼底写真（術前）
右眼の耳上側に格子状変性部の弁状裂孔による胞状網膜剥離を認める（矢印）．

| 症例の要約 | 飛蚊症と光視症に引き続き視野欠損を発症した高齢女性 |

| 診断・治療 | 　　後部硝子体剥離に伴う裂孔原性網膜剥離と診断．黄斑保護のため，安静を指示し，緊急入院のうえ，翌日，水晶体切除併用，ワイドビューシステム（BIOM®）を用いた25ゲージ小切開硝子体手術を行った（図2）． |

硝子体手術の手順
1) 硝子体切除
2) 液空気置換
3) 眼内レーザーによる裂孔閉鎖

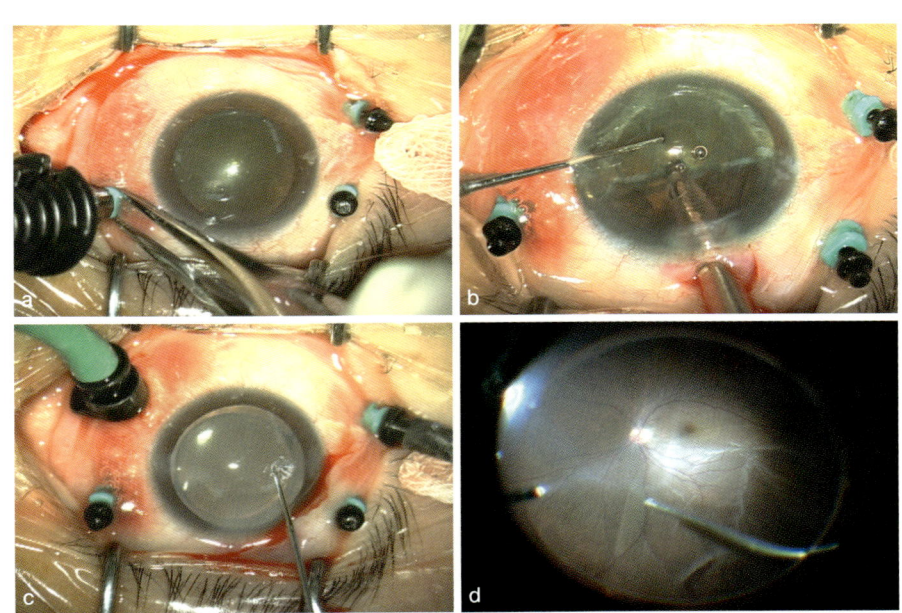

図2　術中所見
a：マイクロカニューレを設置する．
b：白内障手術（超音波水晶体乳化吸引術＋眼内レンズ挿入術）を行う．
c：シャンデリア照明を設置する．
d：BIOM®で眼底を観察しながらカッターで硝子体切除を行う．

（つづく）

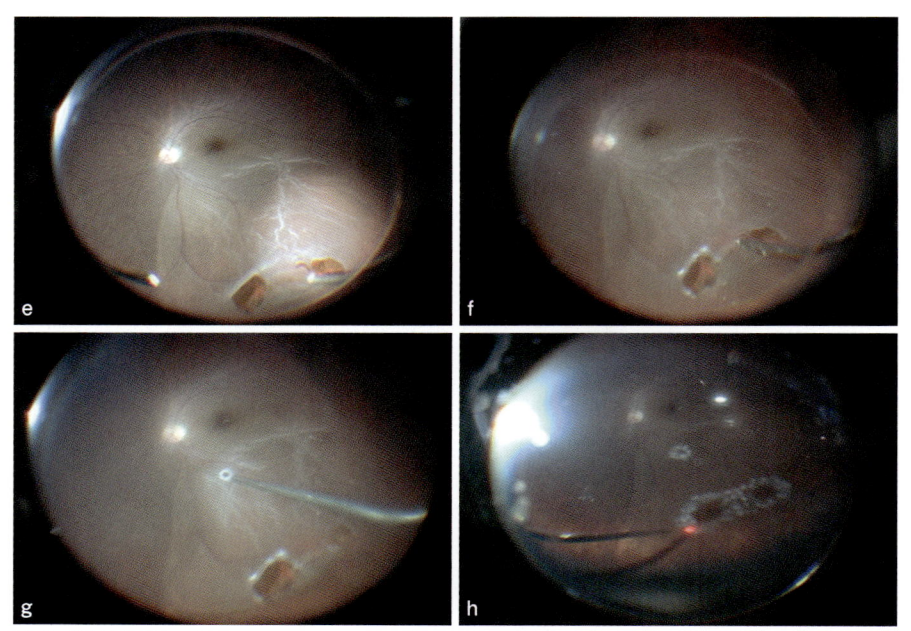

図2 術中所見(つづき)
e：裂孔に付着する硝子体ゲルを切除して，硝子体による牽引をできるだけ解除する．
f：裂孔をジアテルミーでマーキングする．
g：排液のために意図的円孔を作製する．
h：液空気置換をし，裂孔周囲にレーザー光凝固を施行し，20％SF6ガスで置換する．

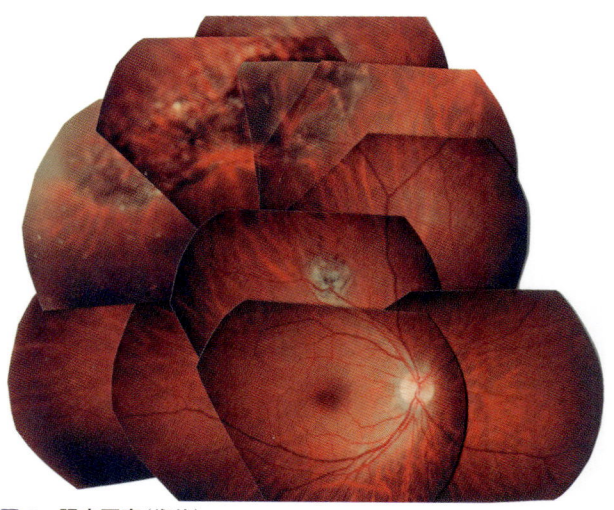

図3 眼底写真(術後)
網膜は復位し，レーザー光凝固部は瘢痕化している．

| 経過 | 術後，うつむき安静を指示．眼内のガスは約2週間で消失し，網膜は復位，視力も1.0に改善した(図3)． |

疾患の理解

裂孔原性網膜剝離の発症年齢は，二峰性のピークを示す．1つは20歳代で，近視に伴う格子様変性内の萎縮円孔によるもの，もう1つは，本例のような60歳代で後部硝子体剝離に伴って発症するものである．後部硝子体皮質が網膜から剝離するとき，硝子体基底部後縁やそれより後方にある異常な網膜硝子体癒着部位に牽引がかかる．特に格子状変性部位では網膜硝子体の癒着が強く，後部硝子体剝離によって牽引がかかると，変性部位の後縁ないし側縁に裂孔を生じる．眼球運動に伴い，裂孔にかかる硝子体の牽引が強くなり，裂孔を介して液化硝子体が網膜下に流入して網膜剝離に進展する．

後部硝子体剝離や硝子体出血による飛蚊症の前駆症状に引き続き，視野欠損や急激な視力低下を自覚して受診する場合が多い．

治療は強膜バックリングまたは硝子体手術である．最近では，後部硝子体剝離に伴う網膜剝離の場合は，硝子体手術を第1選択とする場合が多い．初回復位率は一般的には90％以上である．黄斑が剝離する前にできるだけ早く手術をする必要がある．黄斑剝離を起こした場合，復位後視力は徐々に回復するが，変視症や小視症が残る場合が多い．

今後の管理

網膜再剝離，黄斑パッカー形成，増殖硝子体網膜症などの術後合併症に注意しながら経過を観察する．

> Point　増殖硝子体網膜症

増殖硝子体網膜症 proliferative vitreoretinopathy (PVR) は，裂孔原性網膜剝離に続発する重篤な合併症である．裂孔原性網膜剝離の症例の5〜10％に合併する．増殖硝子体網膜症では，網膜色素上皮細胞や網膜グリア細胞が剝離した網膜の前・後面で増殖を起こす．発症部位により前部増殖硝子体網膜症と後部増殖硝子体網膜症に分類される．1983年にRetina Society Terminology Committeeが提唱した分類（表1）がわかりやすく広く使用されていたが，前

表1　増殖硝子体網膜症の旧分類（1983年）[10]

Grade A：硝子体の混濁，硝子体中の色素塊，網膜上の色素塊
Grade B：網膜内の皺襞形成，血管蛇行，裂孔縁の立ち上がり，硝子体の可動性低下
Grade C：網膜全層の皺襞形成
C-1：1象限
C-2：2象限
C-3：3象限
Grade D：眼底4象限の網膜固定皺襞
D-1：大きく開いたロート状
D-2：開いたロート状（ニコン20Dレンズでロートが全部見える程度）
D-3：ロートが閉じ視神経乳頭が見えない

表2　増殖硝子体網膜症の新分類(1991年)[10]

Grade A：硝子体の混濁，硝子体中の色素塊，網膜上の色素塊
Grade B：網膜内の皺襞形成，血管蛇行，裂孔縁の立ち上がり，硝子体の可動性低下
Grade C：網膜全層の皺襞形成(病変部位を時間で表現)
CP1-12：赤道部より後方の網膜全層の局所性，びまん性，円周性の網膜皺襞，網膜下索
CA1-12：赤道部より前方の網膜全層の局所性，びまん性，円周性の網膜皺襞，網膜下索，硝子体基底部の前方移動，硝子体中の索状物形成

タイプ別区分：
　Type 1；局所性
　Type 2；びまん性
　Type 3；網膜下
　Type 4；円周性
　Type 5；前方偏位

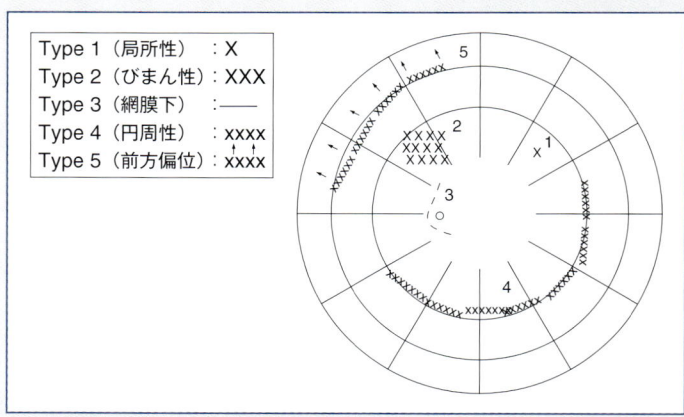

図4　増殖硝子体網膜症の新分類の記載方法

部増殖硝子体網膜症が含まれていなかった[10]．1991年に前部増殖硝子体網膜症を含んだ新分類が提唱された(表2)[10]．しかしながら，記載方法(図4)が細かく煩雑であり，少し使い勝手が悪い．

治療は硝子体手術が原則であるが，旧分類でC-2以下，後極部に増殖がない，裂孔が固定皺襞に引っ張られ，開大していない場合は強膜バックリングで対処可能である．

まとめ

50歳以降の網膜剝離のほとんどは，後部硝子体剝離に伴うものである．急激な視野欠損や視力低下が主症状で，進行は非常に速い．緊急手術を要する代表的な疾患の1つで，特に黄斑部近くまで網膜剝離が及んでいる場合は，できるだけ早く手術を行う必要がある．初回復位率は90％以上と高いが，重篤な増殖硝子体網膜症に発展する症例もある．

Memo

ワイドビューシステム

この症例のように比較的周辺部に裂孔が存在する網膜剝離手術を行うにはワイドビューシステムが有用である．現在，市場にあるワイドビューシステムはTOPCON社のOFFISS，Oculus社のBIOM (Binocular Indirect Ophthalmomicroscope)，そしてZeiss社のResightがある．それぞれの比較を表3にまとめた．

表3 ワイドビューシステムの比較

	TOPCON	Oculus	Zeiss
製品名	OFFISS	BIOM4c	Resight
レンズ Diopter	40, 120	60, 69, 90, 120	60, 128
レンズ径	21 mm	19 mm	17 mm
取り付け可能な顕微鏡	トプコン社OMS-800, 850のみ	ほぼすべての顕微鏡	Zeiss社製のLumera T, VISU210, VISU200など
像の見え方	倒像	倒像	倒像
追加のインバータ	必要	必要	不要
追加のフットスイッチ	不要	顕微鏡による	不要
オートクレーブ滅菌	×	○	○
ガス滅菌	○	○	×
プラズマ滅菌	△	×	×
セーフティーマージン	データなし	29 mm	110 mm

参考文献

増殖硝子体網膜症の旧分類
- The Retina Society Terminology Committee. The classification of retinal detachment with proliferative vitreoretinopathy. *Ophthalmology*. 1983 ; 90 : 121-125.

増殖硝子体網膜症の新分類
- Machemer R, Aaberg TM, Freeman M, et al. An updated classification of retinal detachment with proliferative vitreoretinopathy. *Am J Ophthalmol*. 1991 ; 112 : 159-165.

網膜剝離に対するprimary vitrectomy
- Escoffery RF, Olk RJ, Grand MG, et al. Vitrectomy without scleral buckling for primary rhegmatogenous retinal detachment. *Am J Ophthalmol*. 1985 ; 99 : 275-281.

症例22 裂孔不明の網膜剝離

68歳，男性．
主訴：左眼視野欠損
　5日前から上方視野欠損を自覚し，当院を初診した．8年前に右眼裂孔原性網膜剝離で硝子体手術，7年前に両眼白内障手術を他院で受けている．

初診時所見

- **視力**
  右眼　0.04（0.08×－2.0D ＝ cyl－1.5D Ax90°）
  左眼　0.07（0.9×－4.0D ＝ cyl－1.0D Ax80°）
- **眼圧**
  右　22 mmHg，左　12 mmHg
- **眼科所見**
　両眼とも眼内レンズ挿入眼である．眼軸長は右眼27.95 mm，左眼27.08 mm．右眼眼底は後極部に網脈絡膜萎縮を認め，周辺部では全象限にわたり輪状締結による隆起と，レーザー凝固による瘢痕巣を認める．
　左眼は下方に二峰性胞状の網膜剝離を認め，アーケード血管を越えて黄斑近

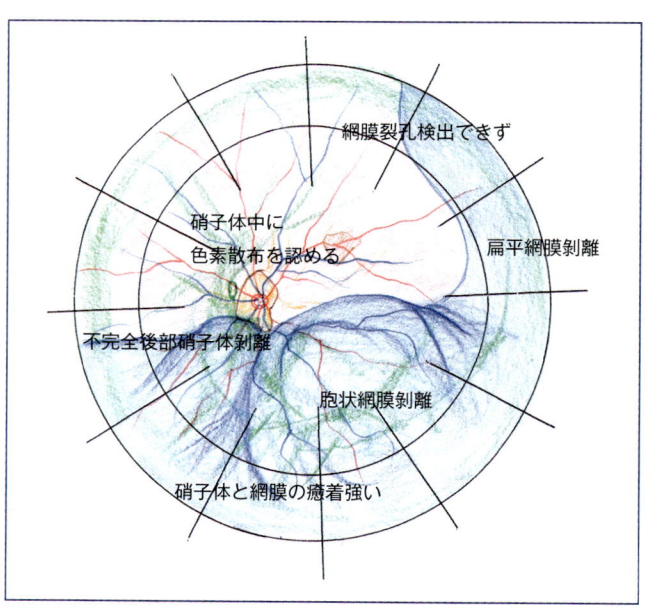

図1　左眼眼底スケッチ（直像）
下方の二峰性の胞状網膜剝離を認め，1時からの扁平な網膜剝離と連続している．硝子体混濁と水晶体囊混濁により明らかな裂孔は不明である．

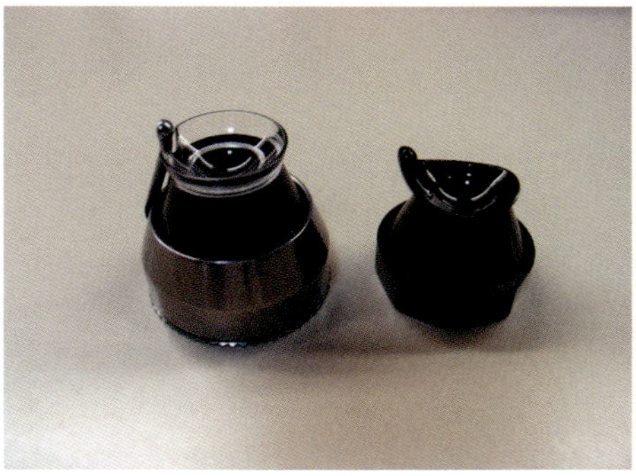

図2　圧迫子付き接触レンズ

くまで広がっている．耳上側の周辺部にも扁平な網膜剝離があり，それが下方の網膜剝離と連続している．後部硝子体剝離は完全ではなく，赤道部から周辺部にかけて硝子体と網膜との癒着が強い．硝子体中には色素散布が認められる（図1）．

硝子体混濁と水晶体囊の混濁のため，周辺部の詳細な観察が困難で，裂孔の有無は不明である．

症例の要約	僚眼に裂孔原性網膜剝離の既往があり，眼内レンズ挿入眼に裂孔不明の網膜剝離を認める高齢男性

鑑別診断	□ 裂孔不明裂孔原性網膜剝離 □ 高度近視黄斑円孔網膜剝離 □ 滲出性網膜剝離

検査・診断　硝子体に色素散布が認められるが，強膜圧迫による双眼倒像鏡検査や圧迫子付き接触レンズ（図2）を用いた細隙灯顕微鏡検査でもはっきりとした裂孔は確認できなかった．

網膜や網膜下には滲出性剝離をきたすような所見はなく，硝子体と網膜の強い癒着がある．体位による網膜剝離部位の移動 fluid shift は認めなかった．

網膜剝離が耳上側から下方に広がっていることから，耳上側に原因裂孔があり，そこから下方に網膜剝離が進展した可能性が高い．また，近視眼で，僚眼に裂孔原性網膜剝離の既往があるので，患眼も裂孔原性網膜剝離が生じた可能性は高い．

裂孔原性網膜剝離を疑う理由を，以下にあげる．
1) 網膜・網膜下に滲出病変がない
2) 硝子体と網膜の強い癒着がある
3) 硝子体中に色素散布がある
4) 原因裂孔の存在がうかがわれる進展形式である
5) 僚眼に裂孔原性網膜剝離の既往がある

> **Point**　術前の裂孔検出方法

裂孔原性網膜剝離の治療においては，裂孔を検出して，その裂孔を閉鎖することが大切であるのはいうまでもない．

■ 術前の裂孔検出方法

1. 双眼倒像検眼鏡検査

強膜圧迫を併用することで，最周辺部の検査が可能になるだけでなく，網膜硝子体病変を立体的にとらえることができる．座位では剝離の陰に隠れていた裂孔も，仰臥位になると発見できる場合がある．

2. 細隙灯顕微鏡検査

解像度では Goldmann 三面鏡が優れている．眼底全体を観察しながら裂孔を探すには広角の接触倒像レンズが便利である．最周辺部の観察には，圧迫子付きの接触レンズ(図2参照)を用いる．

■ 剝離の形から裂孔の位置を推測する

1. 上方の胞状網膜剝離の場合

上方の2象限を含む剝離の場合，剝離の下縁がより低いほうの象限で，より12時に近い位置に裂孔が存在する(図3a)．剝離の両下縁がほぼ同じ高さの場合は，ほぼ12時の位置に裂孔が存在する(図3b)．

2. 下方の胞状網膜剝離の場合

剝離の上縁の高い側の上方の象限に裂孔が存在する(図4a)．下方に胞状が2峰性を示している場合，裂孔は12時をはさんだ60°以内にある場合が多い(図4b)．

3. 下方の扁平網膜剝離の場合

上縁が同じ高さの場合は6時付近に存在し，上縁の高さに差がある場合は，上縁が高い側の象限に裂孔が存在する(図5)．

4. 全剝離の場合

強度近視のときは，常に黄斑円孔の存在を疑う．もともと視力が悪く，長期にわたって網膜剝離が存在し，全剝離になった可能性もある．

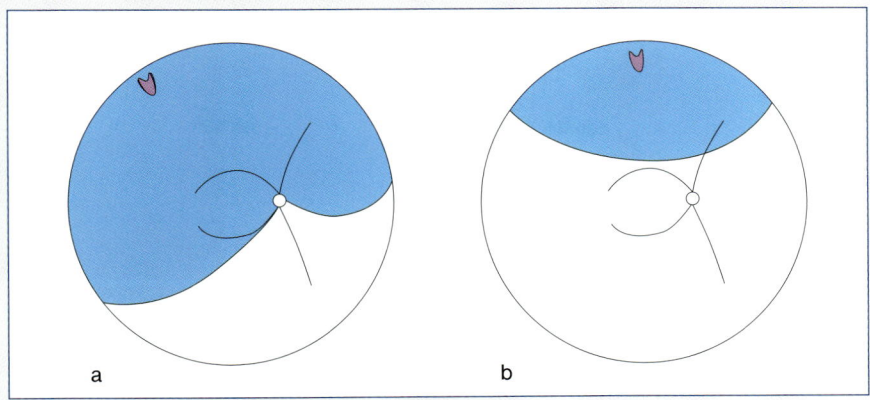

図3 上方の胞状網膜剝離の場合

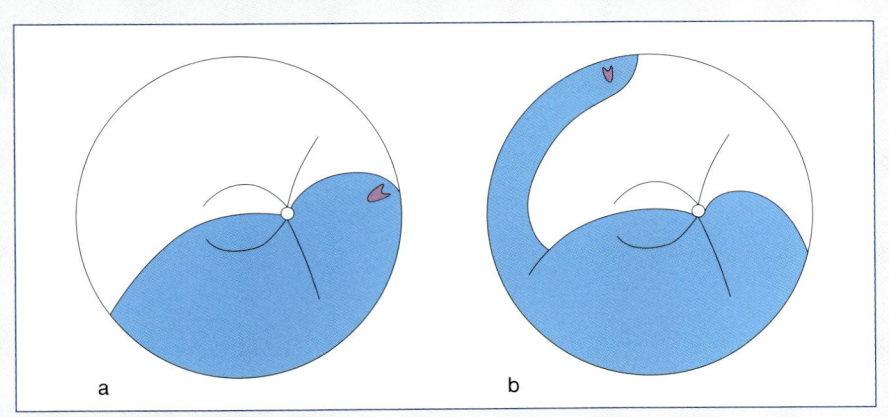

図4 下方の胞状網膜剝離の場合

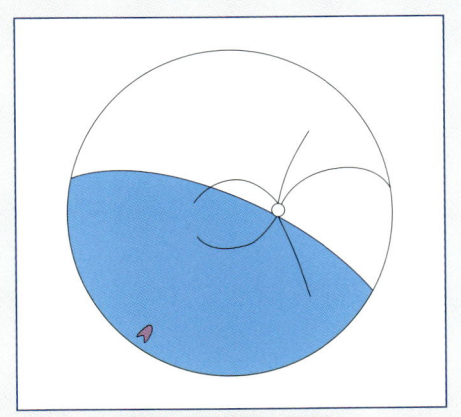

図5 下方の扁平網膜剝離の場合

症例22 裂孔不明の網膜剝離

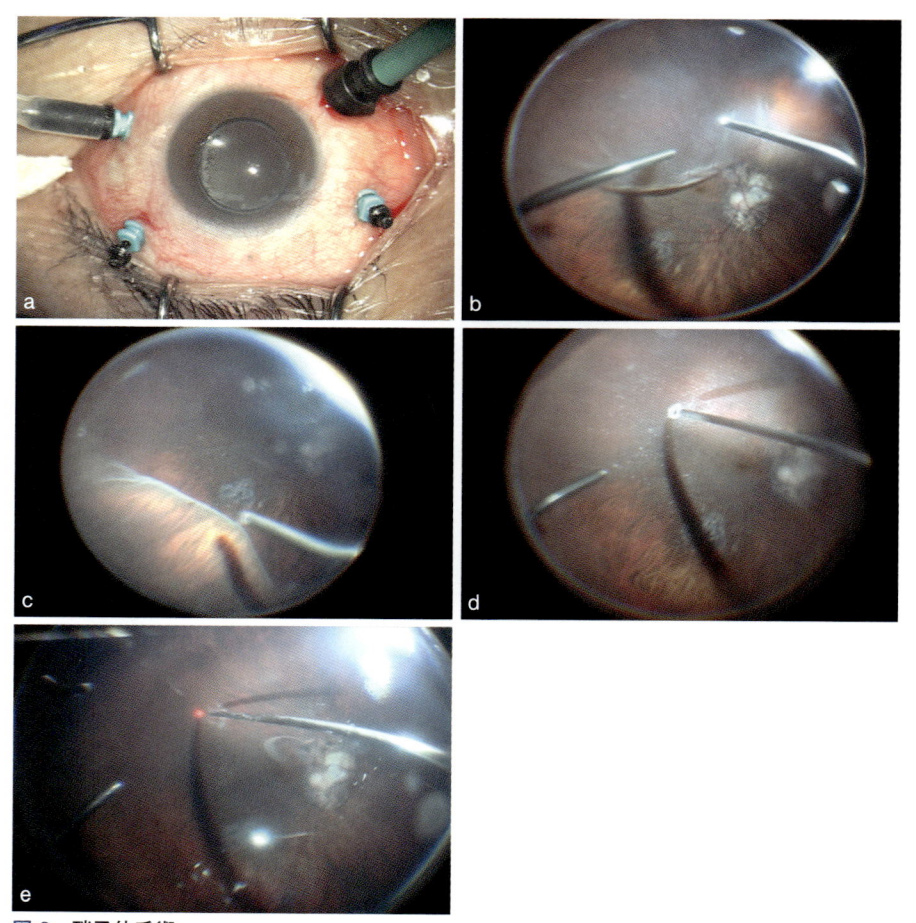

図6　硝子体手術
a：25ゲージのカニューレを設置し，シャンデリア照明を用いる．
b：BIOM®を用いて眼底全体を観察しながら硝子体切除を行う．
c：裂孔の存在する可能性が高い耳上側の周辺部を強膜圧迫しながら観察する．1時に小裂孔が検出された．
d：意図的裂孔を作製して，できるだけ網膜下液を排液する．
e：液空気置換を行い意図的裂孔，原因裂孔および他の変性巣に対してもレーザー光凝固を施行する．20％SF6ガスで置換する．

| 治療 | 裂孔不明裂孔原性網膜剝離の疑いとして，ワイドビューシステムを用いた25ゲージ硝子体手術を施行した(図6)． |

| 経過 | 約2週間のうつむき安静で網膜は復位した． |

▶ Point　術中の裂孔検出方法

1) 白内障があれば白内障手術を併用する・眼内レンズ挿入眼の場合は水晶体嚢混濁や収縮した前嚢を除去する・散瞳不良の場合は瞳孔を拡大するなど，視認性を妨げるものをできるだけ除去する．
2) 強膜圧迫しながら硝子体切除をして，裂孔を検索する．裂孔は1個とは限らないので，全周をしっかりと観察する．
3) 硝子体切除後，パーフルオロカーボンを注入していくと，裂孔から網膜下液が排出されてくるのが観察できることがある．
4) 眼内レンズ挿入眼や角膜混濁眼など経瞳孔的に視認性が不良なときには，直接眼底が高倍率で観察できる眼内内視鏡が有用である．

まとめ

　眼内レンズ挿入眼では，術前に眼底周辺部観察が十分にできず，小さい裂孔が見つけられない場合が多い．本症例は網膜剥離の進展形式や網膜硝子体の強い癒着所見などから裂孔原性網膜剥離の可能性が高い症例である．さらに僚眼が裂孔原性網膜剥離であったことはさらに患眼も裂孔原性網膜剥離を強く疑わせる要因となる．

　本症例のような場合は，硝子体手術により確実に裂孔を検出し，術中に網膜剥離を復位させ，他の疑わしい部位も予防的に光凝固しておいたほうがよい．強膜バックリングを併用するのが有用との報告もある．

■ 参考文献

網膜裂孔を検出して，閉鎖することの重要性を説いた論文
- Gonin J. Treatment of detached retina by sealing the retinal tears. *Arch Ophthalmol*. 1930 ; 4 : 621-625.

網膜剥離の形から裂孔の位置を推測する方法
- Lincoff H, Gieser R. Finding the retinal hole. *Arch Ophthalmol*. 1971 ; 85 : 565-569.
- 田野保雄，樋田哲夫，荻野誠周，他．網膜復位術．パターンとアプローチ．医学書院，1989.

硝子体手術における裂孔の検出方法
- Rosen PH, Wong HC, McLeod D. Indentation microsurgery : internal searching for retinal breaks. *Eye*. 1989 ; 3 : 277-281.

液体パーフルオロカーボン注入で裂孔を検出する方法
- Brazitikos PD, D'Amico DJ, Tsinopoulos IT, et al. Primary vitrectomy with perfluoro-n-octane use in the treatment of pseudophakic retinal detachment with undetected retinal breaks. *Retina*. 1999 ; 19 : 103-109.

眼内内視鏡の有用性
- 喜多美穂里．内視鏡の進歩．臨眼．2008 ; 62 : 171-175.

裂孔不明裂孔原性網膜剥離をバックル手術で治療
- Griffith RD, Ryan EA, Hilton GF. Primary retinal detacments without apparent breaks. *Am J Ophthalmol*. 1976 ; 81 : 420-427.
- Kocaoglan H, Unlü N, Acar MA, et al. Management of rhegmatogenous retinal detachment without detectable breaks. *Clin Exp Ophthalmol*. 2002 ; 30 : 415-418.

強膜バックリング併用硝子体手術の有用性
- Desai UR, Strassman IB. Combined pars plana vitrectomy and scleral buckling for pseudophakic and aphakic retinal detachments in which a break is not seen preoperatively. *Ophthalmic Surg Lasers.* 1997 ; 28 : 718-722.

裂孔不明裂孔原性網膜剝離を硝子体手術で治療
- Wong D, Billington BM, Chignell AH. Pars plana vitrectomy for retinal detachment with unseen retinal holes. *Graefe's Arch Ophthalmol.* 1987 ; 225 : 269-271.

裂孔不明裂孔原性網膜剝離の治療成績
- Salicone A, Smiddy WE, Venkatraman A, et al. Management of retinal detachment when no break is found. *Ophthalmol.* 2006 ; 113 : 398-403.

症例 23 眼底周辺部の無血管野を伴った網膜剝離

17 歳，女性．
主訴：右眼視力障害，視野欠損
1 週間前から右眼周辺視野の一部が見えにくいように思い，3 日前には右眼の視力低下を自覚したため来院した．
家族歴：母親・兄に網膜剝離手術歴あり(図1)．既往歴，なし．出生も正常．外傷歴はない．

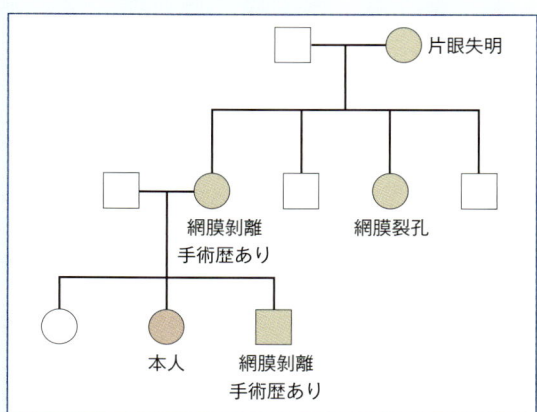

図1　家系図
3 世代にわたって網膜剝離，網膜裂孔，片眼失明が認められている．

初診時所見

- **視力**
  右眼　0.7p（矯正不能）
  左眼　0.1（1.2×－4.5D）
- **眼圧**
  右　11 mmHg，左　15 mmHg
- **眼軸長**
  右眼　22.40 mm，左眼　23.38 mm
- **眼底所見**
  両眼ともに網膜血管は過分岐で，周辺部で途絶しており，広い無血管野を認める（図2，3）．無血管野と有血管野の境界部には，灰白色の線維性増殖膜や黄色斑が多数みられる．右眼には耳側境界部に網膜円孔が多発し，中心窩を含む網膜剝離が認められる．

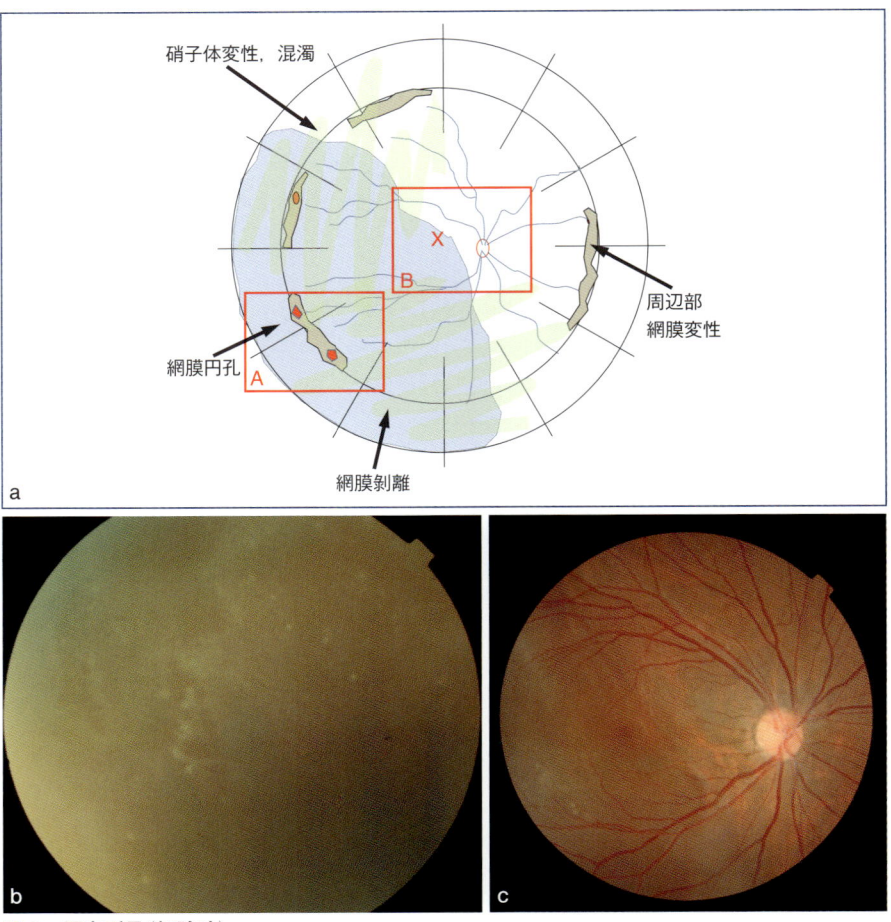

図2　眼底所見（初診時）
a：右眼直像
b：aの A を拡大；網膜格子状変性がみえる．
c：aの B を拡大；後極部眼底写真．扁平な網膜剥離が中心窩に及んでいる．

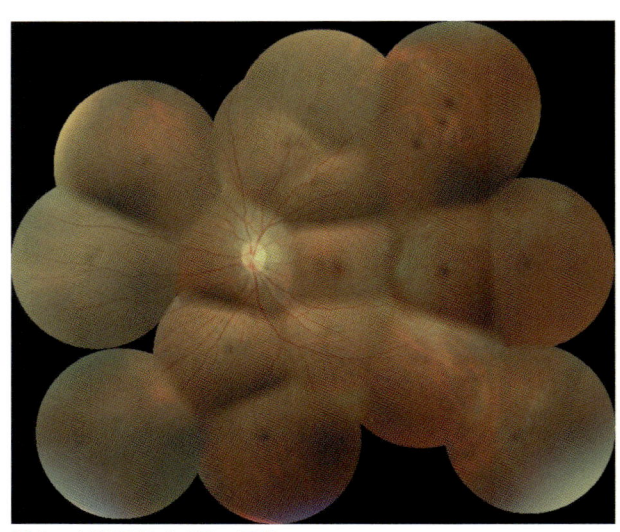

図3　左眼眼底パノラマ写真
網膜血管は直行している．耳側網膜周辺部には無血管帯が広がっている．

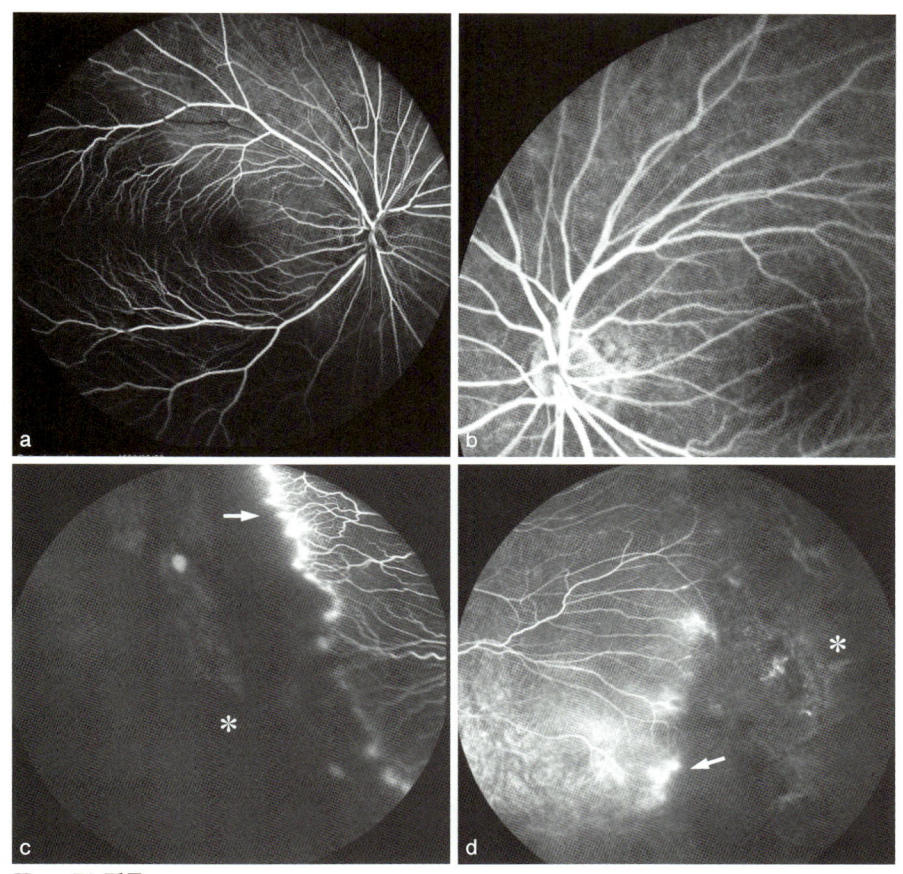

図4 FA所見
a, c：右眼．b, d：左眼．
過分岐の網膜血管が明瞭に描出される．周辺部網膜血管が途絶しており，広い無血管野が存在（＊）する．境界部の網膜血管は拡張し動静脈吻合がみられ，同部では造影剤の漏出がみられる．（c, d，矢印）

検査所見	■ FA（図4） 　　後極部血管も過分岐で，周辺部には広い無血管野が存在し，その境界部の網膜血管は拡張，動静脈吻合を呈しており，蛍光色素の漏出がみられる．
症例の要約	両眼周辺部網膜の血管異常が存在する裂孔原性網膜剥離の若年女性
鑑別診断	□ 家族性滲出性硝子体網膜症（FEVR） □ 未熟児網膜症（ROP） □ 第一次硝子体過形成遺残（PHPV） □ 遺伝性硝子体変性疾患（Wagner症候群など）

| 診断 | 網膜血管異常と周辺部網膜無血管野の存在，低出生体重児でないこと，家族歴があることから家族性滲出性硝子体網膜症 familial exudative vitreoretinopathy（FEVR）と診断した．

| 治療・経過 | 経強膜冷凍凝固，シリコーンスポンジ＃506を用いた輪状締結，経強膜的網膜下液の排液を行った．網膜は復位し，術後1年の視力は矯正1.0まで回復した．

| 疾患の理解 | FEVRは，未熟児網膜症（ROP）に似た両眼性の周辺部網膜血管の形成異常，網膜の牽引性変化を示す疾患である（表1）．

若年性網膜剥離の主要原因の1つとして知られている．裂孔原性・牽引性・滲出性網膜剥離が生じるが，無血管野と有血管野の境界に裂孔を生じることが多い．

常染色体優性遺伝を示すものが多いとされたが，伴性劣性遺伝，常染色体劣性遺伝，孤発例の報告もある．原因遺伝子の型によって病態・予後が異なるという報告もある．原因遺伝子領域として染色体11q13-q23に存在するEVR1が知られていたが，最近，この遺伝子がWnt receptor frizzled-4（FZD4），low-density-lipoprotein receptor-related protein 5（LRP5）をコードしていることが示された．

表1　FEVRにおける代表的な眼底所見

- 周辺部無血管野
- 血管吻合
- 血管新生
- 滲出変化
- 血管走行の直線化・過分岐
- 裂孔原性・牽引性・滲出性網膜剥離
- 鎌状網膜剥離
- 黄斑偏位
- 牽引乳頭
- 硝子体出血

| 今後の管理 | 僚眼を含めて，定期的な眼底検査を施行する．周辺部の滲出性変化や増殖性変化が認められたときには，無血管野へのレーザー光凝固や冷凍凝固を考慮する．無症候性の本症の存在を考え，血縁者の眼底検査を施行しておく．

> **Point** 若年者の網膜剝離

□ 家族性滲出性硝子体網膜症（FEVR）
□ 萎縮円孔による裂孔原性網膜剝離
□ 未熟児網膜症（ROP）
□ 若年網膜分離症
□ 色素失調症（incontinentia pigmenti，Bloch-Sulzberger 症候群）
□ Norrie 病
□ Coats 病
□ 第一次硝子体過形成遺残（PHPV）
□ イヌ回虫症 toxocariasis

■ 家族性滲出性硝子体網膜症（FEVR）
本症例

■ 萎縮円孔による裂孔原性網膜剝離
症例 20 を参照（☞ 154 頁）．

■ 未熟児網膜症（ROP）
FEVR と同様，網膜周辺部の無血管野が特徴であり，出生状況の聴取は必須である．FEVR は出生時体重とは関係なく発症する．

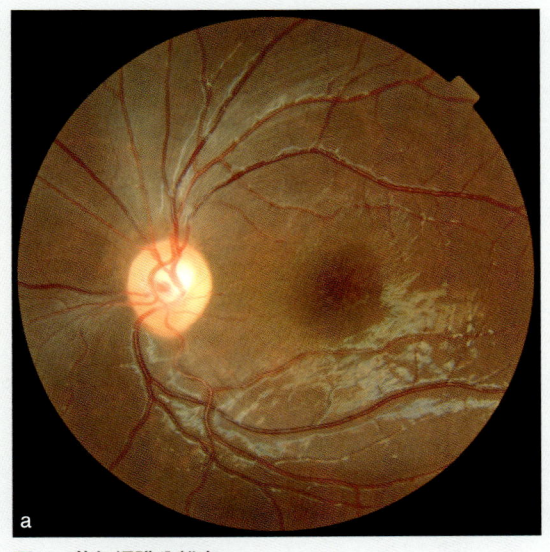

図5 若年網膜分離症
a：眼底写真：中心窩に車軸様の囊胞様変化を認める．
（つづく）

OPL
IS/OS
RPE

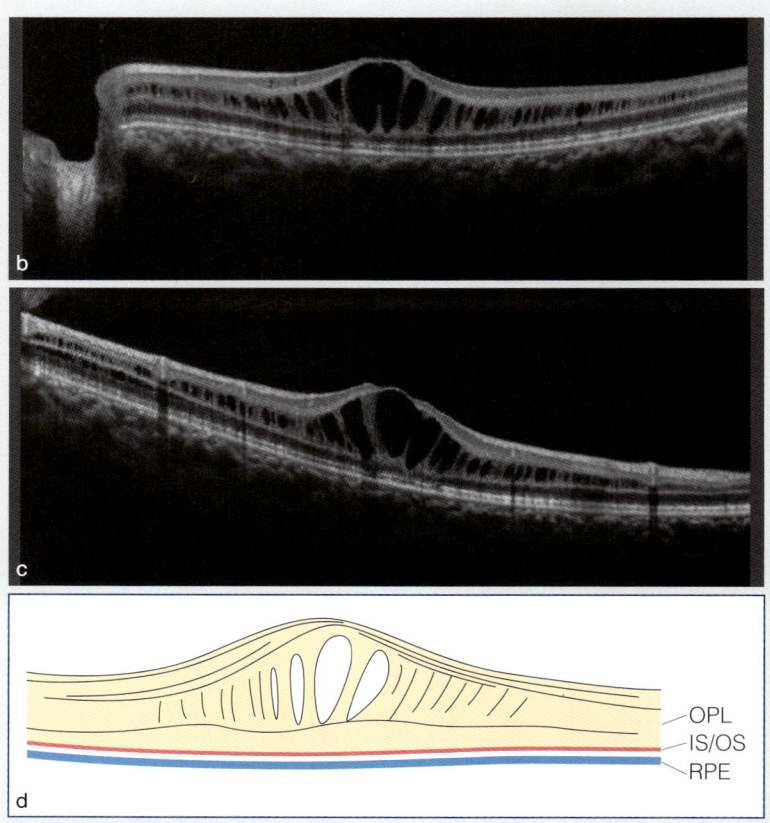

図5 若年網膜分離症(つづき)
b，c：OCT；網膜内顆粒層，外網状層の分離が著明に認められる．この症例は，RS1 gene の変異が証明されなかった．
d：cのシェーマ；網膜分離は外網状層に一番著明に認められる．網膜に垂直方向に走行している高輝度像は，Müller 細胞である．
OPL；外網状層，IS/OS：視細胞内節・外節接合部，RPE：網膜色素上皮細胞

■若年網膜分離症(図5)

　X 染色体性，劣性遺伝形式を示す．X 染色体劣性網膜分離症ともよばれる．遺伝形式から男児に多く認められる．RS1 gene(retinoschisin をコードしている)の変異が原因である症例が多い．Retinoschisin は一種の接着蛋白である．眼底は中心窩に車軸状の囊胞様変化(spoke-wheel pattern といわれる)，周辺部にも網膜分離，網膜内層孔，網膜剝離，硝子体出血を認めることがある．

■色素失調症(Incontinentia pigmenti，Bloch-Sulzberger 症候群)

　稀な X 染色体優性遺伝形式を取る疾患．皮膚，眼，歯牙，中枢神経系の異常を伴うことがある．Nuclear factor kappa B essential modulator (IKBKG-IKK gamma)遺伝子の変異が報告されている．

　FEVR と同様，網膜周辺部の無血管野が特徴であり，出生状況の聴取は必須である．男女比は 1：19 から 1：37 と女性に多い．

眼症状としては，網膜色素上皮異常，周辺部網膜無血管野，小眼球，斜視，視神経萎縮，先天緑内障，滲出性網膜剥離などが知られている．

■ Norrie 病
偽網膜膠腫や難聴，精神発達遅滞を主徴とする X 染色体劣性遺伝性疾患である．本疾患は Norrie 病遺伝子変異により発症し，FEVR との関連が報告されている．

■ Coats 病
症例 4 を参照（☞ 26 頁）．

■ 第一次硝子体過形成遺残（PHPV）
第一次硝子体過形成遺残（PHPV : persistent hyperplastic primary vitreous）は，白色瞳孔の鑑別診断の最初にあがる疾患である．網膜芽細胞腫と異なり小眼球症を伴う．眼球の発生時に胎生後期に退縮する硝子体血管が残存したもので，前眼部により強く認めるタイプと後眼部により強い変化が認められるタイプに大別できる．前者は白内障を伴い，後者では認めないこともある．後者では残存硝子体血管に視神経乳頭やその周囲網膜の発生異常を伴うこともある．この疾患は普通は片眼性である．

■ イヌ回虫症 toxocariasis
回虫症は人畜共通感染症である．イヌ回虫がヒトに感染する経路は複雑で，動物の糞便から排泄された虫卵が口を介して感染するパターンと，ネコ回虫に感染した家畜の生の臓器（肝臓や肉の刺身など）を食べて感染するパターンがある．感染したイヌ回虫の大部分は肝臓で死滅するが，稀に肺にたどりついたり，網脈絡膜にまで至るものがある．

ヒトは非固有宿主であり，体内では成虫とならずに内臓幼虫移行症の原因となる．幼虫の移行部位によって内臓移行型と眼内移行型に大別され，内臓移行型では発熱，咳，肝腫大などがみられ，眼移行型では肉芽腫性ぶどう膜炎を発症する．眼底周辺部に灰白色・黄白色の肉芽腫を作り，牽引性網膜剥離をきたすことがある．

まとめ

出生異常歴のない若年者に発症した網膜剥離で，造影検査で確認された網膜周辺部の血管異常と家族歴から FEVR と診断された症例である．原因裂孔は萎縮性の網膜円孔であり，バックリング手術にて網膜の復位を得ることができた．

Memo

FEVRに伴う網膜剝離の治療

FEVRの症例で牽引乳頭を伴わない周辺部裂孔原性網膜剝離では，バックリング手術を第1選択とする．部分バックルでは，牽引解除が不十分で，新たな裂孔形成が発生したり，再剝離を生じることがあるため，無血管野全体をバックル上に乗せる輪状締結が必要と考える．

牽引性変化や増殖変化が高度な例や，硝子体出血を伴う例では，硝子体手術を施行するが，患者は若年者が多いこと，厚い後部硝子体膜が無血管野に強固に癒着していることから，幅広のバックルでの輪状締結を併用して残存牽引を緩和することが必要なことが多い．

■ 参考文献

FEVRを初めて記載
- Criswick VG, Schepens CL. Familial exudative vitreoretinopathy. *Am J Ophthalmol*. 1969 ; 68 : 578-594.

FEVRにおける周辺部無血管野を記載
- Canny CL, Oliver GL. Fluorescein angiographic findings in familial exudative vitreoretinopathy. *Arch Ophthalmol*. 1976 ; 94 : 1114-1120.

FEVRの原因遺伝子についての総説
- 近藤寛之．家族性滲出性硝子体網膜症．臨眼．2008 ; 62 : 138-144.

FEVRの原因遺伝子についての報告
- Li Y, Fuhrmann C, Schwinger E, et al. The gene for autosomal dominant familial exudative vitreoretinopathy (Criswick-Schepens) on the long arm of chromosome 11. *Am J Ophthalmol*. 1992 ; 113 : 712-713.
- Toomes C, Bottomley HM, Jackson RM, et al. Mutations in LRP5 or FZD4 underlie the common familial exudative vitreoretinopathy locus on chromosome 11q. *Am J Hum Genet*. 2004 ; 74 : 721-730.
- Toomes C, Bottomley HM, Scott S, et al. Spectrum and frequency of FZD4 mutations in familial exudative vitreoretinopathy. *Invest Ophthalmol Vis Sci*. 2004 ; 45 : 2083-2090.

FEVRの治療成績報告
- Pendergast SD, Trese MT. Familial exudative vitreoretinopathy : results of surgical management. *Ophthalmology*. 1998 ; 105 : 1015-1023.
- Shubert A, Tasman W. Familial exudative vitreoretinopathy : surgical intervention and visual acuity outcomes. *Graefe's Arch Clin Exp Ophthalmol*. 1997 ; 235 : 490-493.
- Ikeda T, Fujikado T, Tano Y, et al. Vitrectomy for rhegmatogenous or tractional retinal detachment with familial exudative vitreoretinopathy. *Ophthalmology*. 1999 ; 106 : 1081-1085.

症例 24 蒼白視神経乳頭

73歳，女性．
主訴：左眼視力低下と頭痛
10日前に急な左眼視力低下を自覚し，近医を受診．左眼の視神経炎を疑われ，当科を紹介された．頭痛も自覚しており，痛くて動けないこともあったという．
4か月前から両側上腕がひどく痛むようになり，同時に膝も痛くなり，杖を使わないと歩けなくなった．この痛みに，通常の鎮痛薬は無効であった．

初診時所見

■ 視力
　右眼　0.3（1.2× +2.50D = cyl −0.75D Ax70°）
　左眼　0.01（矯正不能）

■ 眼圧
　右　13 mmHg，左　11 mmHg

■ 視野
　右眼　異常なし，左眼　中心暗点を認める（図1a）．

■ 眼科所見
　左眼に相対的求心性瞳孔異常 relative afferent pupillary defect（RAPD）を認める．左眼に視神経乳頭の蒼白腫脹と周囲に線状出血，神経線維の白色混濁を認める（図1b）．両眼とも前眼部および中間透光体異常なし．右眼眼底異常なし．

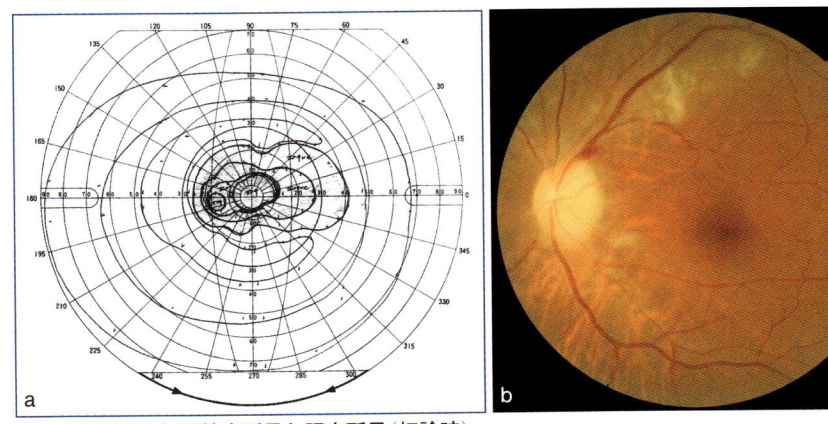

図1　左眼動的視野検査所見と眼底所見（初診時）
a：大きな中心暗点を認める．
b：視神経乳頭の蒼白腫脹，乳頭周囲網膜浅層の出血，神経線維の白色混濁を認める．

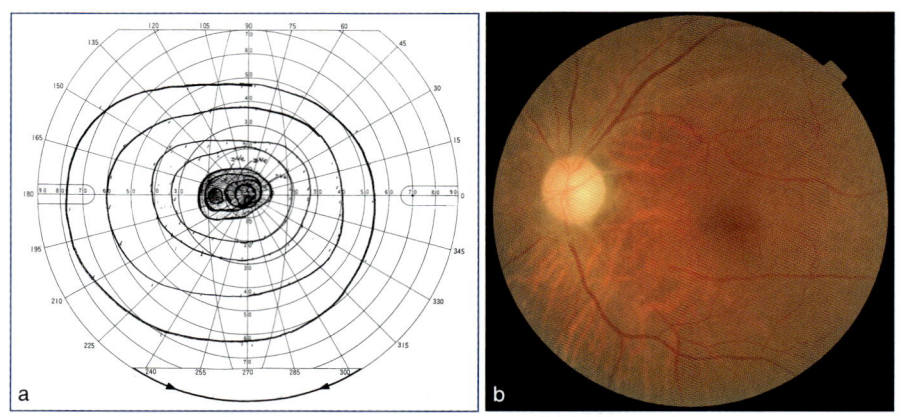

図2 左眼動的視野検査所見と眼底所見（初診時から約半年後）
a：動的視野検査所見；中心暗点は残存するものの，縮小がみられる．
b：視神経乳頭は軽度の炎性萎縮をきたしている．

全身検査所見	■ 血液検査
	CBC：正常，生化学検査：正常，CRP 10.5 mg/dL，赤沈 107 mm/1 時間，142 mm/2 時間
	■ 頭部 MRI
	異常なし．

症例の要約	視神経乳頭の蒼白腫脹と乳頭周囲の出血を伴う，突発性の視力低下と視野欠損を呈する高齢女性

鑑別診断	☐ 非動脈炎性前部虚血性視神経症
	☐ 動脈炎性前部虚血性視神経症
	☐ 前部視神経炎（乳頭炎）

診断・治療	血液検査の結果より動脈炎性前部虚血性視神経症と診断し，初診日に即日緊急入院のうえ，prednisolone 体重 1 kg あたり 1 mg（1 日量）の内服開始．1 週間後には矯正視力 0.2 に回復，2 週間後より prednisolone 内服量を漸減していった．

経過	発症半年後の矯正視力は 0.3，視神経は軽度の炎性萎縮を呈し（図 2b），中心暗点は縮小した（図 2a）．

疾患の理解

虚血性視神経症 ischemic optic neuropathy（ION）は視神経を栄養する血管（篩状板より前部の視神経は短後毛様動脈，後部は網膜中心動脈からの分枝と軟膜血管叢によって栄養される）の循環障害によって，突発する視力障害および視野障害をきたす疾患である．前部の ION（anterior ION：AION）では，急性期の視神経乳頭には蒼白腫脹（発赤腫脹もみられる）や線状出血がみられ，経過とともに炎性萎縮となって蒼白化する．後部の ION（posterior ION：PION）では急性期には異常を認めず，経過とともに乳頭上の血管が狭細化し，境界鮮明な単性萎縮となる．視野障害は水平半盲が多く下側の半盲が一般的であるが，中心暗点や弓状暗点などさまざまな視野変化をきたしうる．

原因は高血圧や動脈硬化，糖尿病，頸動脈狭窄など循環障害に基づく非動脈炎性 ION と，側頭動脈炎（巨細胞性動脈炎）などの血管炎が原因である動脈炎性 ION とに分類される．

非動脈炎性 AION は小乳頭 disc at risk に好発し，一般に治療の効果は少ない．

動脈炎性 ION では視力障害が特に重篤になりやすく，60% 以上が 0.1 未満である（非動脈炎性では 50% 以上が 0.3 以上）．視力障害以外の症状としては頭痛や側頭動脈の圧痛，頭皮の違和感（髪をとかすと痛いなど），咀嚼による疼痛 jaw claudication（下顎を支配する動脈の炎症による虚血症状）などを伴う．発症年齢は 50 歳以上に多く（平均約 70 歳），検査所見では赤沈の亢進と CRP の上昇をみる．側頭動脈生検が確定診断になるが，陰性であっても偽陰性が約 15% であることやステロイド治療の有無によって結果が修飾されうることにも注意が必要である．治療は速やかにステロイドの全身投与を行う．一般的には prednisolone 内服 1 mg/体重 1 kg/日から開始して合計で 1 年程度の時間をかけながらゆっくり減量していくが，最終的にはステロイド投与中止が可能であることが多い．視力障害が重篤な症例では，ステロイドパルス療法を行うこともある．

> Point　蒼白視神経乳頭（視神経萎縮）とその鑑別

☐ 単性萎縮
☐ 炎性萎縮
☐ 網膜性萎縮
☐ 緑内障性萎縮

視神経線維を障害する疾患によって非可逆的変化をきたした結果，視神経軸索の脱落，グリア細胞の増生や毛細血管の減少によって視神経は蒼白となり，恒久的な視機能障害を呈する．最終的に蒼白な視神経乳頭となる疾患は非常に

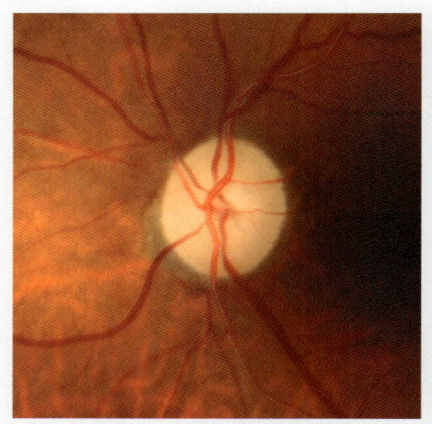

図3 頭蓋内腫瘍による視神経の単性萎縮

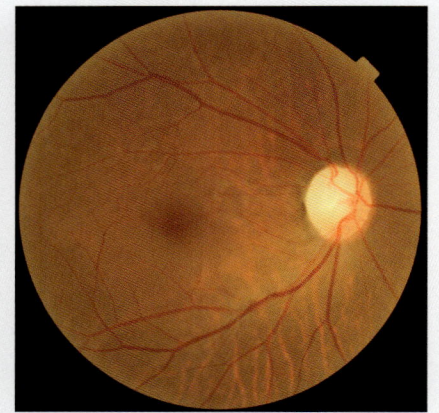

図4 陳旧性のIONが疑われる症例
視神経乳頭の上側のみの蒼白化をきたし，視野も下方の水平半盲を認めている．

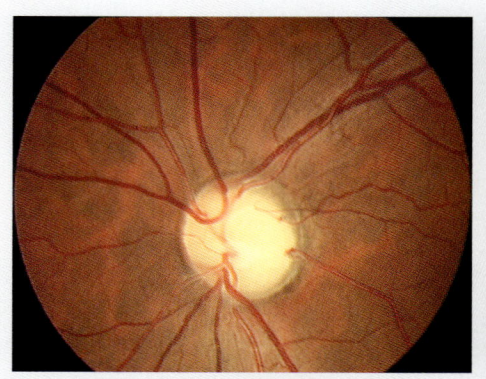

図5 前部視神経炎による視神経の炎性萎縮

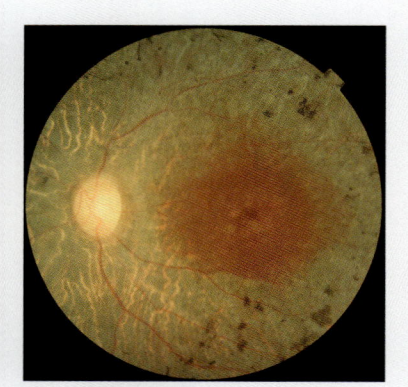

図6 網膜色素変性
網膜性の視神経萎縮を認める．

幅広いので，萎縮期になってしまうと視神経乳頭の所見だけから疾患の鑑別を行うことは難しいことも多い．しかし生命予後や失明予防の点から視神経の圧迫病変の除外と，頻度の高い正常眼圧緑内障と他の原因による視神経萎縮との鑑別は，常に意識しておかなければならない．

■単性萎縮

視神経の篩状板より後部の病変によって網膜神経線維の変性・脱落をきたし，視神経乳頭は浅い陥凹，表在血管の狭細化や境界鮮明な蒼白化などをきたす．この変性は逆行性軸索変性であり，順行性のWaller変性と比べてゆっくりした過程で変性する．このため視神経障害の初期には乳頭は正常で，約1か月後に萎縮が現れる〔PIONや圧迫性視神経症（図3），種々の視神経症の慢性期（図4）など〕．

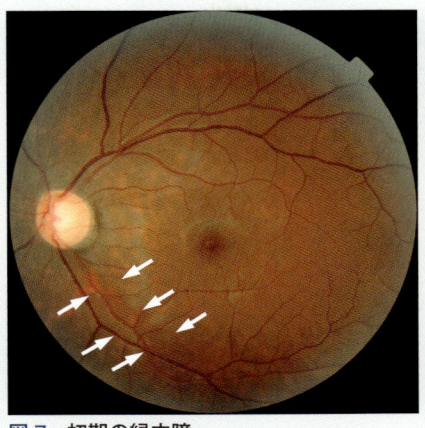

図7 初期の緑内障
下側に辺縁部の局所的菲薄化と網膜神経線維層欠損（矢印）を認める．

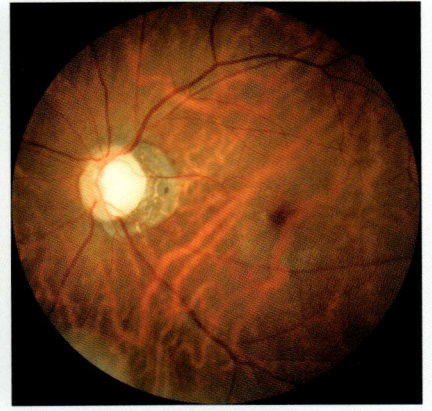

図8 緑内障末期の視神経乳頭
視神経乳頭は全体に蒼白化し，陥凹の大きな拡大を認める．

■ 炎性萎縮

　急性期に視神経乳頭腫脹をきたすことで，乳頭周囲のグリア細胞の増生を伴った萎縮が起こり，周囲血管の白鞘化を伴った境界不鮮明な炎性萎縮となる〔乳頭腫脹をきたす疾患，AION，前部視神経炎（図5），うっ血乳頭など〕．

■ 網膜性萎縮

　網膜変性疾患や網膜循環障害など網膜神経節細胞の障害に起因する，順行性軸索変性による萎縮．網膜血管は著明に狭細化し，黄白色の境界不鮮明な萎縮（蝋様萎縮）をきたす〔網膜色素変性（図6），糖尿病網膜症など〕．

■ 緑内障性萎縮

　視神経萎縮としては日常的にもっとも高頻度である．神経線維の喪失による視神経乳頭の辺縁部 rim の消失と広い陥凹形成，および網膜神経線維層欠損が特徴的である．初期（図7）には陥凹の上下耳側拡大や rim の局所的菲薄化 notching をきたし，陥凹は深く急峻となって laminar dot sign や下掘れ，血管の鼻側偏位などがみられるようになる．神経線維層欠損は notching の部分から伸びる弓状の陰影として認められ，Bjerrum 領域の視野障害に対応する（上方視野が障害を受けやすい）．陥凹は蒼白部分を越えて rim に食い込んでいくため，陥凹形成のほうが蒼白部分より先行していく傾向がある（陥凹＞蒼白）．逆に，他疾患による視神経萎縮では蒼白部が rim にも広がっていく（陥凹＜蒼白）．

　末期には視神経線維の減少により視神経乳頭部辺縁部の色調も淡くなるので，乳頭全体が蒼白化する（図8）．鑑別診断として，常染色体優性視神経萎縮やION，視神経炎などでも陥凹拡大がみられることがあることに注意する必要がある．

まとめ

本症例は血液検査結果から動脈炎性の AION が疑われたため,速やかにステロイド内服治療を開始した.側頭動脈生検は治療開始後であったために陰性であったが,ステロイド治療に反応して視力と視野の改善を得た.本疾患は視力予後が不良であるうえに,ステロイドによる治療が遅れると数日から数週間で片眼性から両眼性に移行することが多いので,治療と予防の両面で早急な診断に基づく治療が必要であることを忘れてはいけない.生検の結果を待つ前に速やかに治療を開始したい.

Memo 動脈炎性 ION に対する治療の効果評価のポイント

治療効果の指標として,赤沈と CRP の値や視力を見ながらステロイド投与量の漸減速度を調節する.ステロイド治療開始後 24 時間以内に頭痛や倦怠感などの全身症状は劇的に改善する.一方,視機能は通常劇的な改善は得られにくいが,再燃の指標として注意深く経過観察する.

参考文献

虚血性視神経症の総説
- Hayreh SS. Ischemic optic neuropathy. *Prog Retin Eye Res*. 2009 ; 28 : 34-62.

非動脈炎性虚血性視神経症の予後とリスクファクター
- Newman NJ, Scherer R, Langenberg P, et al. The fellow eye in NAION : report from the ischemic optic neuropathy decompression trial follow-up study. *Am J Ophthalmol*. 2002 ; 134 : 317-328.

非動脈炎性前部虚血性視神経症の disc at risk
- Beck RW, Servais GE, Hayreh SS. Anterior ischemic optic neuropathy : IX. Cup-to-disc ratio and its role in pathogenesis. *Ophthalmology*. 1987 ; 94 : 1503-1508.

動脈炎性虚血性視神経症の治療効果
- Hayreh SS, Zimmerman B. Management of giant cell arteritis : our 27-year clinical study. New light on old controversies. *Ophthalmologica*. 2003 ; 217 : 239-259.

緑内障性視神経萎縮と他疾患による視神経萎縮の鑑別
- 若倉雅登.緑内障と鑑別を要する視神経疾患の眼底.神経眼科.2005 ; 22 : 84-193.
- Trobe JD, Glaser JS, Cassady J, et al. Nonglaucomatous excavation of the optic disc. *Arch Ophthalmol*. 1980 ; 98 : 1046-1050.
- Trobe JD, Glaser JS, Cassady JC. Optic atrophy : differential diagnosis by fundus observation alone. *Arch Ophthalmol*. 1980 ; 98 : 1040-1045.

常染色体優性視神経萎縮の乳頭陥凹
- Votruba M, Thiselton D, Bhattacharya SS. Optic disc morphology of patients with OPA1 autosomal dominant optic atrophy. *Br J Ophthalmol*. 2003 ; 87 : 48-53.

前部虚血性視神経症の乳頭陥凹
- Danesh-Meyer HV, Savino PJ, Sergott RC. The prevalence of cupping in end-stage arteritic and nonarteritic anterior ischemic optic neuropathy. *Ophthalmology*. 2001 ; 108 : 593-598.

乳頭陥凹の総説
- Piette SD, Sergott RC. Pathological optic-disc cupping. *Curr Opin Ophthalmol*. 2006 ; 17 : 1-6.

症例25 視神経乳頭腫脹

45歳,女性.
主訴:右眼霧視

「右眼が暗く見える」との主訴で近医を受診.右眼の視神経乳頭腫脹を指摘され,右視神経炎と診断されてステロイド治療を受けるも改善せず.神経乳頭腫脹も消退しないため,当院を紹介受診.経過中,眼痛,頭痛なし.

初診時所見

- **視力**
  右眼 0.9(1.0× +0.50D = cyl−1.00D Ax90°)
  左眼 1.2(1.5×cyl−0.50D Ax90°)
- **眼圧**
  右 18 mmHg,左 14 mmHg
- **視野**(図1)
  右眼 いわゆる水平下半盲を認める
  左眼 異常なし
- **眼科所見**

右眼に相対的求心性瞳孔異常 relative afferent pupillary defect(RAPD)と視神経乳頭腫脹を認める(図2).右眼視神経乳頭周囲に出血や軟性白斑,網膜皺襞などは認めず.

両眼とも前眼部および中間透光体異常なし.左眼眼底異常なし.

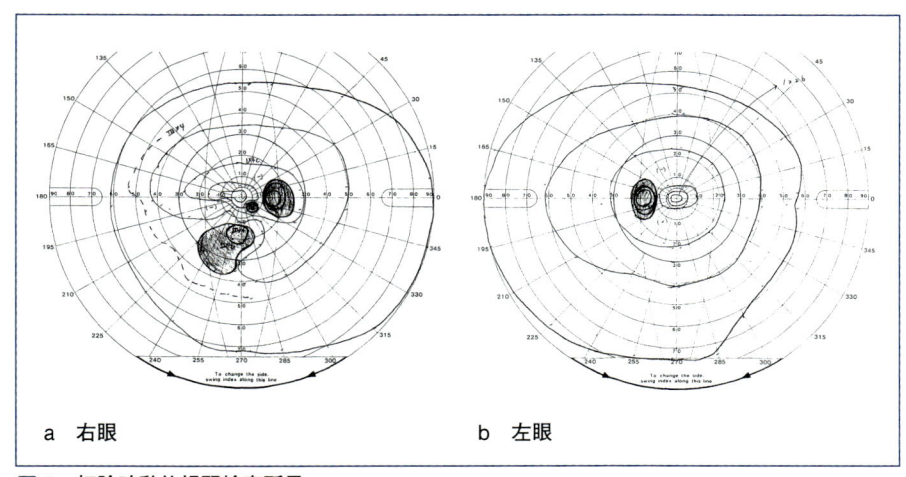

a 右眼   b 左眼

図1 初診時動的視野検査所見
a:右眼:水平下半盲を認める.
b:左眼:異常なし

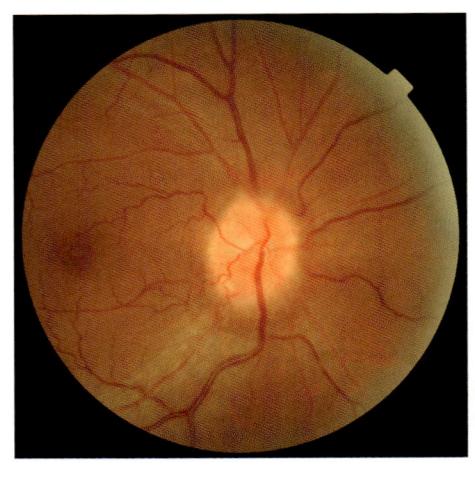

図2　右眼眼底所見(初診時)
視神経乳頭は境界不鮮明，生理的陥凹は減少し，全体に腫脹を認める．

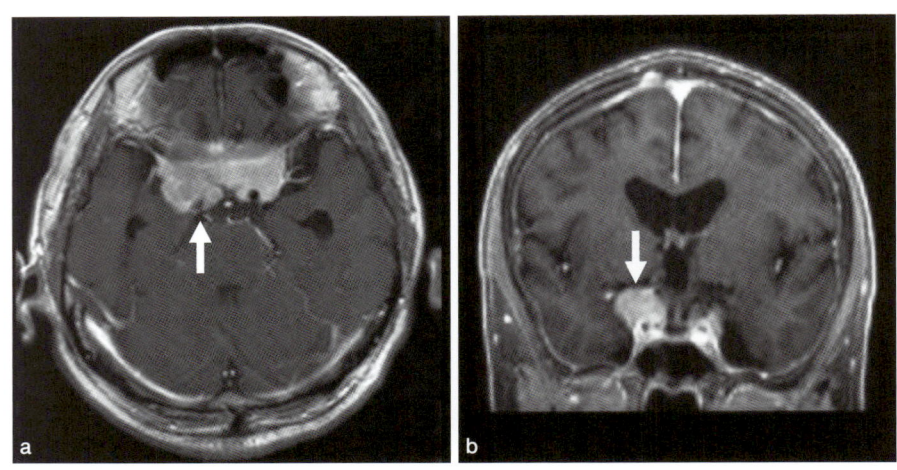

図3　頭部造影MRI所見
a：水平断．b：冠状断．
トルコ鞍上部腹側，両側前床突起を中心に比較的均一によく造影される腫瘤性病変(矢印)を認める．

全身検査所見

■ 血液検査

CBC：正常，生化学検査：正常，CRP 0.1 mg/dL，赤沈 5 mm/1時間，15 mm/2時間

■ 頭部MRI

トルコ鞍上部腹側，両側前床突起を中心に腫瘤性病変を認める(図3)．

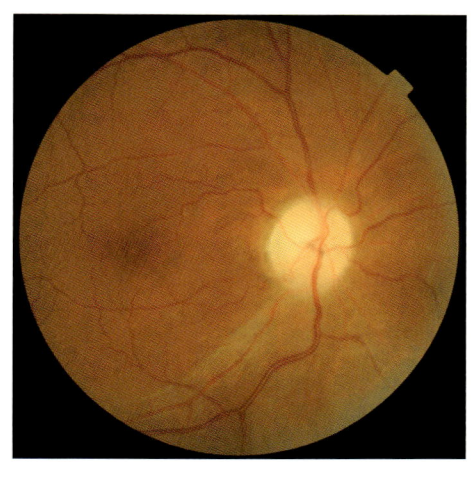

図 4 右眼眼底所見（初診時から約 1 年後）
視神経乳頭腫脹は消退したが，視神経萎縮となっている．

症例の要約	眼痛・頭痛を伴わず，視機能障害が比較的軽度な消退しない視神経乳頭腫脹を呈する中年女性

鑑別診断	□ 前部視神経炎（乳頭炎） □ 前部虚血性視神経症（AION） □ 糖尿病乳頭症 □ うっ血乳頭 □ 視神経乳頭ドルーゼン □ 圧迫性視神経症

診断・治療	MRI より，鞍結節部髄膜腫による右眼圧迫性視神経症と判断し，右前頭側頭開頭により腫瘍摘出術を行った．病理組織診断は混合性髄膜腫で，悪性度は WHO 分類の grade I であった．

経過	腫瘍による右眼圧迫性視神経症と診断後，開頭による腫瘍摘出術を勧めたが，患者が拒否．徐々に視機能障害が進行し，右矯正視力が 0.1 になった時点でようやく手術を受けることを決心．診断がついてから約 7 か月後に腫瘍摘出術が施行された．術後，視神経乳頭腫脹は消退したものの視神経萎縮に陥り（図 4），現在右視力は眼前手動弁，視野もほとんど消失している．

疾患の理解	本症例は，腫瘍の圧迫が視神経周囲のくも膜下腔内の圧を上昇させ，それが視神経の軸索流のうっ滞を引き起こし，視神経乳頭腫脹を生じたと考えられる．本症例は，視神経管直後の腫瘤性病変の圧迫により視神経乳頭腫脹をきたしているが，視神経乳頭腫脹を生じる圧迫性視神経症は，眼窩内病変によるものが多い．その代表的なものは，甲状腺視神経症，眼窩炎性偽腫瘍，視神経鞘髄膜腫である．

今後の管理　髄膜腫は脳組織との境界が明瞭な良性の髄外腫瘍であるため全摘が可能であるが，本症例は亜全摘となったため，再発に注意を払う必要がある．腫瘍は左視神経も巻き込んでいたため，今後は僚眼の視機能維持が重要である．

> **Point** 視神経乳頭腫脹をきたす代表的な疾患

□ 前部視神経炎(乳頭炎)
□ 前部虚血性視神経症(AION)
□ 糖尿病乳頭症
□ うっ血乳頭
□ 視神経乳頭ドルーゼン

■ 前部視神経炎(乳頭炎)

発症は15〜50歳に多く，約7割が女性である．急激な片眼性の視力障害で発症し，視野障害は中心暗点，盲点中心暗点が多い．90％以上に眼球運動痛がみられ，RAPDが陽性で，視神経乳頭腫脹に出血や滲出斑を伴うことは稀である(図5)[11]．本症例とは，年齢，性別，視神経乳頭所見はよく一致している．

■ 前部虚血性視神経症(AION)

発症は50歳以上に多く，突発する片眼性の視力障害で発症し，視野障害は水平半盲が多い．非動脈炎性は眼痛・頭痛を伴わないが，動脈炎性では頭痛，頭皮の違和感，咀嚼に伴う疼痛などを訴えることがある．RAPDが陽性で，視神経乳頭は蒼白腫脹を呈し，線状出血や軟性白斑を伴うことが多く(図6)[12]，小乳頭に好発する．動脈炎性では，血液検査で赤沈亢進，CRP値上昇がみられる(症例24 ☞ 179頁)．

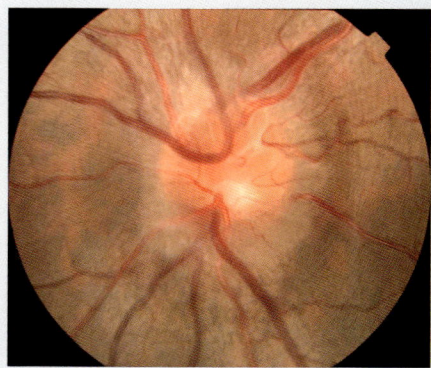

図5 前部視神経炎の視神経乳頭所見[11] 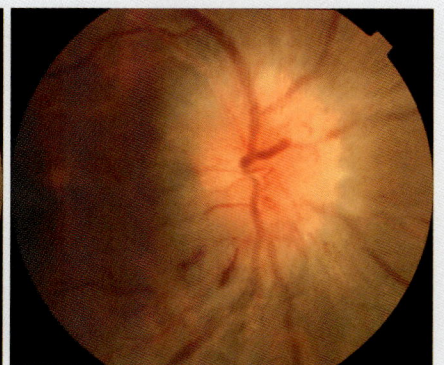　　**図6** AIONの視神経乳頭所見[12]

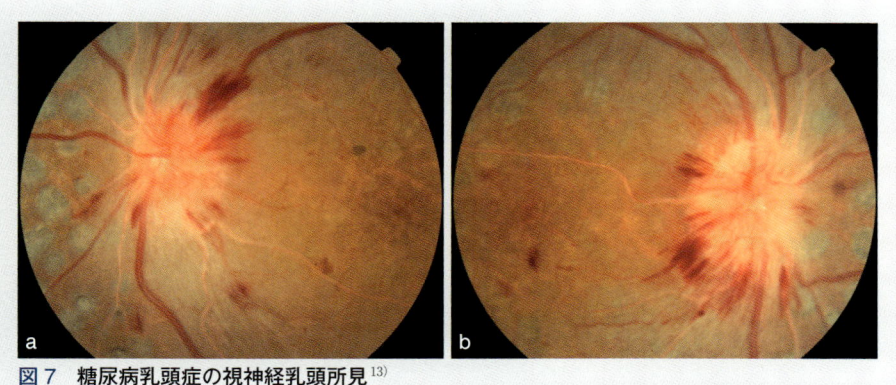

図7 糖尿病乳頭症の視神経乳頭所見[13]
a；右眼，b；左眼；著明な視神経乳頭腫脹，視神経乳頭から火炎状の出血を認める．

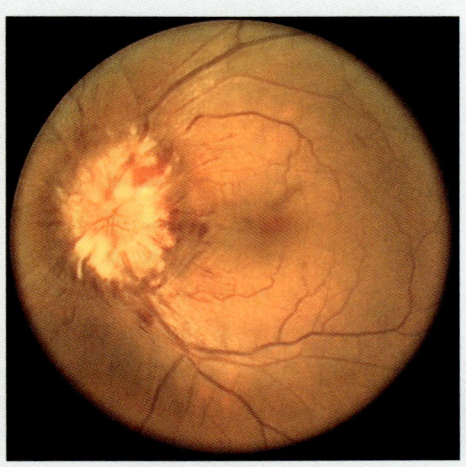

図8 うっ血乳頭の視神経乳頭所見[14]
視神経乳頭の腫脹，視神経と黄斑の間の縦方向の皺襞(Paton's line)を認める．

■糖尿病乳頭症

　比較的若年(50歳未満の報告が多い)の糖尿病患者にみられる視神経乳頭腫脹である．原因は視神経乳頭表層部の可逆性の循環障害であり，非動脈炎性虚血性視神経症の軽症例と考えられている．虚血性視神経症に比べ視機能障害は軽微で，自覚症状がないことも多い．両眼性であることが多い(約40%)．軽微な視機能障害の割には派手な視神経乳頭所見を呈し，著明な乳頭腫脹と出血，血管拡張がみられる(図7)[13]．虚血性視神経症と異なり蒼白腫脹はみられない．乳頭腫脹は数か月で消退し，視神経萎縮にはならないか，約20%にごくわずかな萎縮所見を残すのみである．

■うっ血乳頭

　一般に両眼性で，瞳孔反応は正常，発症初期には視力障害はみられず，視神経乳頭腫脹の程度に応じて視野検査でMarriot盲点の拡大がみられる．視神経乳頭周囲網膜の浮腫・出血・軟性白斑・皺襞，網膜静脈の拡張蛇行がみられる(図8)[14]．

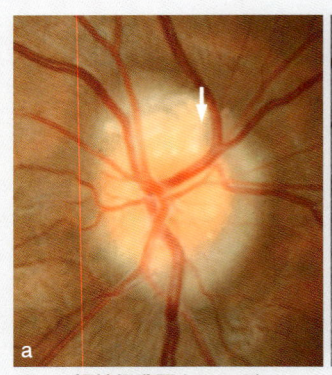

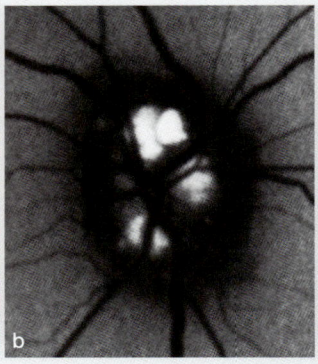

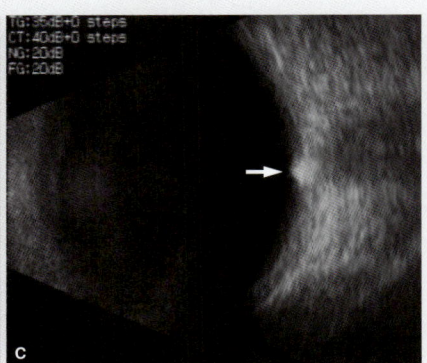

図9　視神経乳頭ドルーゼン
a：視神経乳頭前部に硝子様構造物を認める(矢印)．
b：無赤色光下で自発蛍光を発する．
c：超音波Bモード検査で，視神経乳頭内に高輝度像を認める(矢印)．

■ 視神経乳頭ドルーゼン(図9)

　視神経乳頭前部に存在するしばしば石灰化を伴う硝子様構造物．通常は無症状だが，一過性霧視や視野欠損，稀に視力低下を生じる．表在型では，視神経乳頭上に白色の粒状(桑実状)の腫瘤を認め，無赤色光下に自発蛍光がみられる．超音波検査で高輝度を示す石灰化病変を視神経乳頭部に認める．日本人では頻度が低い．

まとめ

　本症例は，比較的若い女性にみられた片眼の視神経乳頭腫脹で，視神経乳頭周囲に出血や軟性白斑などはみられず，網膜変化もみられなかった．これだけから考えると，頻度的に原因として前部視神経炎(乳頭炎)がもっとも考えやすい．眼痛がない，視機能障害が軽度，自然治癒傾向がみられないなどの所見がみられたときは，積極的に眼窩部～頭部の画像検査を考慮する．

参考文献

Optic Neuritis Treatment Trial(ONTT)の最初の報告
- Beck RW, Cleary PA, Anderson MM Jr, et al. A randomized, controlled trial of corticosteroids in the treatment of acute optic neuritis. *N Engl J Med*. 1992 ; 326 : 581-588.

視神経炎の予後
- Optic Neuritis Study Group. High- and low-risk profiles for the development of multiple sclerosis within 10 years after optic neuritis : experience of the optic neuritis treatment trial. *Arch Ophthalmol*. 2003 ; 121 : 944-949.

非動脈炎性虚血性視神経症の自然経過を理解するための論文
- The Ischemic Optic Neuropathy Decompression Trial Research Group. Optic nerve decompression surgery for nonarteritic anterior ischemic optic neuropathy (NAION) is not effective and may be harmful. *JAMA*. 1995 ; 273 : 625-632.
- Ischemic Optic Neuropathy Decompression Trial Research Group. Ischemic optic neuropathy decompression trial : twenty-four-month update. *Arch Ophthalmol*. 2000 ; 118 : 793-798.

糖尿病乳頭症を最初に報告した論文
- Lubow M, Makley TA Jr. Pseudopapilledema of juvenile diabetes mellitus. *Arch Ophthalmol*. 1971 ; 85 : 417-422.

糖尿病乳頭症の患者の特徴
- Regillo CD, Brown GC, Savino PJ, et al. Diabetic papillopathy : patient characteristics and fundus findings. *Arch Ophthalmol*. 1995 ; 113 : 889-895.

うっ血乳頭についての論文
- Friedman DI : Papilledema. Walsh and Hoyt's Clinical Neuro-Ophthalmology (6th ed). pp237-291, Lippincott Williams & Wilkins, Philadelphia, 2005.

視神経乳頭ドルーゼンについての最新の総説
- Lam BL, Morais CG Jr, Pasol J. Drusen of the optic disc. *Curr Neurol Neurosci Rep*. 2008 ; 8 : 404-408.

症例26 視神経乳頭形態異常

35歳，女性．
主訴：左眼視野異常

特記すべき既往歴，全身症状なし．家族歴なし．
左眼の視野異常を主訴に近医を受診したところ，左眼視神経乳頭の拡大，陥凹，退色を指摘された．当科を紹介され，受診した．

初診時所見

- **視力**
  右眼　1.0（1.5×−0.50D）
  左眼　0.7（1.5×−0.5D ＝ cyl−0.5D，Ax90°）
- **眼圧**
  右　8 mmHg，左　10 mmHg
- **視野**（図1）
  右眼　異常なし
  左眼　Mariotte盲点の拡大とそれに連なる上方の視野欠損
- **眼科所見**
  色覚，瞳孔反応，眼位，眼球運動はすべて正常．左眼視神経乳頭は大きく白色で，直下に網脈絡膜萎縮を認める（図2）．両眼とも前眼部および中間透光体異常なし．右眼眼底異常なし．

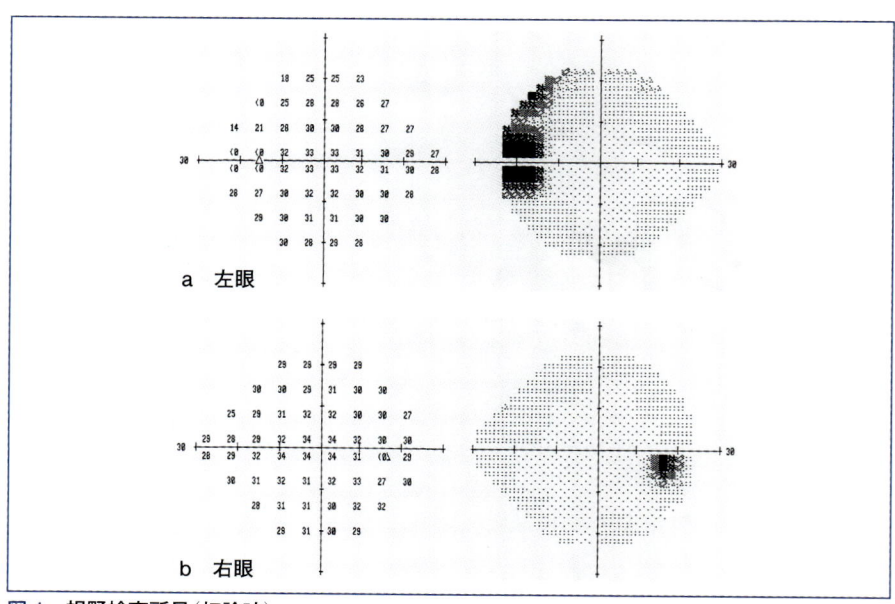

図1　視野検査所見（初診時）
a：左眼にMariotte盲点の拡大とそれに連なる上方の視野欠損を認める．
b：右眼は異常なし．

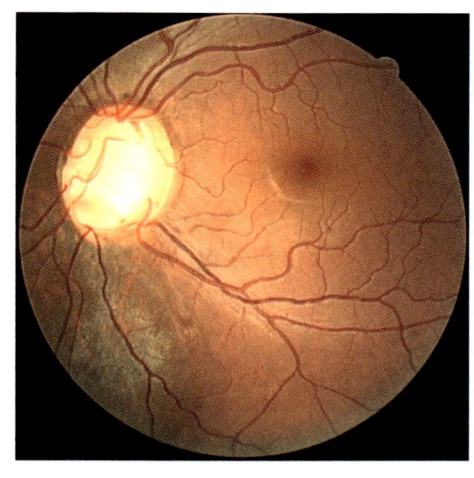

図2 左眼眼底所見
視神経乳頭は大きく白色で，直下に網脈絡膜萎縮を認める．

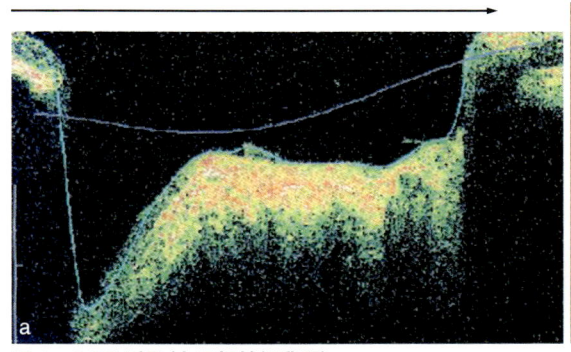

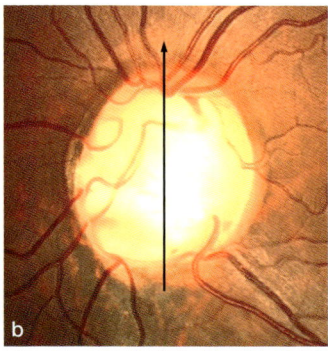

図3 OCT所見（左眼視神経乳頭）
下方に深い陥凹がみられる．
a：視神経乳頭のOCT像，b：視神経乳頭の拡大像（矢印がスキャンの方向）．

検査・診断	■ OCT
	左眼視神経乳頭下方に深い陥凹がみられる（図3）．視神経乳頭欠損（乳頭コロボーマ）と診断した．

症例の要約	Mariotte盲点の拡大とそれに連なる上方の視野欠損を呈する，大きく白い視神経乳頭の若年女性

鑑別診断	大きな視神経乳頭を示す疾患 □ 巨大乳頭 □ 朝顔症候群 □ 視神経乳頭小窩（ピット）

症例26 視神経乳頭形態異常

| 疾患の理解 | 　視神経乳頭欠損は，胎生4〜6週の眼杯裂閉鎖不全が原因で生じる視神経乳頭の先天的な欠損である．眼杯裂閉鎖不全が原因であるので，欠損は必ず下方に生じる．
　本症例のように，軽症のものは視神経乳頭部のみの欠損であるが，重症例では下方の脈絡膜や虹彩の欠損，すなわちぶどう膜欠損も生じる．検眼鏡的には，視神経乳頭は大きく白色で，下方に深い陥凹がみられる．視神経乳頭直下には下方に広がる網脈絡膜萎縮もみられる．網膜中心動静脈は陥凹部よりも後方で分岐しているので，視神経乳頭から網膜面上に現れる血管は，陥凹部の複数か所から出現する．視機能は欠損の程度に応じて障害される．典型的にはMariotte盲点の拡大とそれに連なる上方の視野欠損であるが，欠損が大きければ視力低下や斜視も生じる．|

| 今後の管理 | 　コロボーマ内または辺縁部に網膜裂孔を生じ，網膜剝離を発症する可能性があるので，定期的な経過観察をする必要がある．|

> Point　大きな視神経乳頭の鑑別疾患

☐ 巨大乳頭
☐ 朝顔症候群
☐ 視神経乳頭小窩（ピット）

■ 巨大乳頭（図4）

　先天的に大きい視神経乳頭のことで，大きさ以外に色調や陥凹の異常はみられず，他の眼異常もみられない．通常視機能は正常である．視神経乳頭の大きさは，乳頭の中心と中心窩との間の距離 disc-macular distance（DM）と乳頭径〔縦径と横径の平均，disc diameter（DD）〕との比（DM/DD）によって評価される．DM/DD比の正常値は2.6±0.3とされているので，これが大きさの判定の参考となる．

■ 朝顔症候群（図5）[15]

　視神経乳頭部の拡大と陥凹の所見が朝顔の花に似ている乳頭部の先天異常である．原因として，眼杯裂閉鎖不全や視神経乳頭に隣接する強膜の発生異常などが考えられている．検眼鏡的に，乳頭部の拡大と漏斗状陥凹，陥凹底に白色の組織塊，陥凹周囲に網脈絡膜の環状隆起がみられる．乳頭下方に網脈絡膜萎縮を伴うことが多い．網膜の血管は白色組織の下から現れ，狭細で数が多く，放射状直線的に走行する．一般に視力は不良であるが，稀に良好な視力が出る

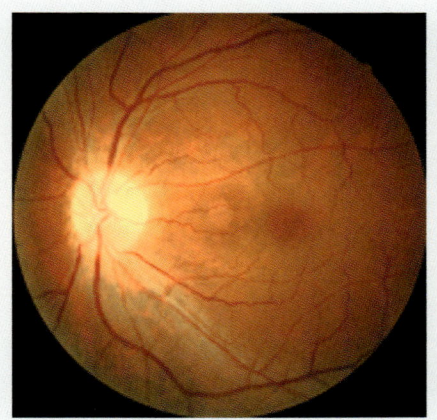

図4 巨大乳頭
この症例のDM/DD比は2.2である．

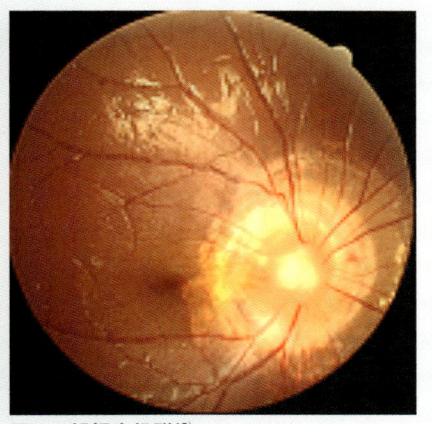

図5 朝顔症候群[15]
大きな視神経乳頭の周囲に網脈絡膜の環状隆起が認められる．網膜血管は放射状直線的に走行している．

症例もある．経過中に網膜剥離を生じることがあり，定期的な眼底検査が必要である．

■ 視神経乳頭小窩（ピット）

　視神経乳頭内に円形または楕円形の深い陥凹がみられる先天異常である．胎生期の眼杯裂閉鎖不全が原因とされている．陥凹は灰白色から黄色で，耳側縁にみられることが多い．通常は無症状だが，Mariotte盲点の拡大や弓状暗点などの視野異常がみられることがある．漿液性黄斑剥離を合併すると乳頭小窩黄斑症候群 pit-macular syndrome とよばれ，視力障害をきたす．この病態は，乳頭小窩につながる網膜内層の分離症様変化が黄斑に及んで外層円孔を生じ，網膜剥離を続発することがその原因である（☞51頁）．

まとめ

　乳頭部が巨大である疾患は特徴的形態を呈するので，知っていれば検眼鏡的に診断することは難しくない．検眼鏡での診断が難しい場合や乳頭部周囲網膜の状態を知るには，三次元的な形態変化の観察を行う．それには従来，超音波Bモード検査やCT・MRI検査が用いられてきたが，今ではOCTの登場によって，より簡便かつ詳細に病態を把握することが可能となった．

　先天異常そのものに対する治療法はない．小児期には，視力不良や斜視を呈することで見つかることが多く，黄斑部の状態を見て可能性があれば弱視治療を行う．経過観察中に網膜剥離が生じてきた場合は硝子体手術を行う．

Memo

上方視神経部分低形成

視神経乳頭形成不全に関連して，最近，上方視神経部分低形成 superior segmental optic hypoplasia(SSOH)が正常眼圧緑内障の鑑別疾患として注目されている．

この視神経乳頭の特徴として，以下があげられる．
1) 網膜中心動脈起始部が乳頭面上で上方に偏位
2) 乳頭上部の蒼白化
3) 乳頭上方の強膜ハロー(halo)(double ring sign)
4) 乳頭上方の網膜神経線維層の菲薄化

この所見に対応して，Mariotte盲点を頂点とする弓状または楔状の視野欠損が下方にみられ，その形状は扇形に外方へ広がる傾向を持つ．視力は正常で，視野欠損を自覚することは少なく，偶然発見される場合が多い．先天性疾患なので，基本的には非進行性である．日本人の有病率は，約0.3%とされている

参考文献

視神経乳頭形態異常についての最新の総説
- Taylor D. Developmental abnormalities of the optic nerve and chiasm. *Eye*. 2007 ; 21 : 1271-1284.

巨大乳頭について
- Brodsky MC : Megalopapilla. Walsh and Hoyt's Clinical Neuro-Ophthalmology (6th ed). pp165-166, Lippincott Williams & Wilkins, Philadelphia, 2005.

DM/DD比についての論文
- Wakakura M, Alvarez E. A simple clinical method of assessing patients with optic nerve hypoplasia : the disc-macula distance to disc diameter ratio (DM/DD). *Acta Ophthalmol*. 1987 ; 65 : 612-617.

朝顔症候群を最初に報告した論文
- Kindler P. Morning glory syndrome : unusual congenital optic disk anomaly. *Am J Ophthalmol*. 1970 ; 69 : 376-384.

朝顔症候群の最新の総説
- Lee BJ, Traboulsi EI. Update on the morning glory disc anomaly. *Ophthalmic Genet*. 2008 ; 29 : 47-52.

乳頭小窩黄斑症候群の発症機序を最初に詳細に報告した論文
- Lincof H, Lopez R, Kreissig I, et al. Retinoschisis associated with optic nerve pits. *Arch Ophthalmol*. 1988 ; 106 : 61-67.

乳頭小窩黄斑症候群のOCT所見を最初に報告した論文
- Krivoy D, Gentile R, Liebmann JM, et al. Imaging congenital optic disc pits and associated maculopathy using optic coherence tomography. *Arch Ophthalmol*. 1996 ; 114 : 165-170.

上方視神経部分低形成(SSOH)の疾患概念を最初に提唱した論文
- Kim RY, Hoyt WF, Lessell S, et al. Superior segmental optic hypoplasia : a sign of maternal diabetes. *Arch Ophthalmol*. 1989 ; 107 : 1312-1315.

症例27 網膜の白点

16歳，女性．
主訴：健康診断で視力低下を指摘された．
幼少時からの夜盲，光視症に気づいているが，症状に自覚的な進行はない．
既往歴，特になし．家族歴を図1に示す．

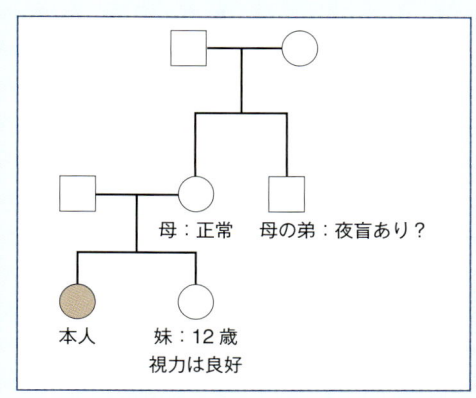

図1 家族歴
両親は健常．母の弟に夜盲があるというが詳細不明．12歳の妹は眼症状なく，視力は正常という．血縁者婚はない．

初診時所見

- **視力**
  右眼　0.7（0.9×cyl−0.5D，Ax165°）
  左眼　1.0（1.2×cyl−0.5D，Ax180°）
- **眼圧**
  右　15 mmHg，左　15 mmHg
- **色覚**
  パネル D-15 で no error

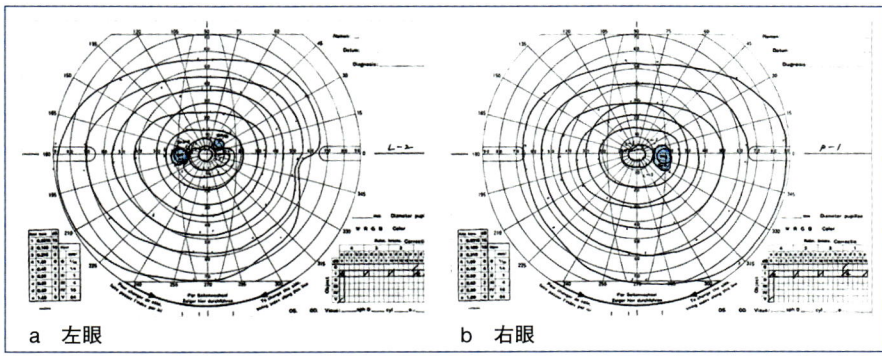

a　左眼　　b　右眼

図2　Goldmann 視野検査
両眼10°付近の鼻上側に I-1 感度低下および Mariotte 盲点の拡大を認めるが，V-4 は左眼鼻下側に軽度な狭窄を認めるのみである．

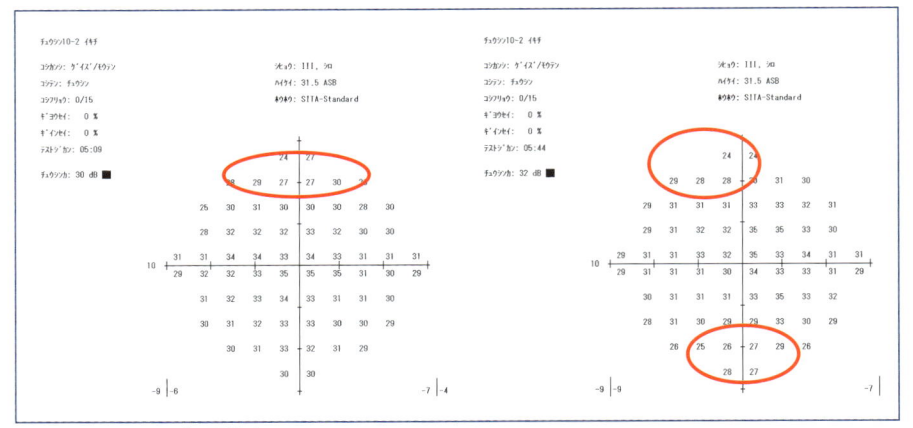

図3 Humphrey 視野検査
10-2 SITA-Standard. 両眼ともに 10°付近に軽度の感度低下を認める.
MD 値は右眼 −4.11 dB, 左眼 −3.77 dB.

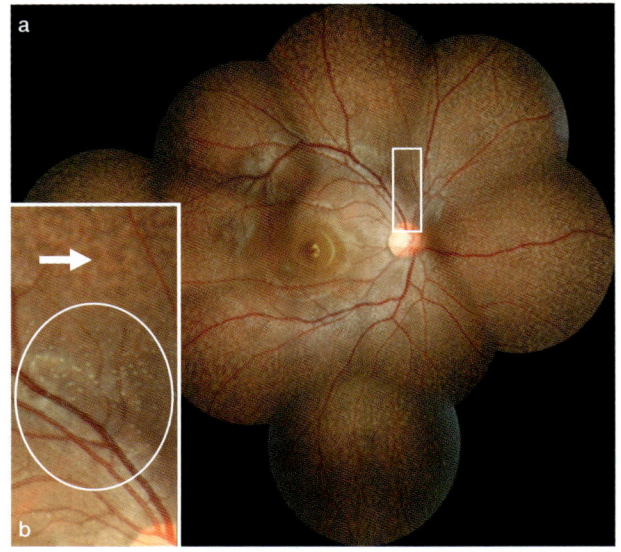

図4 右眼眼底
a：血管アーケードに沿って多数の白点を認める.
b：a の青枠の拡大画像. 囲った部分に血管アーケードに沿って白点が認められる. 白矢印で示すように網膜色素上皮はまだら状である.

■ 視野検査

　Goldmann 視野検査(図2), Humphrey 視野検査(図3)ともに軽微な変化を認めるのみである.

検査所見　■ 眼底検査

　両眼ともに血管アーケードに沿って, 白点を多数認めた. また, 両眼ともに網膜色素上皮はまだら状の所見を呈している(図4).

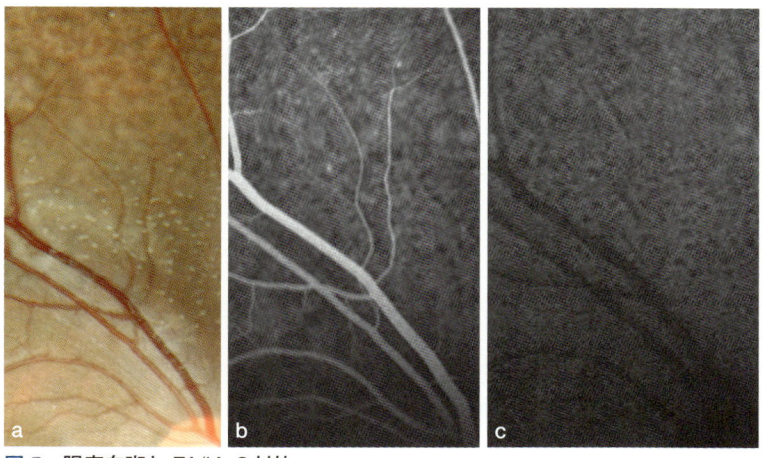

図5 眼底白斑と FA/IA の対比
a：眼底写真，b：FA，c：IA．眼底の白斑が FA でも IA でも低蛍光を示すことがわかる．

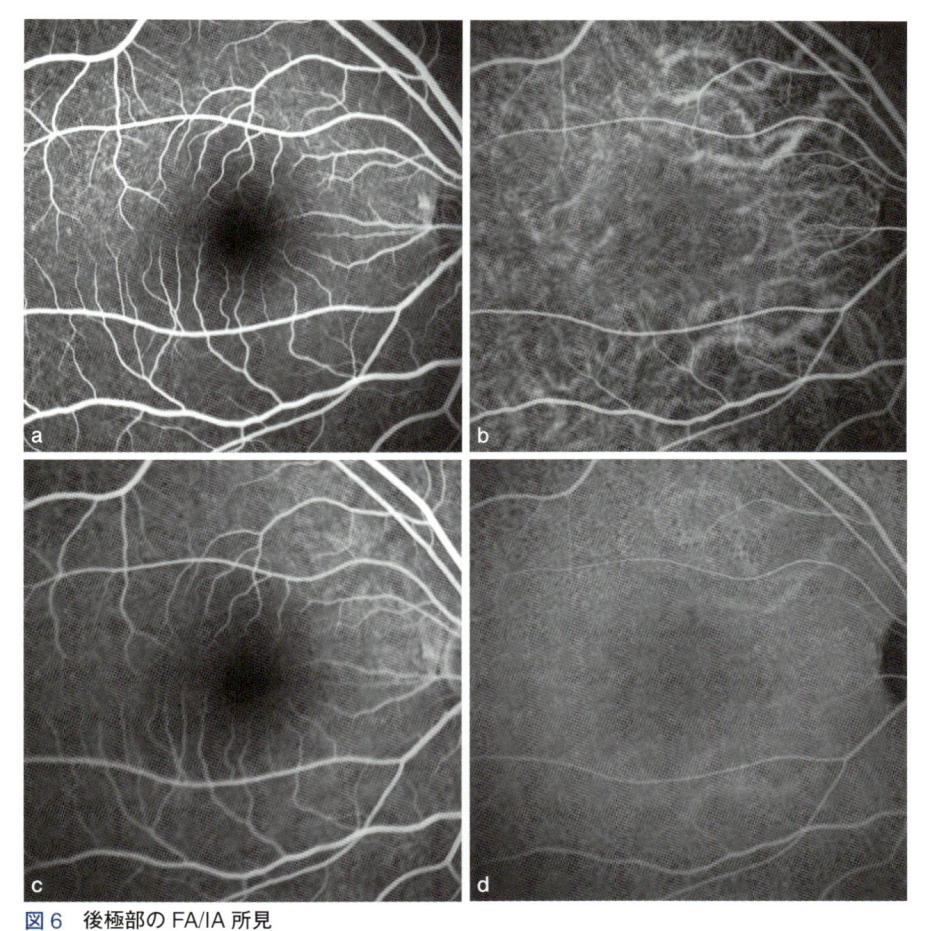

図6 後極部の FA/IA 所見
a：FA（早期），b：IA（早期），c：FA（後期），d：IA（後期）．
いずれも所見に乏しい．造影後期に低蛍光が認められる．

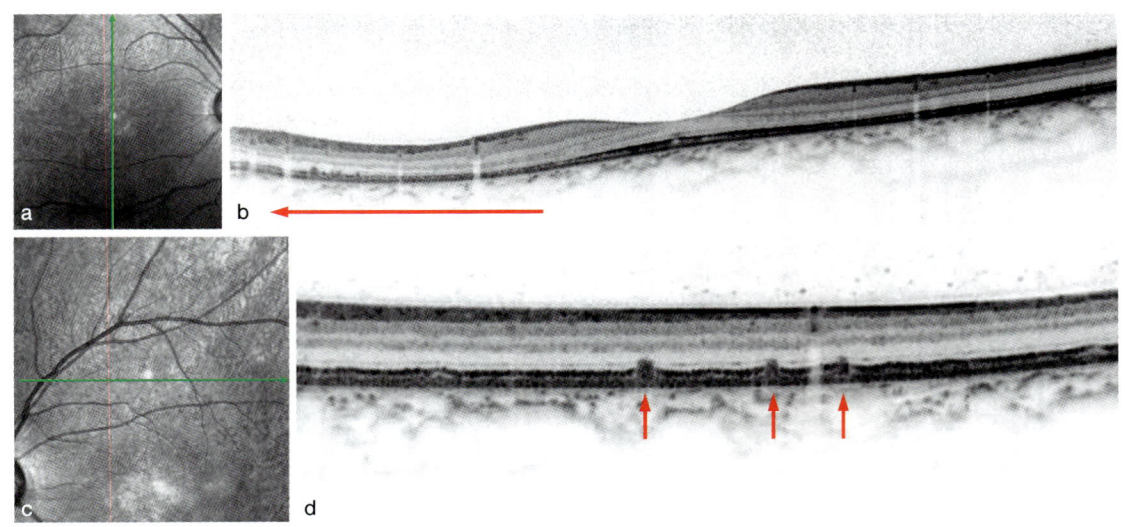

図7 OCT所見
a：右眼後極部赤外眼底写真.
b：右眼中心窩を通るOCT垂直Bスキャン像；左が下方，右が上方．赤矢印で示すように中心窩下方のIS/OSラインが不鮮明化している．
c：左眼赤外眼底写真．
d：左眼中心窩上方の水平Bスキャン像；網膜の白点に一致してIS/OSラインを突き抜ける網膜色素上皮からの隆起物を認める（赤矢印）．

■ FA/IA

FA/IAともに，検眼鏡で認められる白点に一致した低蛍光を認めた（図5）．後極部は所見に乏しく，造影後期に低蛍光を認めるのみであった（図6）．

■ OCT（図7）
■ 網膜電図検査（図8）

網膜電図検査では，全視野刺激で杆体反応の低下，黄斑部15°の局所刺激でa波の減弱が認められた．

症例の要約	明らかな家族歴はなし．視力低下，視野変化は軽度で進行は著明ではないが，幼少時からの夜盲があり，両眼眼底に白斑を認める若年女性

鑑別診断	□ 白点状眼底 □ 白点状網膜症（RPA） □ ドルーゼン □ クリスタリン網膜症 □ 散弾状脈絡網膜炎 □ 急性後部多発性斑状色素上皮症（APMPPE） □ 多発一過性白点症候群（MEWDS） □ 地図状脈絡膜炎

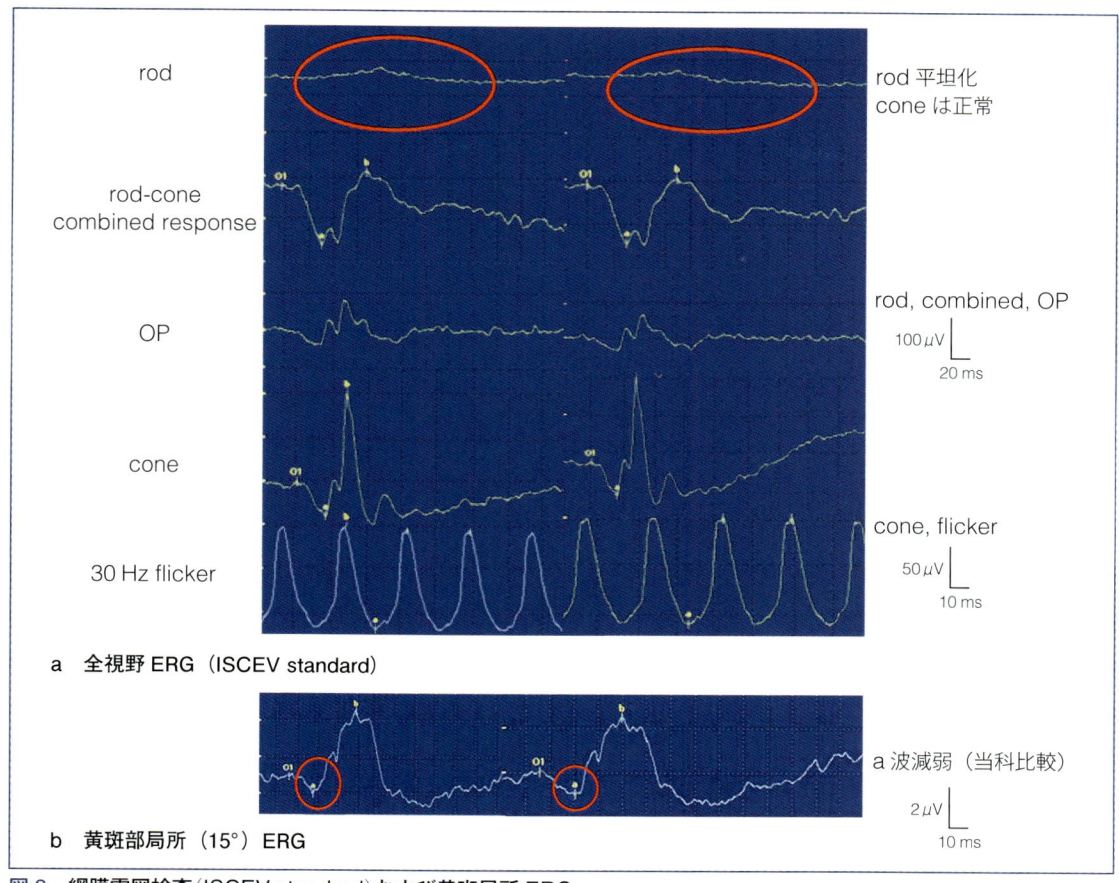

図8 網膜電図検査(ISCEV standard)および黄斑局所 ERG
a：錐体反応は正常であるが，杆体反応は平坦化している．
b：a波の減弱が認められる．

| 診断 | この症例は，幼少時からの夜盲があり，視野障害は軽度で自覚的に進行を認めないこと，また他覚的所見として眼底に白点を認め，ERGで杆体応答が低下していることから，白点状眼底 fundus albipunctatus と診断した． |

| 治療・経過 | 初診時より2年経過したが自覚症状，検査所見ともに著明な変化は認めない．経過観察を行っている． |

疾患の理解

白点状眼底はLauberにより，網膜に白点を伴い停止性夜盲を認める疾患で，白点状網膜症とは異なるものとして報告された．

その後，vitamin Aとの関連性が示唆され，Yamamotoらより，11-cis retinol dehydrogenaseをコードするRDH5遺伝子(12q13-14)が原因遺伝子であることが報告された．以後いくつもの遺伝子変異が見つかっている．

経過が良好であるとする考えが一般的であったが，近年，わが国において錐体ジストロフィを伴う症例が多く報告されている．表1に白点状眼底に特徴的な所見を示す．

表1　白点状眼底に特徴的な所見

- 先天夜盲（長時間の暗順応でERG杆体応答が正常に近づく）
- 眼底の白点（分布，数はさまざま，OCTで確認できる）
- 常染色体劣性遺伝
- 進行はしない，もしくは緩徐
- RDH5遺伝子の異常（Gly238Trp，Leu310Glu Val，Tyl281His，Gly107Arg，Gly35Ser，Val132Met，Arg280Hisなど）
- 錐体ジストロフィを伴う場合がある

今後の管理

この疾患は，停止性夜盲として定義されているが，白点が経過とともに増加，減少することがあるとの報告もある．加齢とともに，錐体ジストロフィが増加するとの報告もあり，定期的に視力，Humphrey 10-2，黄斑局所ERGで黄斑部機能を，OCTにて形態を経過観察する予定である．原因遺伝子と考えられているRDH5異常の検索も行うのがよい．

> Point 　網膜の白点を生じる疾患

- □ 白点状眼底
- □ 白点状網膜症(RPA)
- □ ドルーゼン
- □ クリスタリン網膜症
- □ 散弾状脈絡網膜炎
- □ 急性後部多発性斑状色素上皮症(APMPPE)
- □ 多発一過性白点症候群(MEWDS)
- □ 地図状脈絡膜炎

■ 白点状眼底
　本症例

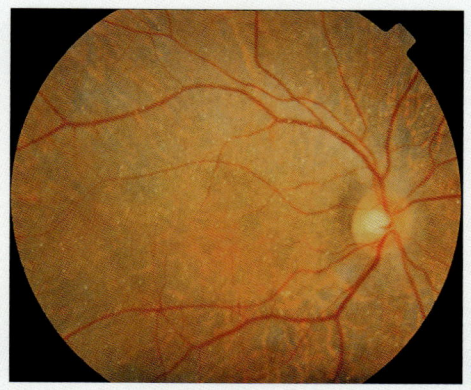

図9 クリスタリン網膜症

■ 白点状網膜症（RPA）

　白点状網膜症 retinitis punctata albescens は夜盲，視力低下，網膜の白点，網膜血管の狭小化，網膜色素沈着，進行する視野狭窄などを特徴とする常染色体劣性遺伝をとる疾患とされている．しかし，白点状網膜症として報告されている症例の中でも視力が良好で視野変化をあまり認めず，網膜血管が正常である症例もある．また逆に白点状眼底においても，錐体ジストロフィを合併して視力不良例となる症例もある．したがって，臨床所見からこの2つの疾患を明確に分けることは難しいというのが最近の考え方である．

　白点状網膜症の亜型にスウェーデン北部に多く，若いときから黄斑変性を伴う Bothnia ジストロフィという疾患がある．cellular retinaldehyde-binding protein（CRALBP）をコードする RLBP1 遺伝子（15q26）の Arg234Trp 変異が原因であるとわかり，その後，白点状網膜症の原因遺伝子として知られるようになった．また他にも peripherin/RDS 遺伝子や RHO 遺伝子の変異も報告されている．今後，これまでの臨床所見による疾患分類に遺伝子変異の情報を加えて疾患を見直す作業がより深い疾患理解に必要である．

■ ドルーゼン

　検眼鏡所見，FA で過蛍光，IA で低蛍光を示すことが多いこと，高齢者に多いこと，さらに普通は，OCT で IS/OS ラインを越えない網膜色素上皮の隆起病変である．白点状眼底との鑑別は容易である．

■ クリスタリン網膜症（図9）

　クリスタリン網膜症 Bietti crystalline retinopathy は，常染色体劣性遺伝形式をとり，緩徐な進行性を示す疾患で，中年になって受診することが多い．角膜輪部にも黄白色の沈着物を認めることがある．CYP4V2 遺伝子変異が報告されている．白点状眼底と同様に日本人に比較的多い疾患である．

■ 散弾状脈絡網膜炎

　散弾状脈絡網膜炎 birdshot chorioretinitis は，両眼性の網脈絡膜炎を呈する．眼底にクリーム色の比較的大きな滲出斑を認める．ほとんど全例に HLA-A29 陽性が認められる．ちなみに日本人ではこの HLA タイプを持つものはほぼ皆無である．硝子体，前房内の軽度炎症，網膜血管炎，囊胞様黄斑浮腫が臨床的特徴．

■ 急性後部多発性斑状色素上皮症（APMPPE）

　APMPPE（acute posterior multifocal placoid pigment epitheliopathy）は，ウイルス感染などが原因として考えられる急性の色素上皮症であり，感冒様の前駆症状を伴うこともある．FA で初期に低蛍光，後期に過蛍光の造影パターンを示すことが特徴的である．HLA-B7，HLA-D2 の関与が報告されている．一般に視力予後は悪くない．近年，APMPPE の患者をみることが減っているように思う．

■ 多発一過性白点症候群（MEWDS）

　Memo（☞次頁）

■ 地図状脈絡膜炎

　Memo（☞ 206 頁）

| まとめ

　幼少時からの非進行性夜盲で，特徴的な白点が眼底にみられた症例である．眼底と ERG の所見から白点状眼底と診断した．白点は OCT で網膜色素上皮から IS/OS へ突き抜ける隆起として認められた．

Memo

眼底の白点白斑

1. 多発一過性白点症候群(MEWDS)

MEWDS (multiple evanescent white dot syndrome)は，比較的強い近視を持つ成人女性(10～40歳代)に多くみられる疾患で，普通は片眼性である．主訴は中心暗点，光視症が多い．多くの症例で症状は一過性で，4～8週間程度で消失することが普通であるが，時に視力障害を残す症例もある(MEWDS Plus)．

眼底(図10)は，視神経乳頭の辺縁不鮮明化，神経網膜深層から網膜色素上皮レベルにさまざまな大きさの白斑が散在している．中心窩にも変化が認められることがある．

蛍光眼底造影検査では，FAで白点に一致するような過蛍光を初期に認め，後期には網膜色素上皮レベルからのびまん性の蛍光色素漏出を認めることがある．IAでは，検眼鏡的に認められる白点よりも数の多い脈絡膜低蛍光病巣を認めることが特徴である．

視野検査でMariotte盲点の拡大が認められることがあり，big blind spot syndromeの1つに数えられている．MP-1を用いて眼底視野検査を行うと，網膜感度の低下が明瞭に認められる(図11)．

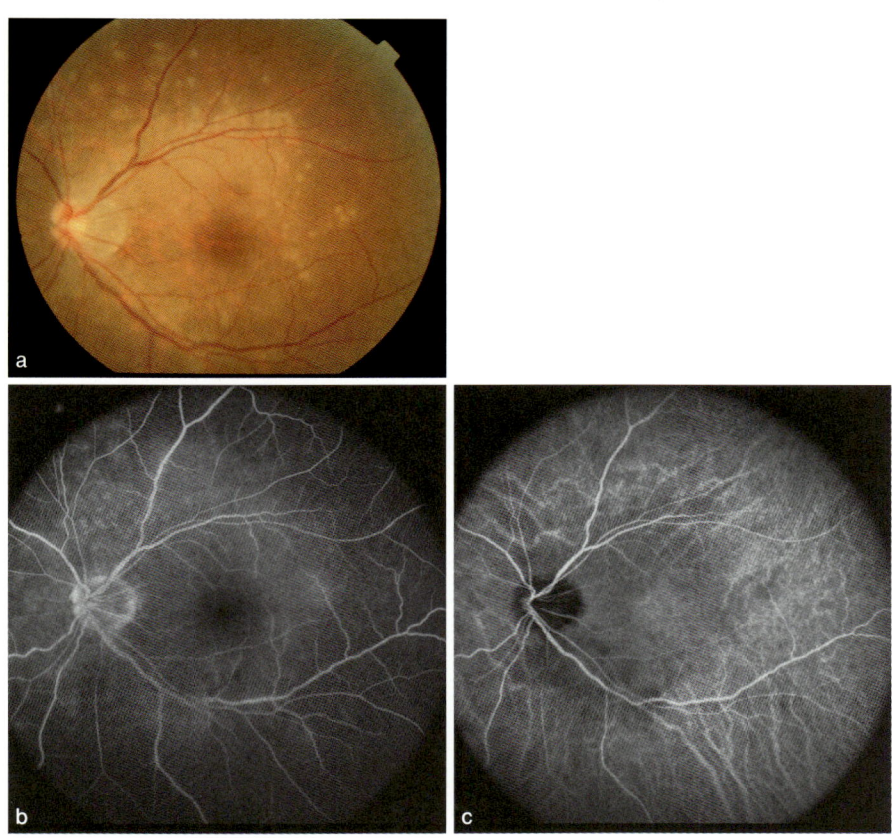

図10 多発一過性白点症候群
a：網膜深層に黄白色の斑点を多数認める．
b：FA(後期)；視神経乳頭，黄斑部に過蛍光巣が認められる．
c：IA(後期)；視神経乳頭から中心窩にかけて広い範囲に斑状の低蛍光巣を認める．

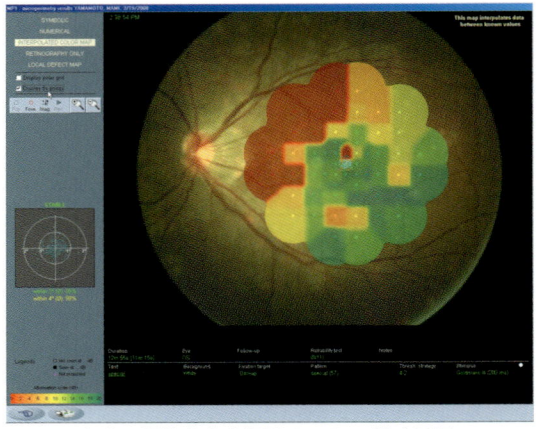

図 11　多発一過性白点症候群の MP-1 検査所見
赤く表示されている部位の網膜感度が強く低下している．緑は正常視感度部位．

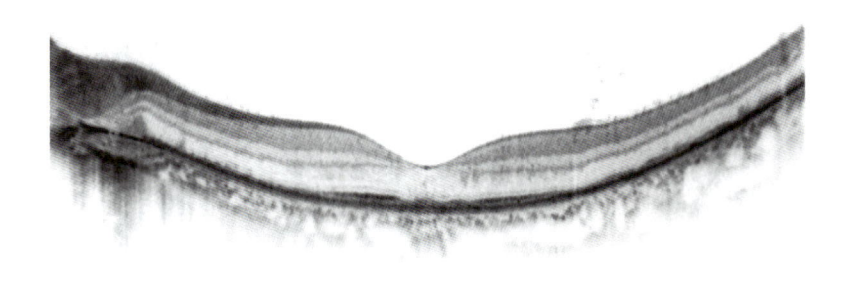

図 12　多発一過性白点症候群の OCT 所見
中心窩を通る水平 B スキャン像；網膜外境界膜，IS/OS ラインの高反射が消失している．

　OCT 所見も特徴的である．図 12 に示すように，IS/OS ラインから外層の構造が消失しており，MP-1 の検査結果がよく理解できる．このような変化はいずれも一過性である．多くの症例で症状が一過性であるため，積極的な治療が必要な症例は少ない．

2．地図状脈絡膜炎

　地図状脈絡膜炎 geographic choroiditis は，serpiginous choroiditis, geographic helicoid peripapillary choroidopathy（GHPC）などの病名でよばれることもある疾患である．原因は不明．両眼性のことが多い．脈絡膜，網膜色素上皮レベルでの炎症反応が病態の基本像である（図 13）．

　この疾患の急性期にはステロイドパルス療法を行うこともあるが，その効果は必ずしも明確ではない．再発があること，経過が長いため，長期間の経過観察が必要であるとされている．免疫抑制薬の使用も報告されているが，症例数が限られていることもあってその効果は必ずしも証明されていない．

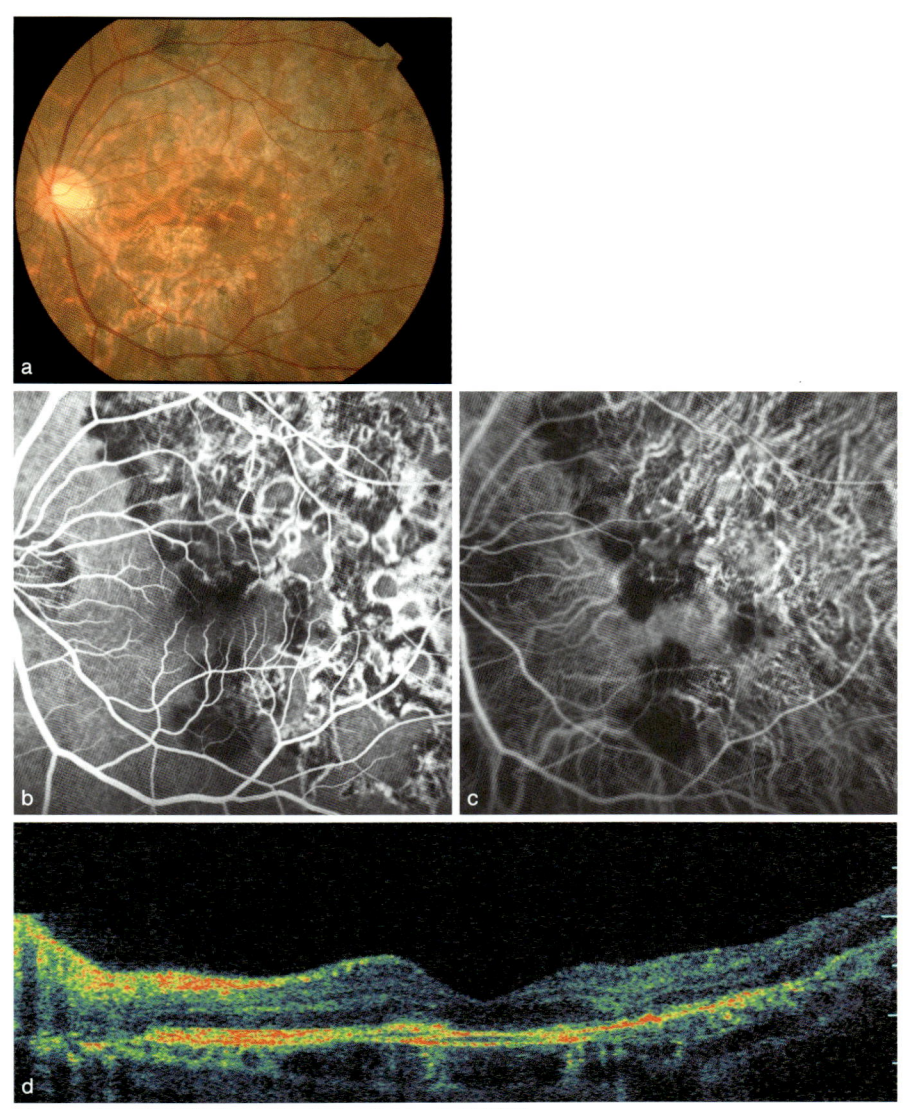

図13 地図状脈絡膜炎の眼底写真とFA/IA，OCT所見
a：後極部全体にまだら状の脱色素，色素斑が認められる．
b：FA：低蛍光と過蛍光が混ざり合って存在している．活動性のある部位が低蛍光，すでに病期が進展してしまった部位は過蛍光を示している．
c：IA：脈絡膜毛細血管板，網膜色素上皮の萎縮による過蛍光が黄斑耳側に認められる．黄斑と視神経乳頭の間は活動性のある部位で低蛍光となっている．
d：OCT所見：中心窩を通る水平Bスキャン像．網膜色素上皮，網膜外層に変化が認められる．

■ 参考文献

白点状網膜症（RPA）を初めて分類した報告
- Lauber H. Die sogenannte retinitis punctata albescens. *Klin Monatsbl Augenheilkd*. 1910 ; 48 : 133-148.

白点状眼底の原因遺伝子についての報告
- Yamamoto H, Simon A, Eriksson U, et al. Mutations in the gene encoding 11-cis retinol dehydrogenase cause delayed dark adaptation and fundus albipunctatus. *Nat Genet*. 1999 ; 22 : 188-191.
- Wada Y, Abe T, Sato H, et al. A novel Gly 35 Ser mutation in the RDH5 gene in a Japanese family with fundus albipunctatus associated with cone dystrophy. *Arch Ophthalmol*. 2001 ; 119 : 1059-1063.
- Nakamura M, Lin J, Miyake Y. Young monozygotic twin sisters with fundus albipunctatus and cone dystrophy. *Arch Ophthalmol*. 2004 ; 122 : 1203-1207.
- Sato M, Oshika T, Kaji Y, et al. A novel homozygous Gly 107 Arg mutation in the RDH5 gene in a Japanese patient with fundus albipunctatus with sectorial retinitis pigmentosa. *Ophthalmic Res*. 2004 ; 36 : 43-50.

白点状眼底と cone dystrophy の合併を報告
- Miyake Y, Shiroyama N, Sugita S, et al. Fundus albipunctatus associated with cone dystrophy. *Br J Ophthalmol*. 1992 ; 76 : 375-379.
- Nakamura M, Skalet J, Miyake Y. RDH5 gene mutations and electroretinogram in fundus albipunctatus with or without macular dystrophy : RDH5 mutations and ERG in fundus albipunctatus. *Doc Ophthalmol*. 2003 ; 107 : 3-11.
- Hotta K, Nakamura M, Kondo M, et al. Macular dystrophy in a Japanese family with fundus albipunctatus. *Am J Ophthalmol*. 2003 ; 135 : 917-919.

白点状眼底の経過についての報告
- Marmor MF. Long-term follow-up of the physiologic abnormalities and fundus changes in fundus albipunctatus. *Ophthalmology*. 1990 ; 97 : 380-384.
- Yamamoto H, Yakushijin K, Kusuhara S, et al. A novel RDH5 gene mutation in a patient with fundus albipunctatus presenting with macular atrophy and fading white dots. *Am J Ophthalmol*. 2003 ; 136 : 572-574.
- Imaizumi M, Tatewaki SY, Kimoto K, et al. Disappearance of puncta after uveitis in an eye with fundus albipunctatus. *Retina*. 2005 ; 25 : 1096-1098.

白点状眼底の治療の可能性についての報告
- Levy NS, Toskes PP. Fundus albipunctatus and vitamin A deficiency. *Am J Ophthalmol*. 1974 ; 78 : 926-929.
- Maeda A, Maeda T, Palczewski K. Improvement in rod and cone function in mouse model of fundus albipunctatus after pharmacologic treatment with 9-cis-retinal. *Invest Ophthalmol Vis Sci*. 2006 ; 47 : 4540-4546.

症例28　幼少時からの夜盲

17歳，女性．
主訴：近医眼科にてコンタクトレンズ作製するも，右眼の矯正視力が十分出ないので来院．
幼少時からの夜盲を自覚している．既往歴，特になし．常用薬もない．
家族歴を図1に示す．全身症状は認めない．

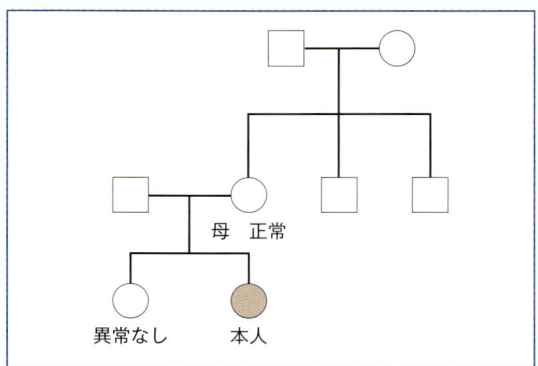

図1　家族歴
血縁者婚はない．

初診時所見

■ 視力
右眼　0.2(0.6× −2.50D ＝ cyl−0.5D　Ax150°)
左眼　1.0(1.2× −2.0D)

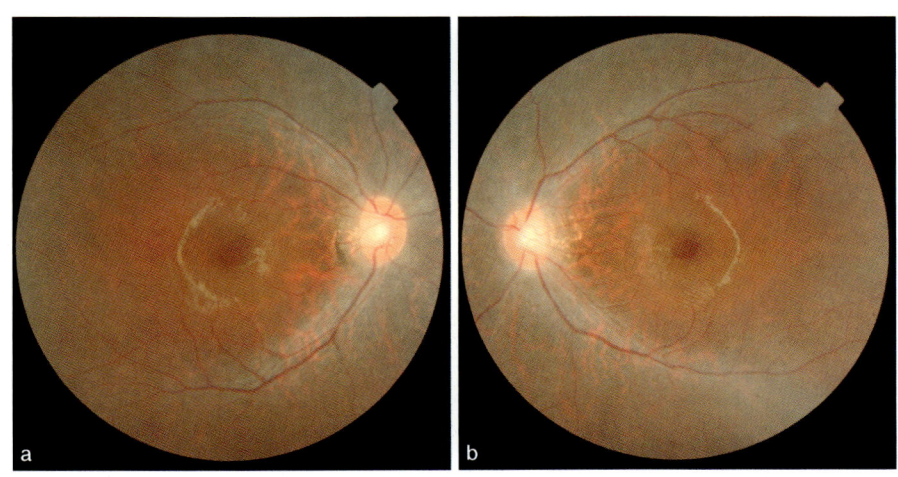

図2　眼底写真
a：右眼，b：左眼
両眼とも後極部の網膜色調は，ほぼ正常である．アーケード血管よりも周辺部網膜は粗造で変性しているが，骨小体様色素沈着は認めない．中心窩に囊胞様黄斑浮腫を認める．

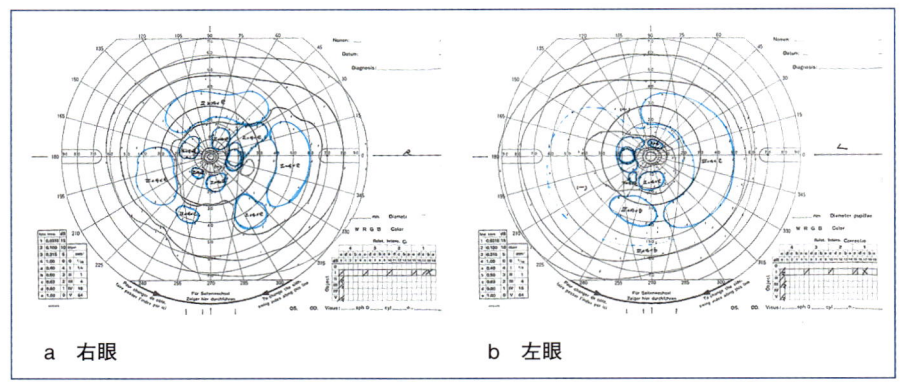

図3 Goldmann 視野検査
両眼ともに地図状暗点を認める．

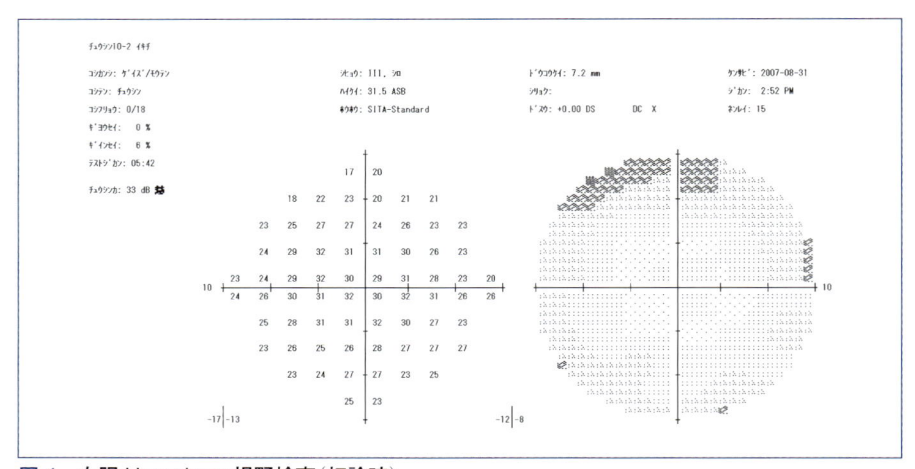

図4 右眼 Humphrey 視野検査（初診時）
10-2 SITA standard. MD 値は−8.43 dB であった．左眼も同様である．

■ 眼圧
　　右　11 mmHg，左　12 mmHg
■ 眼科所見
　　前眼部および中間透光体に異常所見を認めない．眼底検査は，両眼ともに視神経乳頭は正常，後極部の網膜色調は比較的保たれているが，アーケード血管よりも周辺部網膜が粗造である．両眼黄斑部に嚢胞様変化を認める（図2）．
　　視野検査の結果を図3，4に示す．
　　網膜電図は，全視野刺激では両眼ともに non-recordable，黄斑局所 ERG（中心 15°）では，右眼は subnormal，左眼は small response であった（図5）．

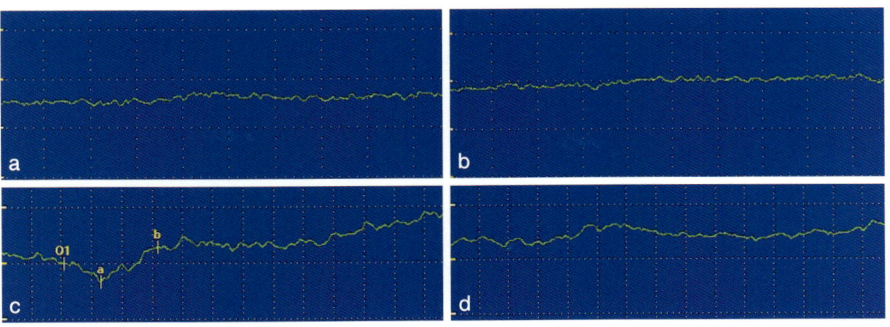

図5 網膜電図検査(初診時)
a：右眼全視野刺激，b：左眼全視野刺激，c：右眼局所 ERG，d：左眼局所 ERG．
全視野刺激は両眼ともに non-recordable，局所 ERG は右眼は subnormal，左眼は small response であった．

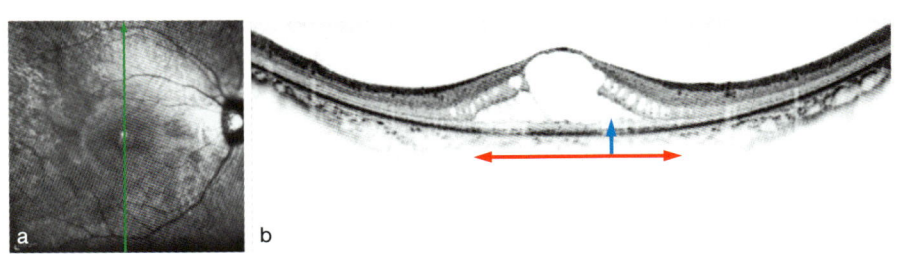

図6 OCT 垂直 B モードスキャン像(初診時)
著明な囊胞様黄斑浮腫が認められる．赤矢印の範囲で IS/OS ラインの断絶が認められる．特に青矢印部で目立つ．

画像検査	■ OCT

著明な囊胞様黄斑浮腫を認める．IS/OS ラインは中心窩から離れるにつれて不鮮明となり周辺部では消失している(図6)．

■ FA/IA

囊胞様腔への蛍光色素貯留は認められなかった(図7)．

症例の要約	明らかな家族歴を認めず，常用薬もなく，全身的には特に問題を認めないが，幼少時からの夜盲があり，矯正視力が不良の若年女性

鑑別診断	若年者の網膜色素変性症の鑑別

□ 網膜色素変性症
□ 全身疾患に合併する網膜色素変性症
□ 薬剤中毒症
□ 感染症
□ 錐体ジストロフィ
□ 硝子体網膜ジストロフィ
□ 癌関連網膜症 cancer-associated retinopathy(CAR)

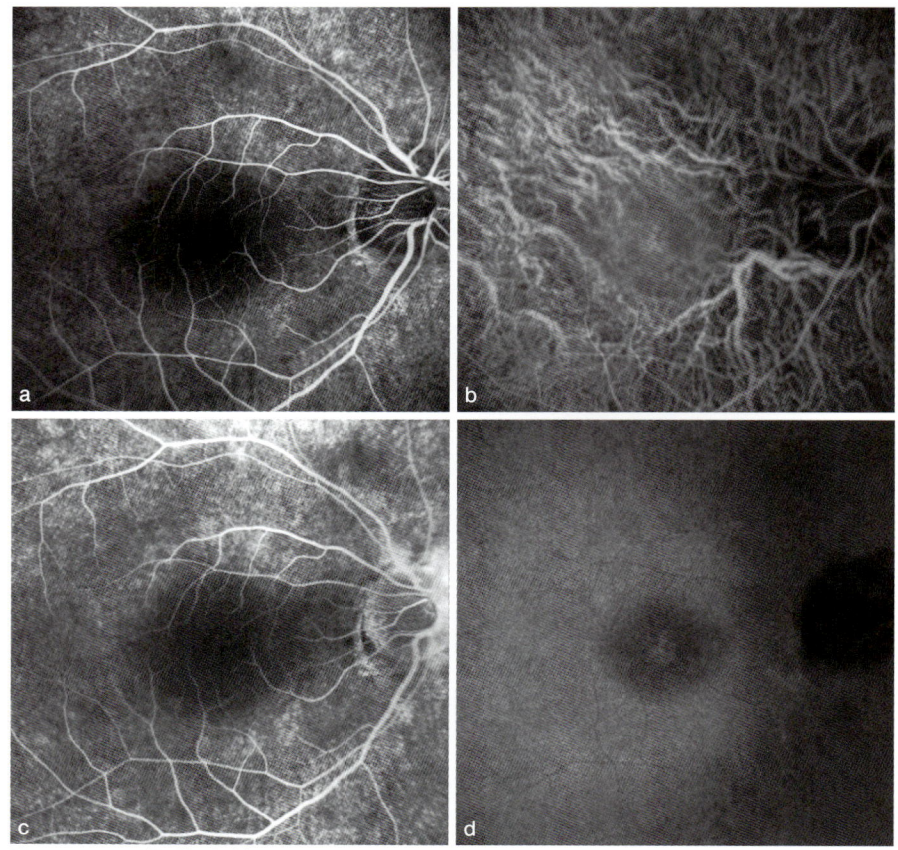

図7　FA/IA所見（初診時）
a：FA（早期），b：IA（早期），c：FA（後期），d：IA（後期）．
網膜色素上皮細胞の萎縮像が認められる．早期像でも後期像でも蛍光色素漏出，囊胞様腔への蛍光色素貯留は認められない．

診断・治療　　この症例は，幼少時からの夜盲があり，視野検査で地図状暗点を認める．また眼底に粗造な変性網膜を認め，蛍光色素漏出を伴わない黄斑浮腫が存在している．全視野網膜電図検査でnon-recordableであることから，網膜色素変性症に伴う囊胞様黄斑浮腫と診断した．

　　全身症状を認めないこと，常用薬がないことより，全身疾患の一症状としての網膜色素変性や薬剤中毒によるものは一応否定できる．

経過　　初期治療として，triamcinoloneのTenon囊下注射を施行するも浮腫は軽快しなかった．炭酸脱水酵素阻害薬内服投与後，少しずつ浮腫の軽減が認められた．しかし，視力の回復には至っておらず，むしろ，Humphrey 10-2では感度低下を認めた（図8）．

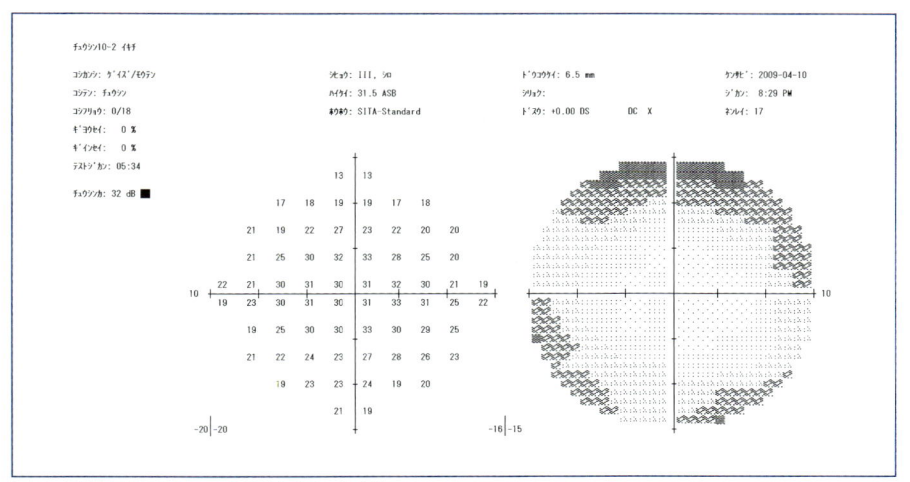

図8 右眼 Humphrey 視野検査（2年後）
10-2 SITA standard. MD 値は－10.46 dB と初診時(図4)に比べて悪化している.

疾患の理解

網膜色素変性症は遺伝疾患であるが，わが国では孤発例が約 50% を占めており，家族歴からは判断できないことが多い．特に若年者の場合は明らかな色素沈着がみられないことが多く，眼底所見では判断できないことがある．網膜色素変性症に伴う嚢胞様黄斑浮腫 cystoid macular edema (CME) は Nuel らにより初めて報告され，網膜色素変性症患者全体の 10～20% に認められるといわれている．浮腫による視力障害も多数報告されており，以前よりさまざまな治療法が試みられた．例えば，炭酸脱水酵素阻害薬の全身投与や局所投与，ステロイドの全身投与，局所投与，硝子体手術や近年では bevacizumab（アバスチン）の硝子体注射などがある．しかし，どれも効果は限定的で副作用も懸念され決定的な治療法ではない．その理由の1つは CME の発症機序が明らかにされていないことが考えられる．

網膜色素変性症に伴う CME を疑う所見を以下にあげる．

1) 夜盲を伴う
2) 色素沈着を伴う網膜変性の眼底所見
3) 進行性の視野障害
4) FA で leak がないことが多い

今後の管理

網膜色素変性に対して確実に効果のある治療法は存在しない．患者にはそのことをよく説明し理解してもらうことが重要である．この患者は，若年であるので，近い将来に他の眼科合併症が発症する可能性は少ないが，白内障，緑内障などが合併した場合には，適切な治療が重要である．また，「無駄な治療」を受けないこと，定期的に眼科医を受診することを徹底したい．

この患者の CME は，炭酸脱水酵素阻害薬の内服治療に反応しているので，副作用に留意しながら今後も続ける予定である．CME による中心視野障害も考えられるので，Humphrey 10-2，OCT にて経過観察を続けることにしている．

> Point　若年者の網膜色素変性の鑑別診断

☐ 網膜色素変性症
☐ 全身疾患に合併する網膜色素変性症
☐ 薬剤中毒
☐ 感染症
☐ 錐体ジストロフィ
☐ 硝子体網膜ジストロフィ
☐ 癌関連網膜症（CAR）

■網膜色素変性症

網膜色素変性症の診断は，きわめて容易であることも，非常に困難であることもある．定型的な症例の診断はさほど困難ではないが，非定型的な症例では診断に苦慮することもある．

■全身疾患に合併する網膜色素変性症

種々の全身疾患の合併症として網膜色素変性症が認められることがある．Refsum病（フィタン酸代謝異常と神経症状），無リポプロテイン血症，Kearns-Sayer症候群（ミトコンドリア遺伝子異常による慢性進行性外眼筋麻痺，網膜色素変性，心臓伝導ブロックを三主徴とする），Usher症候群（感音性難聴と網膜色素変性），Bardet-Biedl症候群（肥満，多指症，知能発育遅延，性腺機能不全）などの一徴候として網膜色素変性が発症することがある．

■薬剤中毒

クロロキン，ヒドロキシクロロキン，フェノチアジンなどの中毒症状として網膜色素変性が発症することはよく知られている．病歴聴取が重要である．

■感染症

先天梅毒のごま塩眼底 salt and pepper fundus，風疹などで網膜色素変性類似の眼底所見を示すことがある．

■錐体ジストロフィ

網膜色素変性症では，杆体がより選択的に障害されるが，この疾患では錐体が先に障害を受ける．患者は初期より中心暗点，色覚異常，視力低下を訴える．

■硝子体網膜ジストロフィ
　この範疇にはさまざまな疾患が含まれている．それぞれに特徴があり，典型的な網膜色素変性と鑑別が可能である．

1. X連鎖性若年網膜分離症
　X連鎖性を示し，軸状嚢胞様の黄斑部分離症，周辺部網膜分離症，周辺網膜の金箔様反射，ERGで陰性b波などを特徴とする．診断確定には原因遺伝子であるretinoschisis 1（RS1）の解析が有用である（☞175頁）．

2. Wagner硝子体網膜変性
　常染色体優性遺伝で，硝子体の液化と網脈絡膜萎縮を主病変とする疾患である．膜状の硝子体が特徴的であり，一般的な網膜色素変性と鑑別できる．網膜剝離を合併することもある．Chondroitin sulfate proteoglycan 2（CSPG2）が原因遺伝子である可能性が示唆されている．

3. Stickler硝子体ジストロフィ
　網膜と硝子体の変性や高度近視を伴う常染色体優性遺伝の疾患である．しばしば網膜剝離が生じ，眼外合併症を伴う．分子遺伝学的にはⅠ～Ⅲ型に分類されるWagner硝子体網膜変性と混同されることがある．

4. Goldman-Favre症候群
　常染色体劣性遺伝の網膜硝子体変性疾患であり，夜盲を生じ，進行性の視力，視野障害を認める．また，黄斑部や周辺部に網膜分離を生じ，網膜色素変性様の眼底変化がみられる．ERGでa，b波はともに消失する．網膜色素変性症とは鑑別は難しいこともあるが，硝子体の変性や周辺部の網膜分離などで鑑別する．FEVRは周辺部網膜血管の発育不全により未熟児網膜症に類似した眼底所見を呈する家族性の進行性網膜硝子体変性疾患である．軽症例では網膜血管の走行異常だけであるが，鎌状網膜剝離や硝子体出血を伴う例もある．いくつかの原因遺伝子が報告されている．網膜色素変性症との鑑別は比較的容易である．

■癌関連網膜症（CAR）
　症例29（☞218頁）．

まとめ
　若年で発見された孤発性の網膜色素変性症である．嚢胞様黄斑浮腫が著明で，視力低下はそれによって説明できる．現時点では効果的な治療法はなく，経過を観察するしかないが，定期的に所見を記録しておくことは非常に重要である．

Memo

網膜色素変性症と遺伝子異常

網膜色素変性症の発症に遺伝子異常が重要であることはよく知られている．1990年にDryjaらは，ロドプシン遺伝子の点突然変異が網膜色素変性症の発症に関連していることを示した．その後，多数の遺伝子の変異が網膜色素変性症の発症に関与していることが明らかとなっている．日本人では，孤発例が多く，優性遺伝形式やX染色体優性遺伝形式を示す症例が少ないこともあって，遺伝子異常検出の頻度は高くない．

網膜色素変性症の遺伝子異常の特徴に，同一家系内で同一の遺伝子異常を持つにもかかわらず，表現型に大きな差があることがあげられる．すなわち，同一の遺伝子異常が異なった診断名の病態を発症していると考えられ，このため，網膜色素変性症の患者について詳細な遺伝子検査を行うことに診断的価値は高いとはいえない．

網膜疾患と遺伝子変異については，RetNet（www.sph.uth.tmc.edu/retnet/disease.htm）が詳しい．

■ 参考文献

遺伝性網膜疾患のモノグラフ
- 和田裕子, 玉井 信. カラーアトラス 網膜の遺伝病—遺伝子解析と臨床像. 医学書院, 2005.

わが国における網膜色素変性の遺伝形式の分布
- Hayakawa M, Fujiki K, Kanai A, et al. Multicenter genetic study of retinitis pigmentosa in Japan : I. Genetic heterogeneity in typical retinitis pigmentosa. *Jpn J Ophthalmol*. 1997 ; 41 : 1-6.

網膜色素変性症に伴うロドプシン遺伝子変異の初めての報告
- Dryja TP, MaGee TL, Reichel E, et al. A point mutation of the rhodopsin gene in one form of retinitis pigmentosa. *Nature*. 1990 ; 343 : 364-366.

網膜色素変性症の遺伝子異常と表現型との関係の報告
- Nakazawa M, Xu S, Gal A, et al. Variable expressivity in a Japanese family with autosomal dominant retinitis pigmentosa closely linked to chromosome 19q. *Arch Ophthalmol*. 1996 ; 114 : 318-322.

網膜色素変性症患者のCMEを合併する割合の報告
- Fishman GA, Glenn AM, Gilberd LD. Rebound of macular edema with continued use of methosolamide in patients with retinitis pigmentosa. *Arch Ophthalmol*. 1993 ; 111 : 1640-1646.
- Fishman GA, Maggiano JM, Fishman M. Foveal lesions seen in retinitis pigmentosa. *Arch Ophthalmol*. 1977 ; 95 : 1993-1996.

CMEと視力との関係の報告
- Sandberg MA, Brockhurst RJ, Gaudio AR, et al. The association between visual acuity and central retinal thickness in retinitis pigmentosa. *Invest Ophthalmol Vis Sci*. 2005 ; 46 : 3349-3354.

CMEのさまざまな治療法についての報告
- Ozdemir H, Karacorlu M, Karacorlu S. Intravitreal triamcinolone acetonide for treatment of cystoid macular edema in patients with retinitis pigmentosa. *Acta Ophthalmol Scand*. 2005 ; 83 : 248-251.
- Grover S, Apushkin MA, Fishman GA. Topical dorzolamide for the treatment of cystoid macular edema in patients with retinitis pigmentosa. *Am J Ophthalmol*. 2006 ; 141 : 850-858.
- Fishman GA, Gilberd LD, Fiscella RG, et al. Acetazolamide for treatment of chronic macular edema in retinitis pigmentosa. *Arch Ophthalmol*. 1989 ; 107 : 1445-1452.
- Wolfensberger TJ. The role of carbonic anhydrase inhibitors in the management of macular edema. *Doc Ophthalmol* 1999 ; 97 : 387-397.
- Giusti C, Forte R, Vingolo EM. Deflazacort treatment of cystoid macular edema in patients

affected by retinitis pigmentosa : a pilot study. *Eur Rev Med Pharmacol Sci.* 2002 ; 6 : 1-8.
- Newsome DA, Blacharski PA. Grid photocoagulation for macular edema in patients with retinitis pigmentosa. *Am J Ophthalmol.* 1987 ; 15 ; 103 : 161-166.
- Kim JE. Intravitreal triamcinolone acetonide for treatment of cystoid macular edema associated with retinitis pigmentosa. *Retina.* 2006 ; 26 : 1094-1096.
- Scorolli L, Morara M, Meduri A, et al. Treatment of cystoid macular edema in retinitis pigmentosa with intravitreal triamcinolone. *Arch Ophthalmol* 2007 ; 125 : 759-764.
- Yuzbasioglu E, Artunay O, Rasier R, et al. Intravitreal bevacizumab (Avastin) injection in retinitis pigmentosa. *Curr Eye Res.* 2009 ; 34 : 231-237.

症例 29

原因不明の視野狭窄

67歳，女性．
主訴：両眼視野狭窄，霧視，羞明，夜盲
約半年前から特に誘因なく，左眼に上記症状を自覚していた．2か月前から右眼にも同様の症状が出現し，次第に増強するため当科を受診した．食生活など特に問題はない．
既往歴：高血圧，糖尿病，抗凝固薬服用．
家族歴：特記すべき事項なし．

初診時所見

■ 視力
　右眼　0.7p（0.9p×＋1.0D）
　左眼　0.1　（0.2p×＋1.75D）

■ 眼圧
　右　15 mmHg，左　13 mmHg

■ 眼科所見
　両眼の中間周辺部にドルーゼン様の黄色斑を認める．右眼には黄斑前膜も認められる．視神経乳頭は正常である（図1）．左眼に相対的求心性瞳孔異常 relative afferent pupillary defect（RAPD）を認める．前房・硝子体に炎症所見を認めない．
　Goldmann視野検査では，両眼に中心暗点とその周囲の島状暗点を認める（図2）．

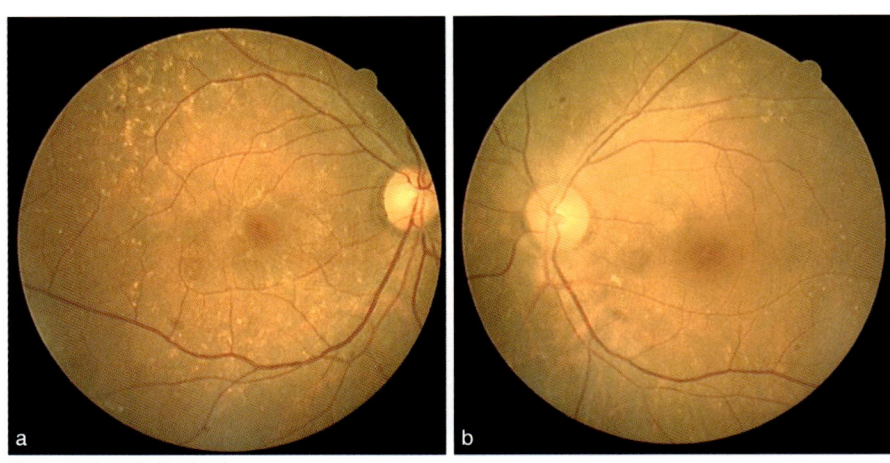

図1　眼底写真（初診時）
a：右眼，b：左眼．
両眼とも視神経乳頭は正常．ドルーゼンが散在している．右眼には黄斑前膜も認められる．

a 右眼　　　　　　　　　　　　　b 左眼

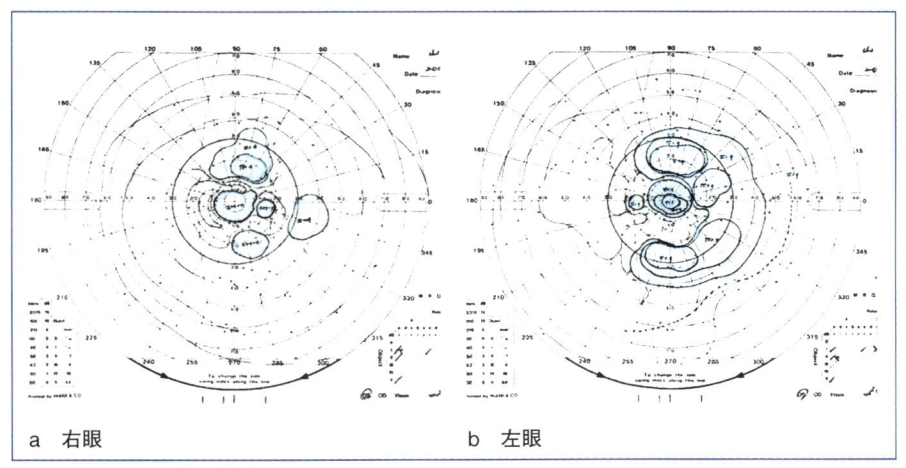

図2　Goldmann 視野検査
両眼ともに中心暗点とその周囲の島状暗点を認める．

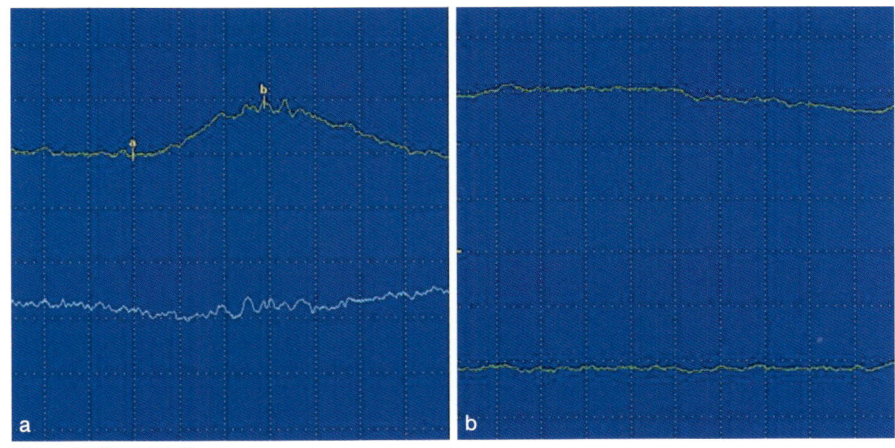

図3　網膜電図検査
a：暗順応下，b：明順応下．網膜電図(ERG)は，両眼ともに暗順応下，明順応下のいずれも subnormal である．右眼(上段)よりも左眼(下段)がより強く障害されている．

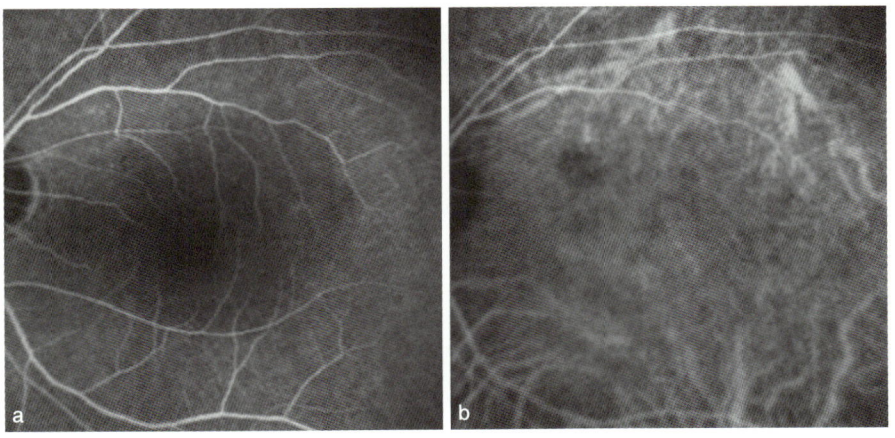

図4　左眼 FA/IA 所見
a：FA，b：IA．大きな異常所見を認めない．右眼も同様の所見である．

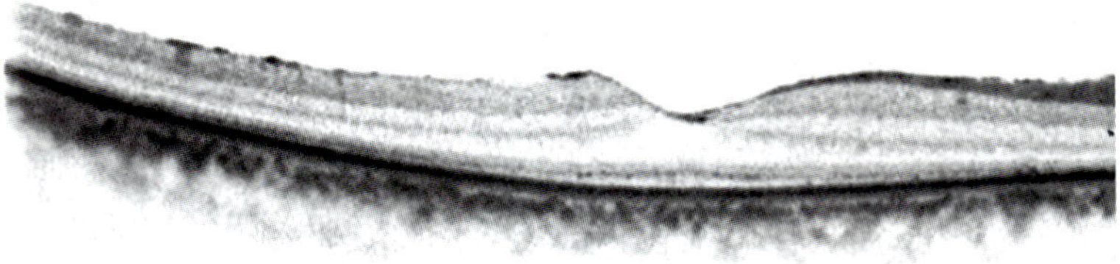

図5 OCT所見
a：右眼，b：左眼．
いずれも中心窩を通る水平Bモードスキャン像；両眼とも視細胞レベルの信号（IS/OSライン）が不明瞭で，特に左眼で中間周辺部の網膜外層構造が消失している．

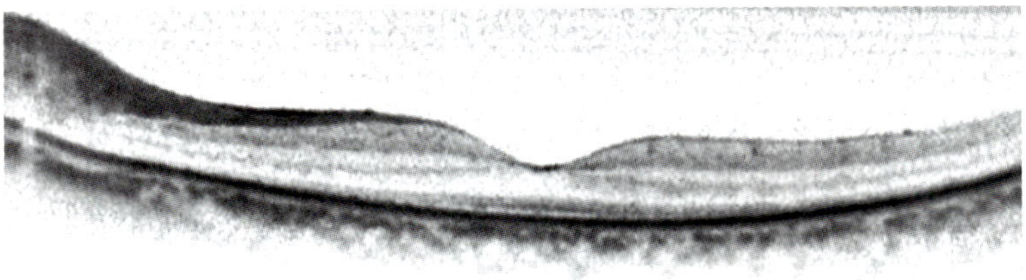

検査所見	■ 網膜電図検査

全視野刺激網膜電図検査で，両眼ともに反応の減弱を認めた（図3）．

■ FA/IA

FA，IAともに大きな異常所見を認めない（図4）．

■ OCT

両眼ともに網膜内層はよく保たれている．網膜外層視細胞レベルに障害を認めた（図5）．

症例の要約	比較的急速に進行する両眼性視野狭窄・視力障害を認める高齢女性

鑑別診断	□ 網膜色素変性とその類縁疾患 □ 癌関連網膜症 cancer-associated retinopathy（CAR） □ 視神経疾患 □ 錐体ジストロフィ □ 薬物や栄養欠乏による網膜症 □ AZOOR（acute zonal occult outer retinopathy）

診断・経過	高齢者における，原因不明の進行性の視力障害，輪状・中心暗点，ERG低下，網膜色素変性の家族歴はないことから，癌関連網膜症（CAR）の可能性を考え，血清抗リカバリン抗体検査，および全身検査を施行した．抗リカバリン抗体は同定されなかったが（SRLに外注），内科に全身検査を依頼したところ，大腸癌が発見され，手術加療を行った．

a 右眼　　　　　　　　　　　　　　　　b 左眼

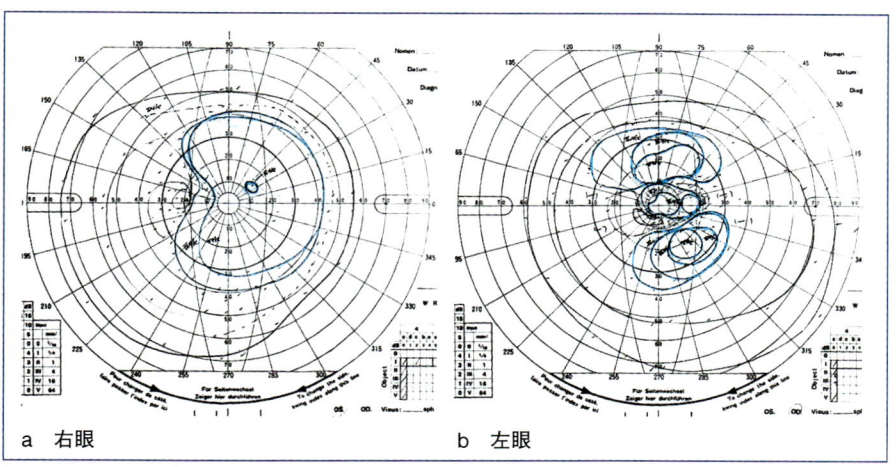

図6　Goldmann視野検査（初診から半年後）
両眼ともに視野欠損の増悪を認める．

半年後には，右眼視力0.08，左眼視力0.03と著明な増悪を認めた．Goldmann視野検査でも，暗点の拡大を認めた（図6）．視神経乳頭は徐々に蒼白となり，網膜動脈の狭細化も認めるようになった．

疾患の理解

網膜構成要素に対する自己抗体が生じ，正常網膜組織を攻撃する疾患群が知られ，paraneoplastic retinopathy（PR）と autoimmune retinopathy（AR）が区別されている．どちらも症状・所見は類似しており，悪性腫瘍が関連すると考えられる PR は CAR（表1）と MAR（melanoma-associated retinopathy）に分類される．悪性腫瘍との関連がみられないものが AR として区別される．自己抗体として CAR antibodies が知られていたが，これはリカバリンに対する自己抗体であることが報告されている．

リカバリン以外にも α-enolase, arrestin, transducin, TULP1, neurofilament protein, heat-shock protein-70, PNR などに対する原因と考えられる自己抗体が報告されている．全症例で自己抗体が同定できるわけではない．

表1　CARの臨床像

- 初期には検眼鏡的には異常を認めない
- 輪状・中心暗点
- 原因不明の進行性視力低下
- 進行が比較的急速
- 血管造影検査で網膜血管炎の所見を呈することがある
- 原因となる悪性腫瘍の発見より眼科症状が先行することが多い

症例29　原因不明の視野狭窄

治療	ステロイド投与，血漿交換，IgE 投与などが治療として報告されているが，効果は限定的である．原因となる腫瘍を摘出しても網膜症の病像は変わらない．本症例では本人の希望もあり，眼科的治療は行わなかった．

> Point　CAR と鑑別を要する疾患

□ 網膜色素変性症とその類縁疾患
□ 視神経疾患
□ 錐体ジストロフィ
□ 薬物や栄養欠乏による網膜症
□ AZOOR

■ 網膜色素変性症とその類縁疾患

　定型的な網膜色素変性症の診断は容易である．図7に示すような骨小体様色素沈着を伴い，OCT で網膜視細胞レベルの障害を認める症例の場合は，診断に苦しむことは少ない．CAR の診断は，網膜色素変性症に比べてはるかに困難である．最大のポイントは，この疾患を疑うことにある．

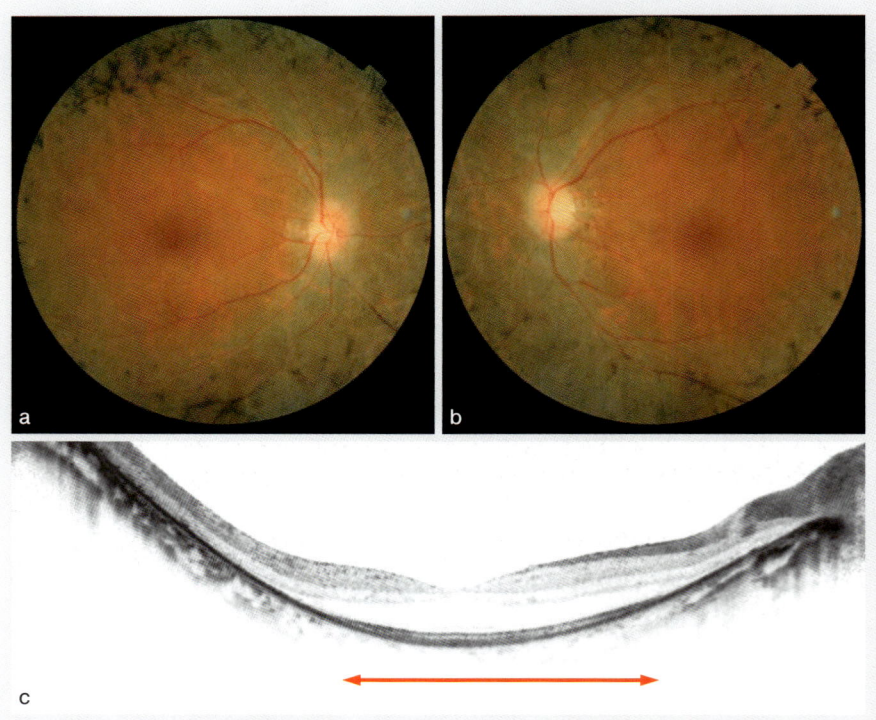

図7　網膜色素変性症の眼底写真と OCT 所見
a：右眼，b：左眼．両眼ともに血管アーケードよりも周辺部網膜に変性が認められる．両眼ともに骨小体様色素沈着が認められる．
c：中心窩を通る水平 B スキャン像；中心窩下の視細胞はほぼ正常な構造を保っている．赤矢印よりも周辺部の網膜では IS/OS ラインが不明瞭あるいは消失しており，視細胞層も消失している．

まとめ

本症例は眼底所見が乏しいにもかかわらず，急速に進行する網膜色素変性様の視野異常，視力低下，網膜電図異常を認めたため，CAR を疑って全身検査を行い，大腸癌が発見された．本症例では陰性であったが，抗リカバリン抗体などの自己抗体測定が手掛かりとなる．

Memo CAR を見落とさないために

羞明，視力障害，視野障害を訴える患者で網膜電図の異常，OCT で中間周辺部の視細胞層菲薄化がみられるとき，網膜色素変性とその類縁疾患を疑うことになる．網膜色素変性であれば，以下の特徴がある．

1) 以前から夜盲を自覚している
2) 進行は緩徐であり，数か月のうちの明瞭な進行は考えにくい
3) 家族歴(常染色体劣性・常染色体優性・X 連鎖性)を認めることがある
4) 症状と一致した何らかの眼底所見がみられることが多い
5) OCT で中心窩部の視細胞層が描出される場合，視力低下が強いことはあまりない

これらの特徴の1つでも当てはまらないものがある場合，CAR など網膜色素変性症以外の疾患を考える必要がある．特に，OCT で中心窩の視細胞の形態が比較的保存されているにもかかわらず視力低下が強い場合には，網膜色素変性症以外の疾患を強く疑わせる．

参考文献

CAR を初めて報告した論文
- Sawyer RA, Selhorst JB, Zimmerman LE, et al. Blindness caused by photoreceptor degeneration as a remote effect of cancer. *Am J Ophthalmol.* 1976 ; 81 : 606-613.

CAR 抗体が抗リカバリン抗体であるとした報告
- Thirkill CE, Tait RC, Tyler NK, et al. The cancer-associated retinopathy antigen is a recoverin-like protein. *Invest Ophthalmol Vis Sci.* 1992 ; 33 : 2768-2772.

自己抗体網膜症における自己抗体の検索
- Adamus G, Ren G, Weleber RG. Autoantibodies against retinal proteins in paraneoplastic and autoimmune retinopathy. *BMC Ophthalmol.* 2004 ; 4 : 5

CAR の治療に関する論文
- Ferreyra HA, Jayasundera T, Khan NW, et al. Management of autoimmune retinopathies with immunosuppression. *Arch Ophthalmol.* 2009 ; 127 : 390-397.
- Espandar L, O'Brien S, Thirkill C, et al. Successful treatment of cancer-associated retinopathy with alemtuzumab. *J Neurooncol.* 2007 ; 83 : 295-302.

症例 30

光視症を伴った盲点拡大

41歳,女性.
主訴:右眼視力低下,羞明.
1か月前に右眼耳側の視野障害を自覚したが拡大しないため放置していた.その後,視力低下,羞明・光視症を自覚するようになり来院した.
喫煙15本15年,高血圧,糖尿病,抗凝固薬服用.
その他,既往歴はない.

初診時所見

- **視力**
  右眼　0.02(0.5×−5.0D)
  左眼　0.02(1.0×−5.25D)
- **眼圧**
  右　13 mmHg,左　14 mmHg
- **対光反応**
  右眼に相対的求心性瞳孔異常(RAPD)をわずかに認める.
- **眼底所見**
  右眼,左眼ともに特記すべき所見を認めない(図1).

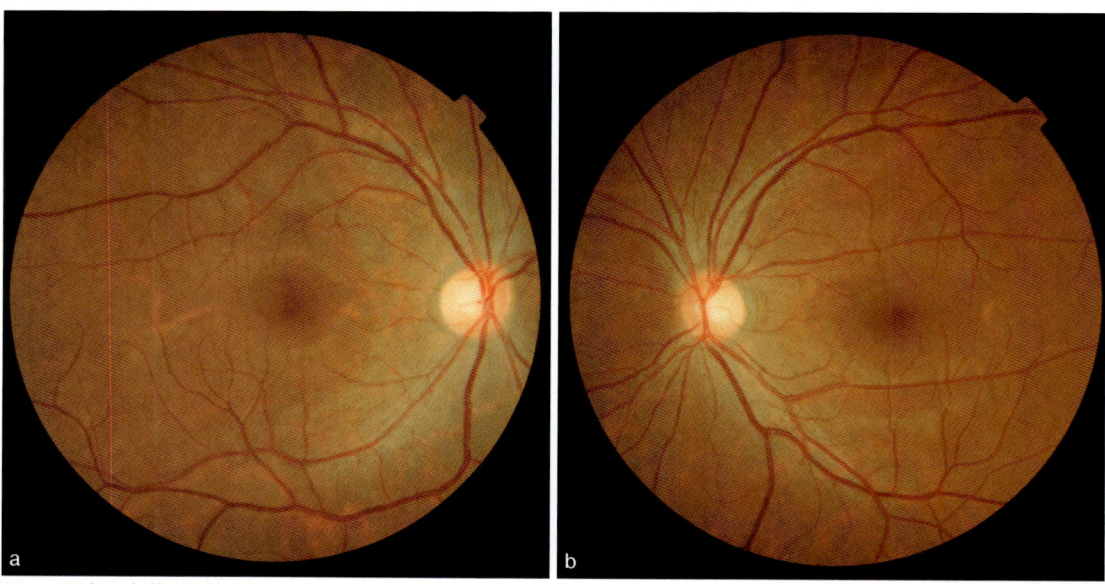

図1　眼底写真(初診時)
a:右眼,b:左眼.
両眼とも視神経乳頭,網膜血管,黄斑部ともに正常である.右眼の相対的求心性瞳孔異常(RAPD)や視力低下を説明できる所見は認められない.

a 右眼　　　　　　　　　　　　　b 左眼

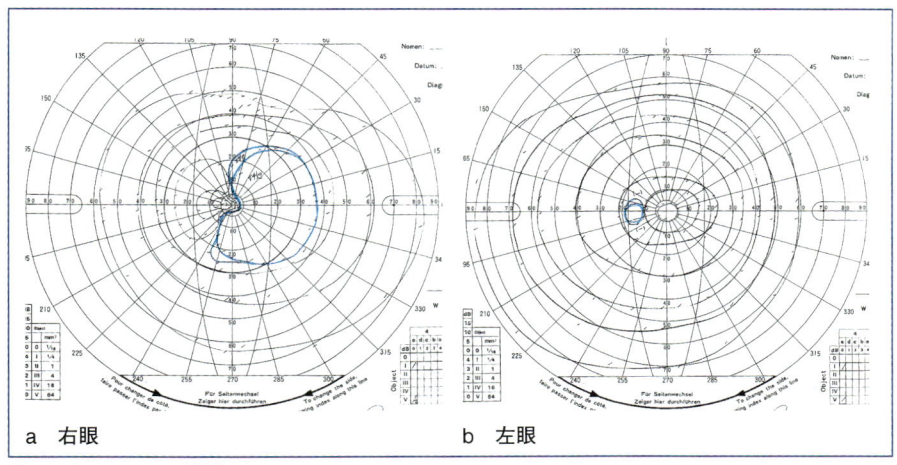

図2 Goldmann 視野検査
右眼の Mariotte 盲点が拡大し，固視点のすぐ近傍まで近づいている．左眼は特に異常を認めない．

a VEP　　　　b 局所網膜電図検査

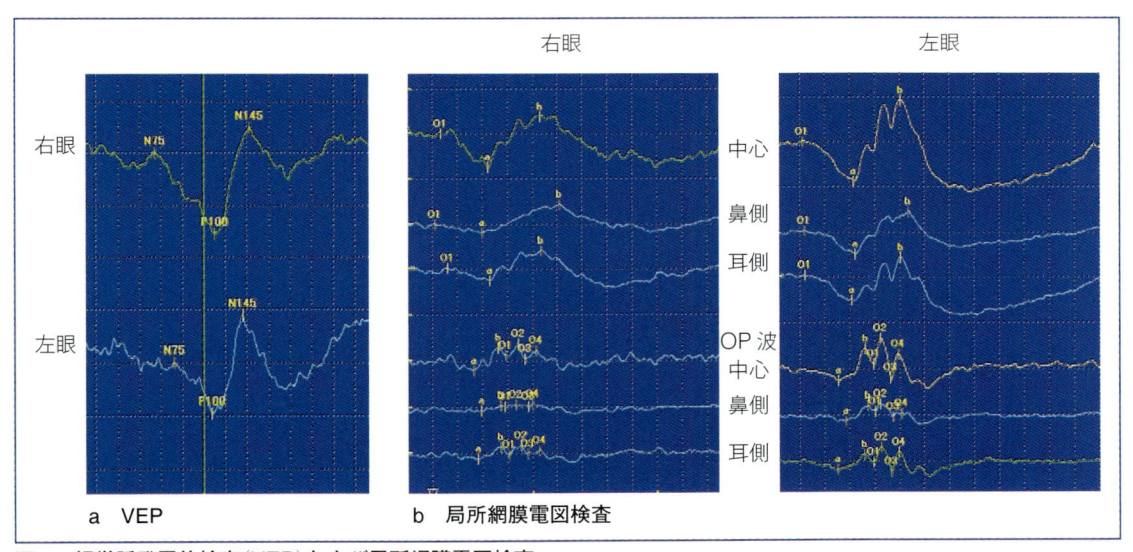

図3 視覚誘発電位検査(VEP)および局所網膜電図検査
視覚誘発電位は左右両眼ともに正常反応．中心 15°の黄斑局所網膜電図検査で，右眼，特に鼻側の反応が低い．

検査所見

■ Goldmann 視野検査

右眼に Mariotte 盲点の拡大を認める．左眼は，ほぼ正常(図2)．

■ 電気生理学的検査所見(視覚誘発電位検査，網膜電図検査)

1. 視覚誘発電位検査(VEP)

   両眼とも潜時に異常なし(図3a)．

2. 網膜電図検査(ERG)

   - 全視野刺激：右眼錐体系 ERG で振幅低下(図4)．
   - 局所刺激(中心窩 15°，鼻側半円，耳側半円，図3b)：右眼で振幅減弱特に鼻側の反応が低い．

症例30 光視症を伴った盲点拡大

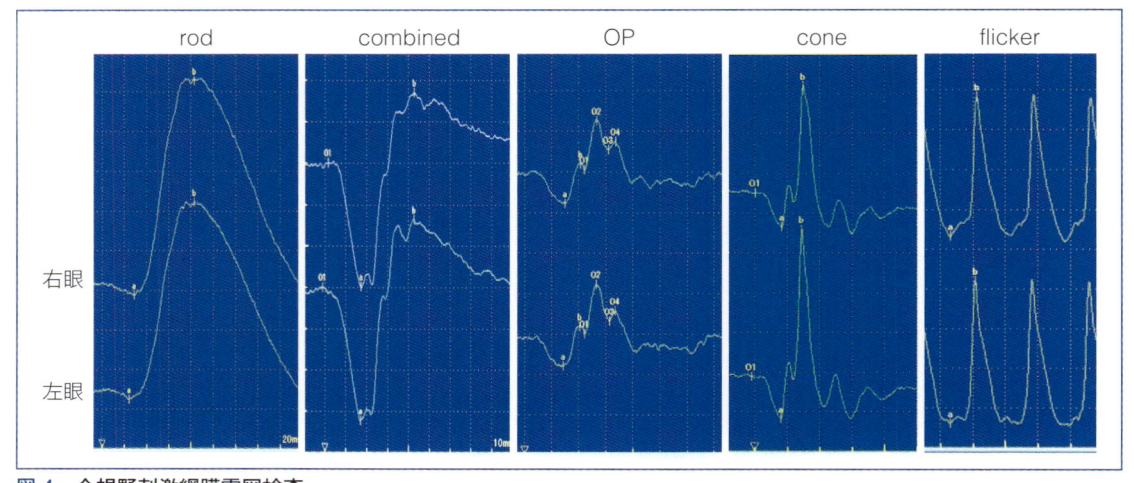

図4 全視野刺激網膜電図検査
右眼の錐体系反応にわずかな低反応が認められる.

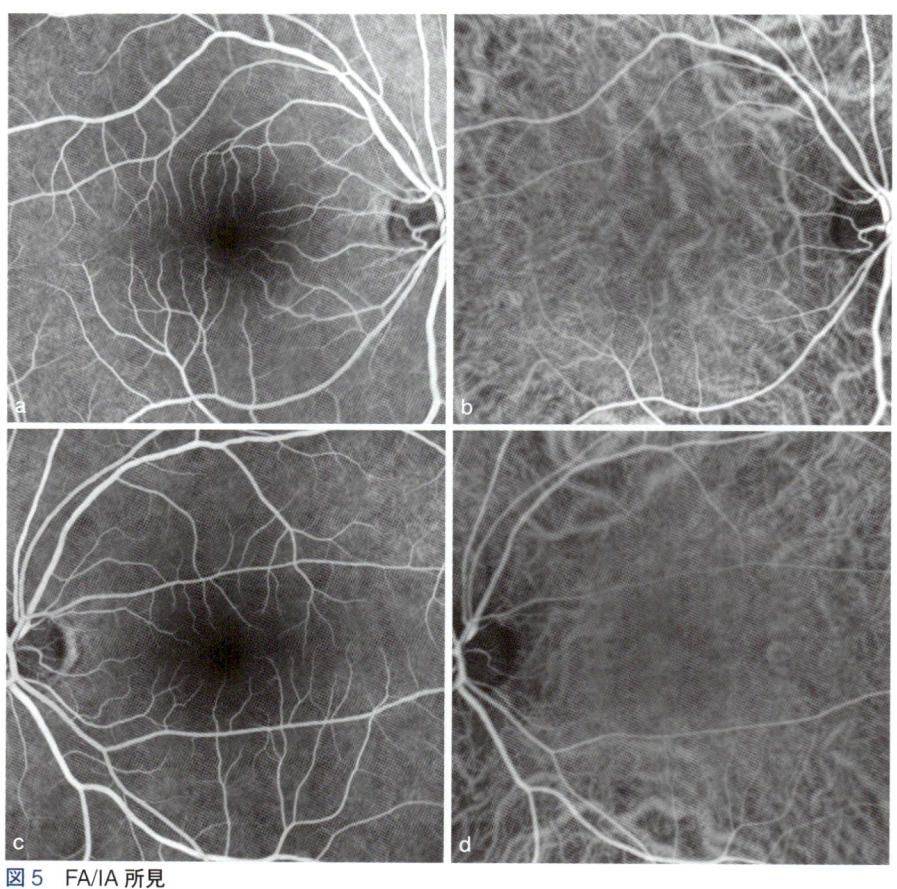

図5 FA/IA 所見
a：右眼 FA, b：右眼 IA, c：左眼 FA, d：右眼 IA.
いずれも正常所見.

a 右眼

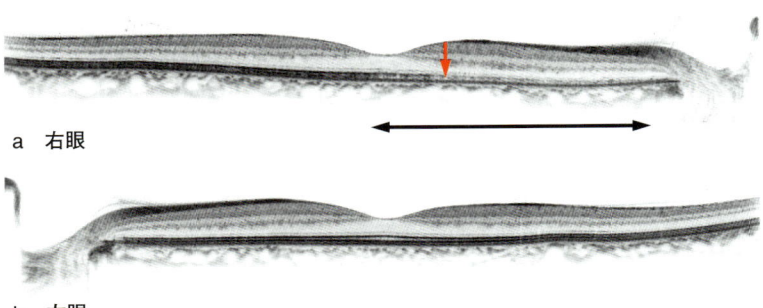

b 左眼

図6 OCT所見
いずれも中心窩を通る水平Bスキャン像.
a：右眼は中心窩鼻側網膜のIS/OSラインとその脈絡膜側にあるライン（第3のライン，赤矢印）が不明瞭となっている（黒矢印範囲）.

■ FA/IA
　FA/IAともに異常所見を認めない（図5）.
■ OCT
　右眼の中心窩鼻側網膜のIS/OSラインとその外側にあるラインが境界不明瞭になっている．視細胞構造が障害されている可能性を示唆する所見である．左眼は異常を認めない（図6）.

症例の要約	検眼鏡所見に問題はないが，各種検査で局所的な網膜機能低下が推測される，片眼性視力，視野障害（盲点拡大）を呈する中年女性

鑑別診断	□ 視神経疾患（球後視神経炎） □ 中枢性疾患（頭蓋内病変） □ 多発一過性白点症候群（MEWDS） □ 錐体ジストロフィ □ Occult macular dystrophy □ AZOOR（acute zonal occult outer retinopathy）

診断	AZOOR（acute zonal occult outer retinopathy；急性帯状潜在性網膜外層症）が疑われる.

　球後視神経炎は，視覚誘発電位が正常であること，OCTの所見から否定的である．MEWDSは典型的には眼底に白点が現れる疾患である（☞205頁）．錐体ジストロフィは，両眼性であり，この症例のような比較的急性の発症はしない．Occult macular dystrophyは，両眼性であり，全視野網膜電図検査で錐体系反応が低下することはない．また，OCTで中心窩網膜厚が減少するとの報告もある．

　以上よりAZOORが一番考えやすい．

疾患の理解　　近視の女性に光視症を伴った Mariotte 盲点拡大がみられた症例で，VEP 検査により視神経疾患の可能性が除外され，網膜電図（ERG），OCT 所見から網膜外層の障害が示された．この疾患の特徴として視野欠損，視力低下の他に，光視症を伴うことが多いこと，近視の女性に多いこともあげられる．MEWDS，PIC（punctuate inner choroidopathy），AMN（acute macular neuroretinopathy）など AZOOR と類似症状を呈する疾患との異同が議論されている．視神経疾患，中枢性疾患との鑑別は重要で，球後視神経炎や頭蓋内病変などを除外する必要がある．網膜電図検査は必須である．OCT の進歩に伴い AZOOR の診断に非常に有用な所見を与えてくれることが報告されている．

　　AZOOR の治療は定まったものはなく，ステロイド全身投与の効果もコンセンサスは得られていない．自然経過でも改善傾向がみられる症例が 20% 程度あるとの報告があり，また，盲点拡大型では改善傾向が強いとの記載もある．本症例ではステロイド開始により経過が変化したため，何らかの効果があったと考えるのは自然ではあるが，ステロイドの治療効果を確認するには多数例の検討が必要である．

　　特徴的な症状，所見を持つ疾患群であるが，原因は不明であり病理学的にも十分解明されたものではない．以下に，AZOOR の疾患概念を示す．

- 原因不明の網膜外層機能障害
- 1 か所もしくは複数の領域に生ずる視野欠損
- 検眼鏡所見，蛍光眼底所見では機能異常の説明が困難
- 視野欠損部に一致した ERG の局所的低下

今後の検討により，疾患概念が変化する可能性もある．

治療・経過　　ステロイド投与を行った．prednisolone 40 mg/日から始めたところ，1 週間後には視力が 0.7 に改善，MP-1 検査でも治療前後で感度の明らかな改善がみられた（図 7）．OCT 検査でも治療前後で視細胞，特に外層の構造が復元しているようにもみえる．

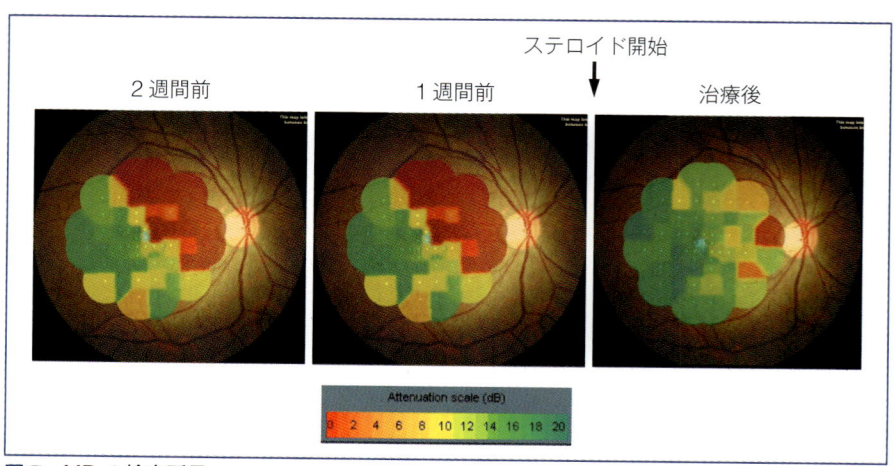

図 7　MP-1 検査所見
ステロイド投与によって網膜視感度の上昇が起こっている．

> **Point** 盲点拡大を示す疾患

□ 球後視神経炎
□ 多発一過性白点症候群（MEWDS）
□ 錐体ジストロフィ
□ Occult macular dystrophy
□ AZOOR

■ 球後視神経炎

　視神経炎は，種々の原因で生じる視神経の炎症である．狭い意味では，特発性の急性脱髄性視神経炎をいう．炎症病変部が視神経乳頭に近ければ，乳頭に炎症所見が認められるが（乳頭炎），視神経後部に炎症の主座がある場合には視神経乳頭に炎症所見を認めない．このような視神経炎を球後視神経炎という．

■ MEWDS
　症例 27（☞ 205 頁）

■ 錐体ジストロフィ

　錐体ジストロフィは，杆体よりも錐体が選択的に障害を受ける疾患である．本態は，錐体のアポトーシスであると考えられている．錐体ジストロフィは中高年で突然自覚することは稀である．電気生理学的検査，蛍光眼底造影検査，OCT（中心窩網膜厚の菲薄化が目立つ）より診断できる．

■ Occult macular dystrophy

　Miyake により提唱された疾患である．一般には，成人になってから発症する両眼性の視力低下を訴えて受診するが，眼底所見に乏しいことが特徴である．遺伝歴を持つ患者がある．全視野刺激網膜電図検査では正常反応を示すが，黄斑部局所網膜電図検査や多局所網膜電図検査で反応の低下を認める．OCT で黄斑部網膜厚の減少があるとする報告がある．診断には，この疾患を疑うこと，多局所網膜電図検査を行うことが重要である．

■ AZOOR
　本症例

| まとめ | 検眼鏡所見や造影検査で異常はないが，ERG や OCT で局所的な網膜外層の機能低下が推測されることから，AZOOR と診断した．ステロイド投与にて，視力，網膜感度の明らかな改善がみられ，OCT で網膜外層の構造の復元がうかがわれた． |

■ 参考文献

Gass による AZOOR の提唱
- Gass JDM. Acute zonal occult outer retinopathy. Donders Lecture : the Netherlands Ophthalmological Society, Maastricht, Holland, June 19, 1992. *J Clin Neuroophthalmol.* 1983 ; 13 : 79-97.

Gass による AZOOR の総説
- Gass JDM. The acute zonal outer retinopathies. *Am J Ophthalmol.* 2000 ; 130 : 655-657.

AZOOR の OCT 所見
- Li D, Kishi S. Loss of photoreceptor outer segment in acute zonal occult outer retinopathy. *Arch Ophthalmol.* 2007 ; 125 : 1194-1200.
- Spaide RF, Koizumi H, Freund KB. Photoreceptor outer segment abnormalities as a cause of blind spot enlargement in acute zonal occult outer retinopathy-complex diseases. *Am J Ophthalmol.* 2008 ; 146 : 111-120.

AZOOR の経過
- Gass JDM, Agarwal A, Scott IU. Acute zonal occult outer retinopathy : a long-term follow-up study. *Am J Ophthalmol.* 2002 ; 134 : 329-339.

日本語による AZOOR の総説
- 齋藤　航．Acute zonal occult outer retinopathy（AZOOR）と AZOOR complex．臨眼．2008；62：122-129．

Occult macular dystrophy に関する論文
- Miyake Y. Electrodiagnosis of retinal diseases. Springer, 2006.

症例31 眼底後極部の橙赤色隆起病変

50歳，男性．
主訴：左眼霧視
約1か月前からの左眼の霧視を主訴に近医を受診．左眼底後極部に橙赤色の隆起病変を指摘され，当科を紹介された．

初診時所見

- 視力
  右眼　0.3（1.5× −1.25D ＝ cyl-0.50D Ax80°）
  左眼　0.15（0.6× ＋2.0D）
- 眼圧
  右　13 mmHg，左　13 mmHg
- 眼科所見
  両眼とも前眼部および中間透光体異常なし．
  右眼眼底異常なし．
  左眼眼底後極部，黄斑部の下方に長径約7 mmの楕円形の橙赤色隆起病変と黄斑部に滲出性網膜剝離を認める（図1）．

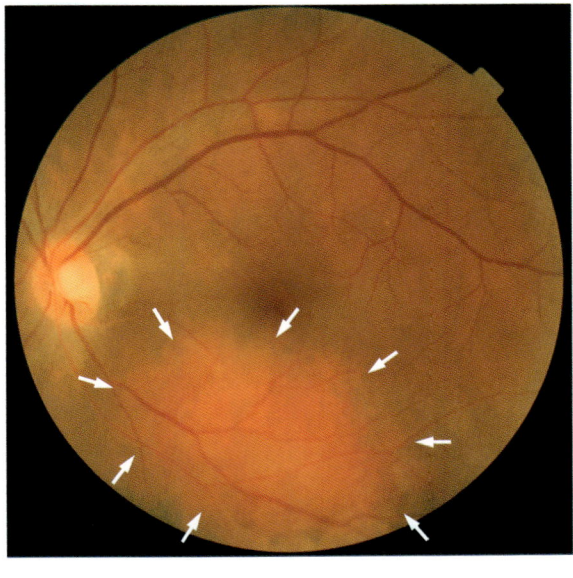

図1 左眼眼底写真（初診時）
黄斑部の下方に楕円形の橙赤色隆起病変（長径約7 mm）を認める（矢印）．

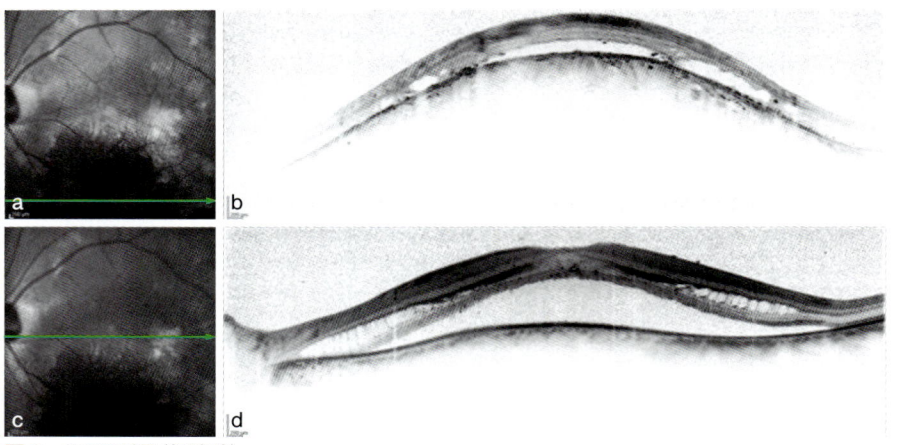

図2 OCT所見(初診時)
a，b：病変部を通る水平Bモードスキャン像；ドーム状の隆起病変と病変上の網膜に滲出性剥離を認める．
c，d：黄斑部を通る水平Bモードスキャン像；滲出性網膜剥離と網膜外層に著明な浮腫を認める．

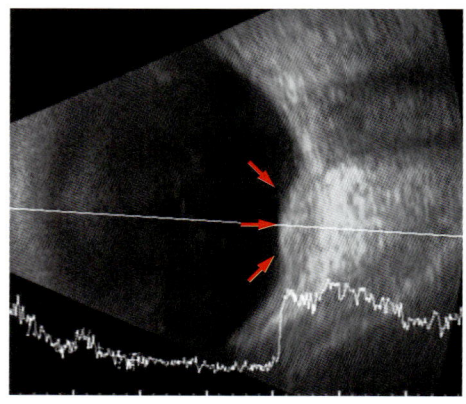

図3 左眼超音波検査所見
眼底後極部にAモードエコーで高反射を呈するドーム状充実性病変を認める(矢印)．

全身検査所見

- 血液検査 特記すべき所見なし
- FDG-PET(^{18}F-fluorodeoxy glucose-positron emission tomography)
 左眼球を含め，悪性腫瘍を疑わせる有意な異常集積を認めない．

検査所見

- OCT
 ドーム状の隆起病変と病変上の網膜に滲出性剥離を認める．黄斑部にも滲出性網膜剥離と網膜浮腫を認める(図2)．
- 超音波検査所見
 眼底後極部に高反射を呈するドーム状充実性病変を認める(図3)．
- FA/IA
 FA/IAともに，造影早期に網目状血管網所見を認めた．造影後期には腫瘍全体が過蛍光を示した(図4)．

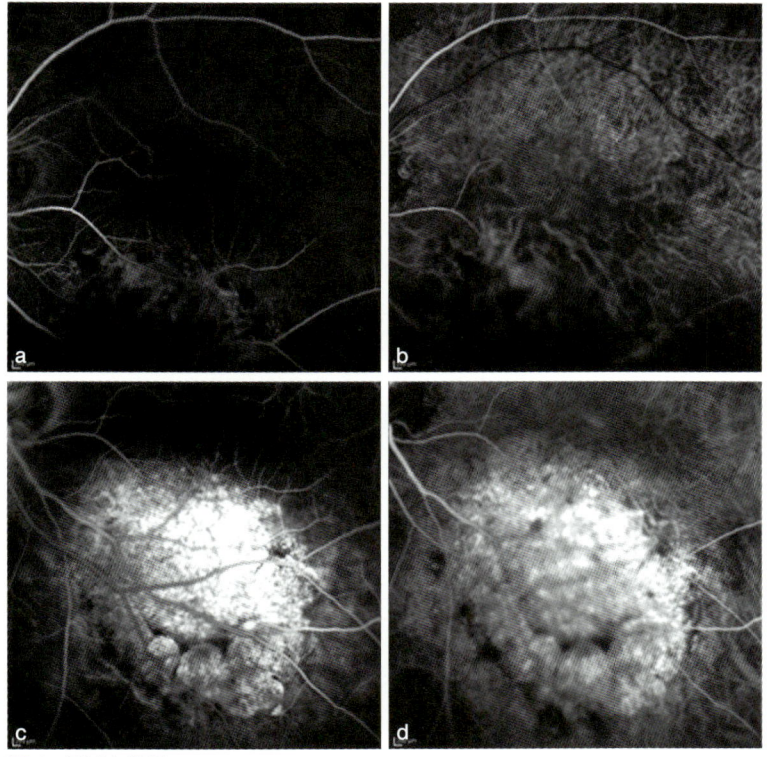

図4 FA/IA 所見
a：FA（早期），b：IA（早期），c：FA（後期），d：IA（後期）．
FA/IA ともに造影早期に網目状の血管網がみられ，造影後期に腫瘍全体が過蛍光となっている．

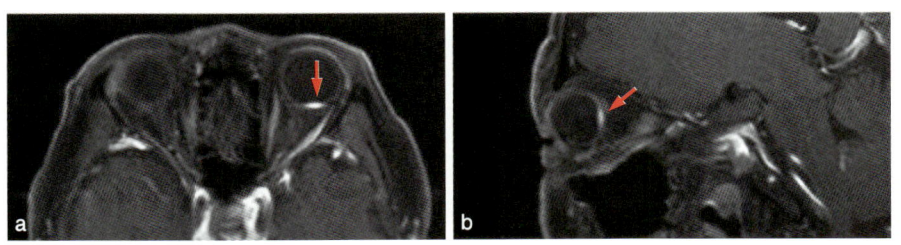

図5 眼窩部造影 MRI 画像
a：軸位断，b：矢状断．
ともに眼球後極部に均一に強く造影される扁平な病変を認める（矢印）．

■ MRI 検査所見

眼球後極部に均一に強く造影される扁平な病変を認める（図5）．

| 症例の要約 | 眼底の橙赤色隆起病変が認められる中年男性 |

| 鑑別診断 | □ 脈絡膜悪性黒色腫
□ 転移性脈絡膜腫瘍
□ 脈絡膜骨腫
□ 網膜芽細胞腫（小児の場合） |

診断

眼底後極部の比較的境界明瞭な橙赤色隆起病変，超音波検査でAモードエコーでの腫瘍内高反射所見，FA/IAで造影早期の網目状血管網所見と造影後期の腫瘍全体の過蛍光所見，MRI検査で均一に強く造影される扁平状隆起病変所見から，脈絡膜血管腫と診断した．

疾患の理解

脈絡膜血管腫は脈絡膜に生じる良性の腫瘍で，ほとんどが眼底の後極部に発生する．無症状の場合は，眼底検査などで偶然見つかることが多く，原則的には経過観察でよい．ただし，脈絡膜血管腫は基本的には進行性の疾患であり，寛徐な経過で徐々に増大して本症例のように腫瘍からの滲出液により黄斑部網膜剥離を併発し，視力障害をきたすようになることがある．このような場合には治療の適応となる．

治療は，従来より血管腫の範囲を数回に分けて凝固するレーザー光凝固術が行われるが，近年，経瞳孔温熱療法 transpupillary thermotherapy（TTT）や光線力学療法（PDT）などが選択されるようになってきている．

治療

黄斑部に網膜剥離を併発していたため，直ちに治療を開始した．治療はPDTを標準条件で行った．PDT施行後2か月後には，腫瘍は平坦化し，滲出性変化は消失した．半年後の視力は1.0に改善した．

> **Point** 眼内腫瘍の鑑別診断

□ 脈絡膜悪性黒色腫
□ 転移性脈絡膜腫瘍
□ 脈絡膜骨腫
□ 網膜芽細胞腫（小児の場合）

■ 脈絡膜悪性黒色腫

　脈絡膜悪性黒色腫は，脈絡膜内のメラノサイトが悪性化したもので，成人の原発性眼内悪性腫瘍の中でもっとも頻度が高い．腫瘍の色調は一般に黒〜褐色（図6a）で，形態はドーム型，きのこ型（図6b），びまん性に分けられ，特にきのこ型は特異度が高い．脈絡膜母斑や網膜色素上皮肥大との鑑別が重要であるが，腫瘍の高さが2mmを超えるものは悪性黒色腫の可能性が高い．FA早期には低蛍光で，造影後期には色素上皮障害による多発性点状蛍光漏出がみられ，IAでは腫瘍内血管がみられる．MRI検査では，メラニン色素によりT1強調画像で高信号，T2強調画像で低信号を示す．治療は，小さなものではレーザー光凝固術，小型密封放射線源の強膜縫着による小線源療法，温熱療法などが行われ，最近では陽子線療法，重粒子線療法などが効果をあげている．大きなものは眼球摘出術が第1選択である．肝臓への転移を起こすことが多く，注意が必要である．

■ 転移性脈絡膜腫瘍

　転移性脈絡膜腫瘍は，一般に色調は白〜黄白色で，形態はドーム状または扁平状を呈し，周囲に網膜剥離を伴うことが多い（図7）．原発巣は，男性では肺癌，女性では乳癌が最多である．FA早期には蛍光ブロックによる低蛍光を示し，造影後期には点状，斑状の蛍光漏出を伴うびまん性過蛍光像を呈する．

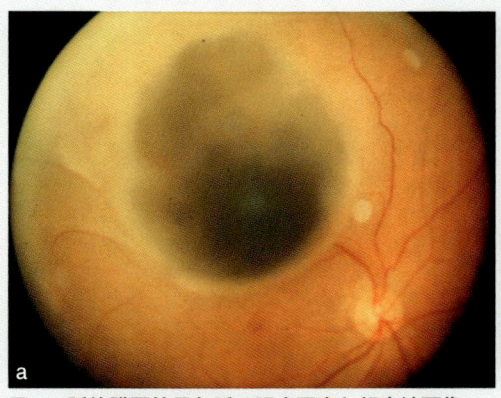

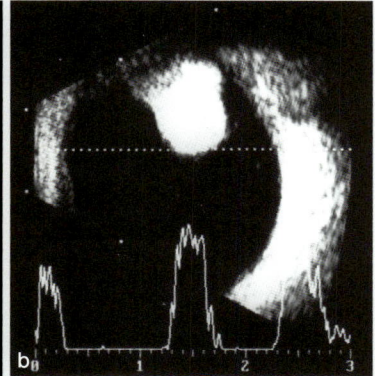

図6　脈絡膜悪性黒色腫の眼底写真と超音波画像
a：黒褐色の腫瘍を認める．
b：きのこ型の超音波画像．

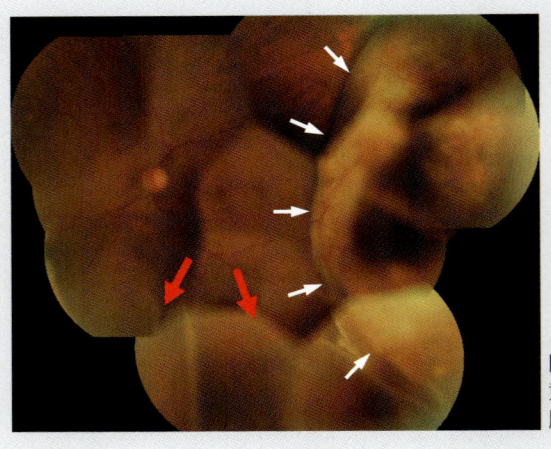

図7　腎癌の脈絡膜転移
黄白色の腫瘍(白矢印)と周囲に網膜剥離(赤矢印)がみられる.

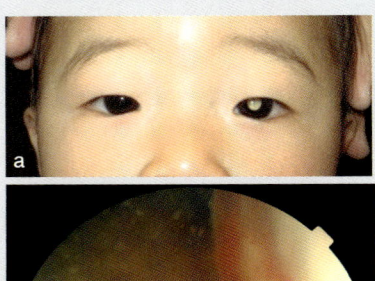

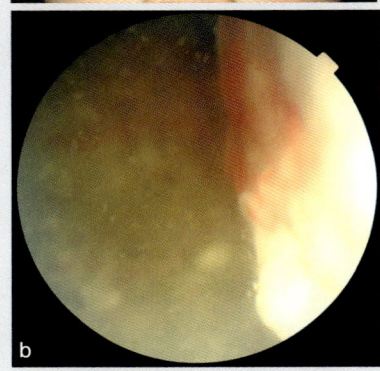

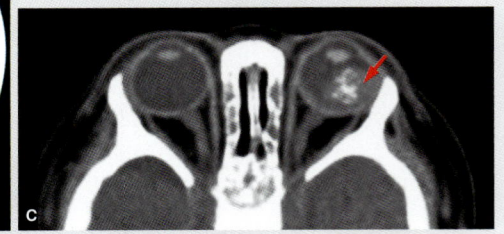

図8　網膜芽細胞腫
a：左眼白色瞳孔
b：白色の腫瘍と硝子体播種がみられる.
c：単純CT画像；腫瘍内部に石灰化による高吸収域がみられる(矢印)

IA早期には低蛍光で，造影後期には過蛍光を呈する．治療は主として，化学療法と放射線療法である．

■ 脈絡膜骨腫

　脈絡膜骨腫は脈絡膜に形成される骨組織で，良性の腫瘍である．色調は白～黄白色で，比較的境界鮮明な扁平～平板状の病変を呈する．FA早期から顆粒状過蛍光像を示し，造影後期には著しい過蛍光を呈する．IA早期には腫瘍内血管がみられることがあり，造影後期にはびまん性過蛍光像を示す．超音波検査では，扁平～平板状の著明な高反射病変を呈する．確定診断にはCT検査が有用で，骨と同じ高吸収域が眼球壁にみられる．治療法は特になく，脈絡膜新

生血管や網膜剥離を生じた場合は，レーザー光凝固術や光線力学療法を行う．

■ 網膜芽細胞腫（小児の場合）

網膜芽細胞腫は，網膜芽細胞由来の網膜に発生する腫瘍で，小児の原発性眼内悪性腫瘍の中でもっとも頻度が高い．患児の白色瞳孔に家人が気づき受診することが多い（図8a）．13番染色体長腕（13q14）に存在する癌抑制遺伝子RBの異常が原因である．色調は白～黄白色で，半球状の病変を呈する（図8b）．FA早期に腫瘍内血管がみられ，造影後期には著しい蛍光漏出を示す．超音波検査では，充実性腫瘤で内部の石灰化により高反射像を呈する．CT検査も有用で，腫瘍内部に石灰化による高吸収域がみられる（図8c）．

治療は，眼球外浸潤が疑われる場合や，腫瘍が眼球内の大部分を占め緑内障や眼内炎を併発している場合は眼球摘出術を行うが，それ以外の場合は両眼性であっても眼球保存療法を行う．眼球保存療法の第1選択は全身化学療法で，vincristine，etoposide，carboplatinのVEC三者併用療法が一般的である．他に，レーザー光凝固術，冷凍凝固術，放射線療法，小線源強膜縫着療法，PDT，melphalanの選択的眼動脈注入法などが行われる．

まとめ

本症例の視力低下は，血管腫からの滲出液が黄斑部まで及び，網膜剥離を生じたことが原因である．腫瘍そのものは良性であるが，原則的には進行性で，本症例のように腫瘍からの滲出液漏出が黄斑部にまで及べば視力障害が生じる．視力障害が生じる前に，なるべく早期の治療が望ましいが，腫瘍が黄斑部またはその近傍に位置している場合は，治療により重篤な視力障害をきたす可能性がある．そのため近年では，腫瘍上網膜への侵襲を避けるため，TTTやPDTなどで治療することが多くなってきている．

Memo

FDG-PET

静脈内に投与した微量の放射性同位元素で標識したブドウ糖（^{18}F-fluorodeoxy glucose）が全身の臓器や組織に集積する様子を画像化することで，悪性腫瘍・炎症の有無や範囲などを調べる断層撮影検査法である（図9）．悪性腫瘍の多くがブドウ糖代謝が活発で，標識されたブドウ糖が多く集まることを利用している．ガリウムシンチグラフィなどの従来の全身検査法に比べ解像度の高い鮮明な画像が得られ，検査は1日で済み，下剤の服用などの必要がなく，患者への負担が少ない．

■ 眼内腫瘍をみたときの診断手順

1. 黒色腫瘍（色素性腫瘍）

蛍光眼底造影検査で腫瘍内血管と多発する点状蛍光漏出点の有無を調べ，超音波検査や画像検査で形状がきのこ型であるか否かを確認し，悪性黒色腫と他の疾患を鑑別する．悪性黒色腫は，MRI T1強調画像で高信号，T2強調画像で低信号を示す．

2. 白色腫瘍

超音波検査とCT検査で石灰化や骨化の有無を調べ，さらに年齢や全身検査（他臓器の腫瘍性病変や皮膚病変の有無など）で鑑別診断を行う．

3. 赤色腫瘍（血管性腫瘍）

蛍光眼底造影検査で腫瘍内血管や栄養血管の検出を行い，画像検査で造影効果の有無を確認し，鑑別診断を行う．

すべての腫瘍においてFDG-PETを施行し，眼以外の腫瘍性病変の有無について全身検索を行う．

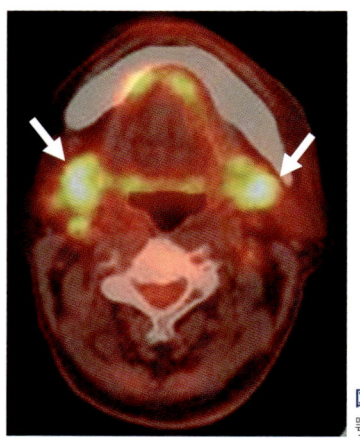

図9　リンパ腫患者のFDG-PET画像
顎下腺にFDGの強い集積がみられる（矢印）．

■ **参考文献**

脈絡膜血管腫の総説
- Mashayekhi A, Shields CL. Circumscribed choroidal hemangioma. *Curr Opin Ophthalmol.* 2003 ; 14 : 142-149.

脈絡膜血管腫のマネジメント
- Shields JA, Shields CL Materin MA, et al. Changing concepts in management of circumscribed choroidal hemangioma : The 2003 J. Howard Stokes Lecture, Part 1. *Ophthalmic Surg Lasers Imaging.* 2004 ; 35 : 383-394.

脈絡膜悪性黒色腫について
- Seddon JM, Young TA. Choroidal Melanoma : prognosis. *In* Ryan SJ (ed), Retina (4th ed). pp698-710, Elsevier Mosby, Philadelphia, 2006.
- Singh AD, Damato BE, Péer J, et al. Uveal malignant melanoma. Clinical Ophthalmic Oncology. Saunders Elsevier, Philadelphia, 2007.

脈絡膜悪性黒色腫の治療
- Shields CL, Shields JA. Recent developments in the management of choroidal melanoma. *Curr Opin Ophthalmol.* 2004 ; 15 : 244-251.

転移性脈絡膜腫瘍の Survey
- Shields CL, Shields JA, Gross NE, et al. Survey of 520 eyes with uveal metastases. *Ophthalmology.* 1997 ; 104 : 1265-1276.

脈絡膜骨腫について
- Shields CL, Brown GC, Sharma S, et al. Choroidal osteoma. *In* Ryan SJ (ed), Retina (4th ed), pp819-828, Elsevier Mosby, Philadelphia, 2006.

網膜芽細胞腫について
- Murphree AL, Samuel MA, Habour JW, et al. Retinoblastoma. *In* Ryan SJ (ed), Retina (4th ed), pp557-607, Elsevier Mosby, Philadelphia, 2006.

網膜芽細胞腫の治療
- Lin P, O'Brien JM. Frontiers in the management of retinoblastoma. *Am J Ophthalmol.* 2009 ; 148 : 192-198.

付録 蛍光眼底造影検査と光干渉断層計検査

　網膜疾患を理解し，正しい診断と適切な治療を行うには蛍光眼底造影検査と光干渉断層計(OCT)検査が重要である．本項では，これらの検査の基礎的事項を簡単にまとめてみた．

蛍光眼底造影検査

■蛍光とは？

　蛍光眼底造影検査の原理を理解することは眼底疾患の診療に重要である．蛍光とは「蛍光色素の分子が高エネルギーの光を吸収し，この分子が吸収した光よりも長い波長の光が放出された際に生じる現象」をいう．つまり，ある物質にある波長の光を当て，その物質がより長波長の光を出すときに生じる現象を蛍光といい，そのような現象を引き起こす物質を蛍光物質とよぶ．眼科臨床で頻用されているフルオレセインナトリウムは代表的な蛍光物質である．フルオレセインの蛍光波長特性を図1に示す．

■生体観察検査としての蛍光眼底造影検査

　眼底疾患の診断に蛍光眼底造影検査を行う意義は，大きく2つある．1つは，網膜の循環状態を把握するためであり，この場合にはフルオレセインナトリウム

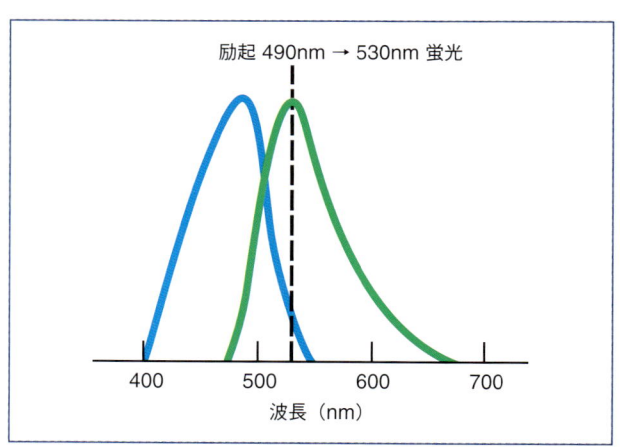

図1　フルオレセインナトリウムの蛍光特性
フルオレセインナトリウムに490 nmの青色光(青い線)が当たると，それよりも長波長の530 nmの光が出てくる(緑の線)．このような現象を蛍光という．眼底造影検査として，フルオレセインに次いでよく使われているインドシアニングリーンはフルオレセインに比べて長波長側に蛍光特性があり，励起波長が805 nm，蛍光波長は835 nmである．この波長は，可視光の領域にはないため，ヒトの目でとらえることはできない．

が使用すべき蛍光色素となる．もう1つは脈絡膜循環の評価であり，この場合はインドシアニングリーンの使用が理にかなっている．以下に，その理由を説明する．

フルオレセインナトリウムとインドシアニングリーンの化学式を図2に示す．

図1に示したように，フルオレセインナトリウムは分子量400足らずの，インドシアニングリーンは分子量800足らずの低分子蛍光物質である．しかし，生体観察である蛍光眼底造影検査では静脈血内にこれらの蛍光物質を投与するため，生体高分子(具体的には血中の蛋白)と蛍光物質の相互作用を考える必要がある．つまり，血中に投与されたフルオレセインナトリウムが単体で存在することはなく，血中のアルブミンと結合する．このため，投与されたフルオレセインナトリウムは，一部単体として存在し(単体のものは，低分子蛍光物質であるが)，一部はアルブミンと結合した蛍光物質として挙動することになる．アルブミンの分子量は約67,000であるから，単体のフルオレセインナトリウムに比べてはる

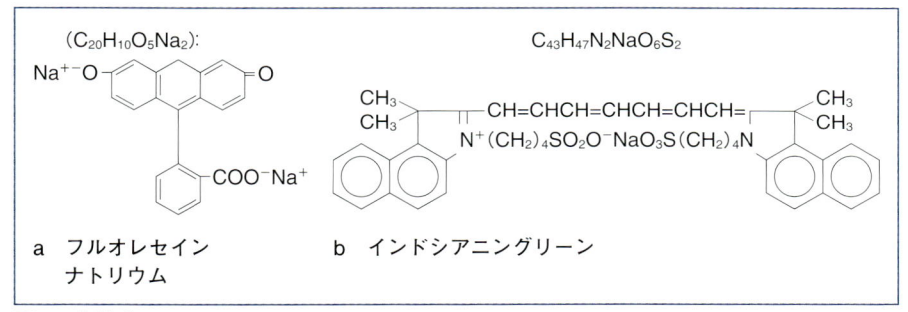

図2 化学式
いずれも低分子の蛍光物質であることがわかる．

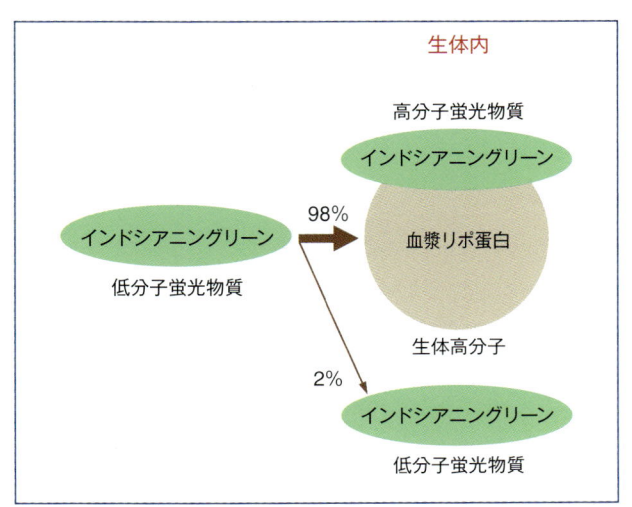

図3 インドシアニングリーンと血漿リポ蛋白の相互作用
In vitro ではインドシアニングリーンは低分子蛍光色素であるが，生体内では投与量の98%が血漿リポ蛋白と結合するため，高分子蛍光物質として挙動することになる．フルオレセインは，生体内でもかなりの部分が非結合型として存在するため，生体内でも低分子蛍光物質として挙動する．

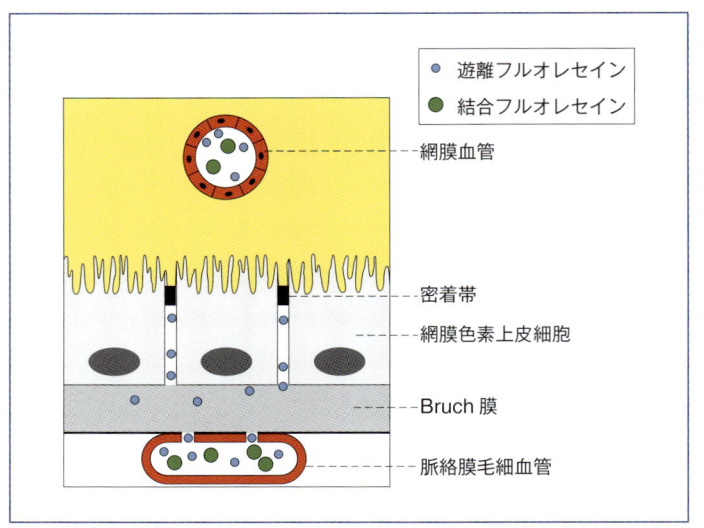

図4 血液網膜柵
網膜血管内皮細胞と網膜色素上皮細胞にフルオレセインを通過させないバリア機能が存在する。脈絡膜毛細血管にはバリア機能がないので、フルオレセインは簡単に血管外に漏出できる。しかし、網膜色素上皮に存在するバリアのため、蛍光色素は神経網膜内に侵入できない。

かに分子量の大きな高分子蛍光物質が生体内で形成される。フルオレセインナトリウムの場合には投与量の約40～80％が結合型として存在するとされている。言い換えれば、投与されたかなりの部分が生体内でも単体で存在し、低分子蛍光物質として挙動することになる。

インドシアニングリーンは、静脈血中に投与されると、その98％が血中のリポ蛋白と結合して、その大部分が高分子蛍光物質として挙動することがわかっている。単純化してしまえば、フルオレセインナトリウムは生体内で低分子蛍光物質として、インドシアニングリーンは高分子蛍光物質として挙動することになる（図3）。

■ 血液網膜柵

網膜には血液網膜柵 blood retinal barrier といわれるバリアが存在する。血液網膜柵は、網膜血管内皮細胞にある inner barrier と網膜色素上皮細胞に存在する outer barrier の2つに大別される。図4にその概念図を示すが、網膜血管内皮細胞に存在するバリアのため、正常な網膜血管からはフルオレセインナトリウムが血管外に漏出しない。網膜疾患によって網膜血管の透過性が亢進した状態や、網膜新生血管からは網膜血管から蛍光色素の漏出が認められる。したがって、このような病態の把握にはフルオレセインナトリウム蛍光眼底造影検査（FA）が適している。

これに対し、脈絡膜毛細血管にはそのようなバリアが存在しない。このため、フルオレセインナトリウムは、脈絡膜毛細血管からは容易に漏出するため、フルオレセインナトリウムを用いて脈絡膜循環を評価することは無理である。一方、

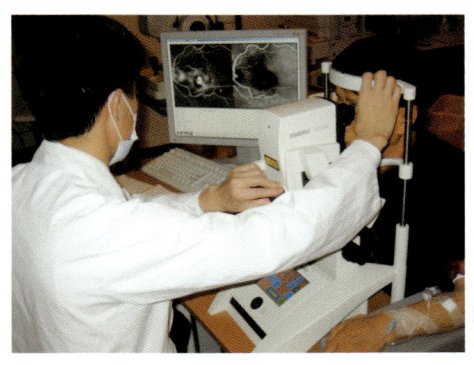

図5 蛍光眼底造影検査
FAとIAの同時撮影を行っている．

インドシアニングリーンは生体内では高分子蛍光物質であり，脈絡膜毛細血管からもほとんど漏出しない．脈絡膜循環の把握にはインドシアニングリーン蛍光眼底造影検査(IA)がよいということになる．

■蛍光眼底造影検査の実際

ここでは私たちが普段行っている蛍光眼底造影検査の方法について述べる．使用機器は，原則的にHeidelberg Engineering社製のHRA2である．私たちは，多くの症例でFAとIAの同時撮影を行っている（図5）．同じ造影装置を使用してFAとIAを2回に分けて撮影するほうがよりよい画像を取得することができるが，同時撮影でも十分な画質を得ることが可能であり，検査時間の節約になる．ただ，FAとIAでは微妙にピント位置が異なるので，常にどちらの画像の診断的意義が高いかを考えながら撮影することが重要である．

造影検査によって時に重篤な副作用が生じることは常に念頭におくべきである．したがって，検査前には十分な病歴聴取，患者の一般状態（必ずバイタルサインを確認のこと），家族の同伴があるのかどうかなどをチェックしておくことが重要である．高齢者や全身状態のよくない患者には必要度の低い造影検査を行うべきではない．家族の付き添いがあるほうが望ましいことは言うまでもない．また，自筆署名，捺印によって検査に同意していることを書面で残しておく．検査は暗室で行うため，検者が患者の状態変化に気づきにくい．したがって，アラームのついたパルスオキシメーターをモニター用に使用することが望ましい．検査前にフルオレセインナトリウムに対する皮内反応が必要であるかどうかはよくわからない．日本眼科学会の「眼底造影検査実施基準」ではその有用性を否定はしていないが，検査前に行うことを薦めているわけでもない．なお，インドシアニングリーンには皮内反応を行わないのが普通である．

検査は，必ず酸素と吸引装置のある部屋で行う．検査室に救急カートを用意しておくことはもちろんである．万が一の事故に備えて定期的に訓練を行っておくこともきわめて重要である．

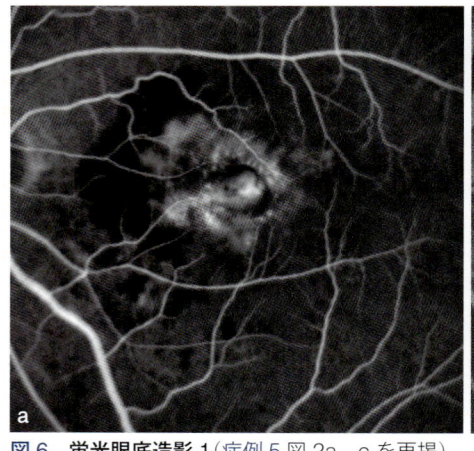

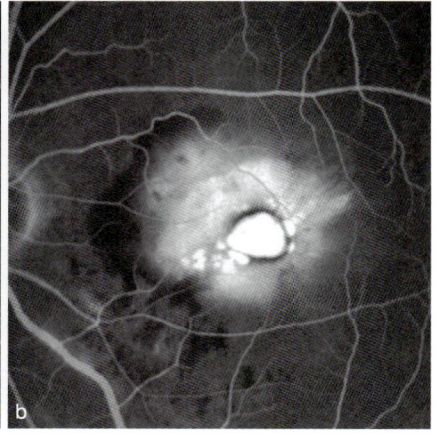

図6 蛍光眼底造影1(症例5 図2a, c を再掲)
a：左眼中心窩下に過蛍光巣を認める．中心窩下に色素漏出，色素貯留，一部組織染を認める．過蛍光の周囲にある低蛍光は，出血による蛍光ブロックである．
b：a の後期像；中心窩下に著明な過蛍光巣とその周囲の中等度過蛍光を認める．中心窩の強い過蛍光は色素貯留，その周囲は組織染である．過蛍光巣の鼻側から下方にかけて出血と硬性白斑による蛍光ブロックが認められる．

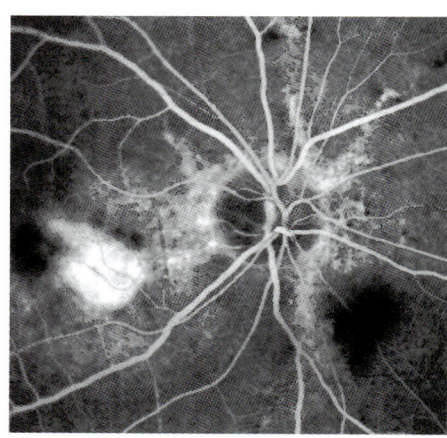

図7 蛍光眼底造影2(症例5 図8b を再掲)
視神経乳頭から放射状の伸びる過蛍光，中心窩やや鼻側により強い過蛍光巣を認める．視神経乳頭鼻下側には低蛍光が認められる．
視神経乳頭から放射状に伸びる過蛍光は，window defect である．中心窩鼻側の強い過蛍光は，脈絡膜新生血管による蛍光漏出とそれに引き続く色素貯留．視神経乳頭鼻下側の低蛍光は，硝子体混濁による蛍光ブロックである．

■ **フルオレセイン蛍光眼底造影検査(FA)**

　FA は，1970 年に Novotony と Alvis によって発明された．この検査は，単に形態情報を得るだけではなく，網膜血管や脈絡膜新生血管の透過性に関する情報を得ることができる functional imaging である．

　FA で過蛍光を示すパターンに以下の4つがあり，それぞれについて十分な理解が必要である．

1) window defect　窓陰影
2) dye leakage　色素漏出
3) pooling of the dye　色素貯留
4) tissue staining　組織染

過蛍光と同様に低蛍光を示す病態にもいくつかのパターンがある.
1) blockage of fluorescence　蛍光ブロック
2) filling delay　蛍光遅延
3) filling defect　充盈欠損

以下にこれまで見てきた症例から典型例を提示する(図6, 7).

■ インドシアニングリーン蛍光眼底造影検査(IA)

　IAではFAに比べてはるかに微弱な蛍光を検出する必要がある．このためコンピュータテクノロジーの進歩がこの検査の普及に必須であった．特筆すべきは，IAの開発と普及に日本人が大きな役割を果たしたことである．IAは，FAに比べてその正常パターンにバリエーションが多いため，所見を読めるようになるのにトレーニングが必要である．

光干渉断層計(OCT)

■ OCTの眼科臨床への応用

　OCTが眼科臨床に導入されたのは，1997年のことである．当時のOCTは，今でいうtime-domain OCTで，その撮像速度は1秒間に400 Aスキャンに過ぎず，奥行きの分解能も20 μm程度で，現在広く用いられているspectral-domain OCTとは大差のあるものであった．したがって，得られる画像も低画質であり，必ずしも広く世の中に受け入れられたわけではなかった．しかし，なぜか当時から日本の眼科医はOCTが好きで，もし日本の眼科医のサポートがなかったらOCTは眼科の世界から姿を消していたかも知れないとさえいわれている．

　現在，市場に出ている眼底用OCTは日本国内で入手可能なものに限っても7社から販売されている．いずれもSpectral-domain OCTであり，どのOCTも優れた性能と操作性を持っている．われわれの施設では常時6, 7台のOCTが稼働しているため，どのOCTをメインに使用するかについては変遷が著しい．ここ1, 2年はHeidelberg Engineering社製のHRA+OCTとNidek社製RS-3000の使用頻度が高いが，この傾向がいつまで続くのかはわからない．

　OCTの原理については成書に譲るが，単純化して書けば，光の干渉作用を用いて，ちょうど超音波検査機器のようなことを行って網膜の画像を得ていることになる．つまり，OCTで得られる画像はAスキャンを集めて合成されたものであり，基本はAスキャンということになる．このAスキャンは網膜に当たって跳ね返ってきた光と参照鏡に当たって跳ね返ってきた光が干渉現象を起こすことで得られる．Aスキャンを水平方向に集めて画像を構成すれば水平Bスキャン画像が得られる．眼科医はこのようにして得られたBスキャン像を見て病態を診断し，治療方針を決めている．

■ スペックルノイズの重要性

　OCTの性能を議論するときに，しばしば分解能という言葉を使用する．この言葉には少し気をつける必要がある．まず，OCTでいう分解能とは，網膜の奥

行方向(Z方向)への分解能であって，網膜面方向(X, Y方向)への分解能の議論をしていない．近年のOCTの進歩に伴って向上したのは，あくまでも奥行分解能であり，これは，使用する光源の波長幅と中心波長によって物理的に規定されている．以下にOCTの深さ分解能と光源波長幅との関係を示す．

$$\Delta z = \frac{1}{n} \times \frac{2\ln 2}{\pi} \times \frac{\lambda^2}{\Delta \lambda}$$

Δz：深さ分解能
n ：生体中での屈折率（=1.32）
λ ：光源の中心波長（=830 nm）
$\Delta \lambda$：光源の波長幅（=$\Delta \lambda$ 80 nm ⇒ Δz=3μm）

この数式でわかるように，光源の波長幅が大きくなればなるほど奥行き分解能が向上する．現在の一般的なSD-OCTで使用されている40 nm程度の波長幅で中心波長が830 nm程度の光源では，奥行き分解能は6μm程度が限界となる．一方，波長幅80 nmの光源を使えば，3μmの奥行き分解能が得られる．

奥行き分解能は使用する光源の波長幅によって規定されるが，網膜XY方向の分解能を向上させるには，補償光学を用いる必要がある．このシステムは現状では大変高価で研究室レベルでの応用はされているが，市販のOCTに採用されるのは，まだしばらく先の話となる．現在，OCTの画質に最大の障害となっているのは，スペックルノイズといわれる現象である．スペックルノイズは，光源からの光が網膜内構造物に当たって反射して生じる二次的な光によって生じるものであり，発生を抑えることはできない．

図8aに示す黒い点がスペックルノイズである．OCT画像にはこのような「ツブツブ」が乗っており，これがOCTの画質を低下させている．スペックルノイズは，その寿命が比較的短く，発生がランダムであるため，複数のOCT画像を重ね合わせると除去することが可能となる(図8b)．近年，各社が画像の重ね合わせに努力しているのは，このようにしてスペックルノイズを除去し，よい画質のOCT画像を得るためである．

■ 正常網膜とOCT画像の基本ルール

1. 網膜の層構造

OCTの画像には，① 細胞は低反射，② 線維層は高反射，③ 境界面は高反射という3つの原則がある．病理眼ではこれに加えて低反射（滲出液，囊胞様腔）と高反射（硬性白斑，出血）が組み合わさって複雑な画像を呈する．

以下に正常網膜Bスキャン像を例に，網膜層構造について説明する(図9)．

a 神経線維層(NFL：nerve fiber layer)

ひときわ高反射．神経線維が光軸に対して垂直方向に走行すると，反射が強まるためと考えられる．その証拠に視神経乳頭のリムに相当する部位は，神経線維が光軸に平行に近くなるため低反射である．

b 網膜神経節細胞層(GCL：ganglion cell layer)

網膜神経線維層と内網状層との間の比較的低反射帯．画像重ね合わせによって

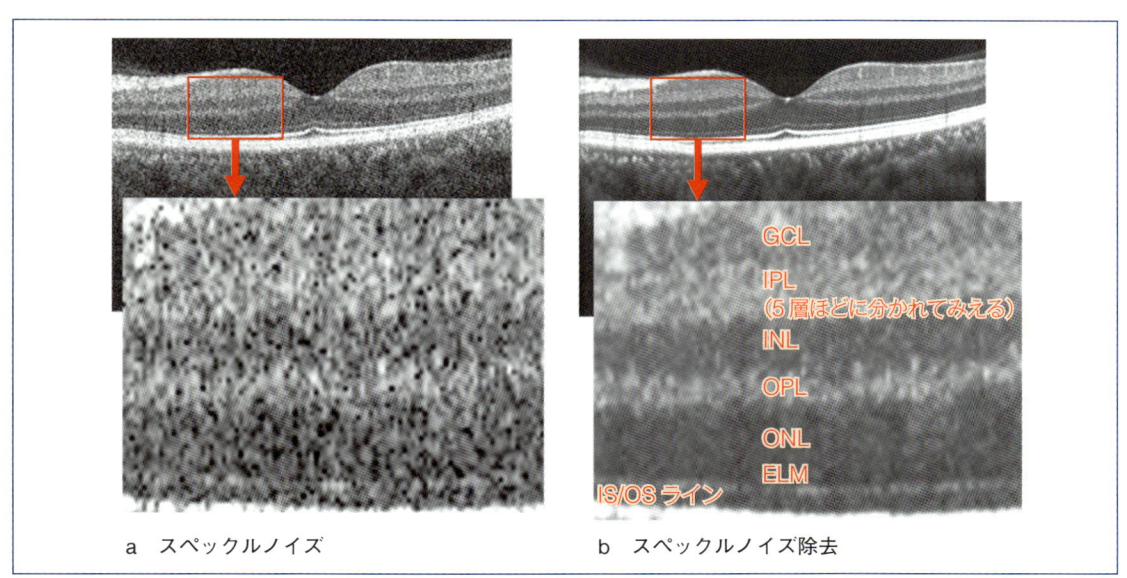

図8 スペックルノイズと除去
a：赤で囲んだ部位を拡大すると下のような画像が得られる．黒い斑点はスペックルノイズで，本来の画像ではない．
b：画像重ね合わせによるスペックルノイズ除去；16枚のBスキャン画像を重ね合わせるとスペックルノイズが消失し，鮮明な画像が得られた．網膜各層の構造が明瞭にとらえられている．
GCL：ganglion cell layer（網膜神経節細胞層），IPL：inner plexiform layer（内網状層），INL：inner nuclear layer（内顆粒層），OPL：outer nuclear layer（外網状層），ONL：outer nuclear layer（外顆粒層），ELM：external limiting membrane（外境界膜），IS/OS：photoreceptor inner and outer segment junction（視細胞内節・外節境界部）

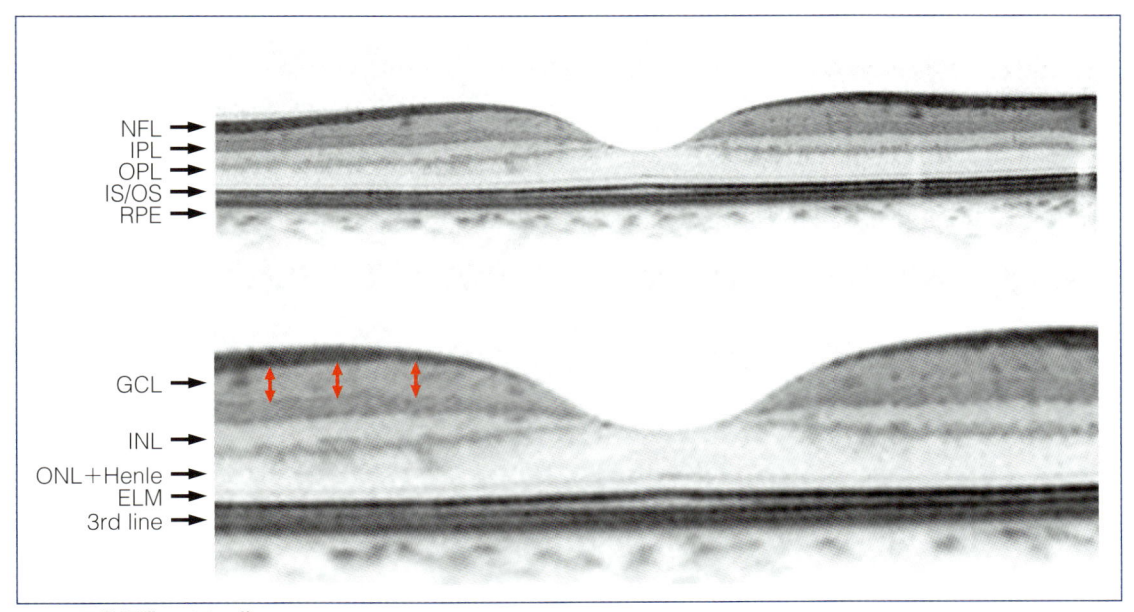

図9 正常網膜のOCT像
網膜層構造が明瞭に認められる．赤矢印はGCLを示す．
NFL：nerve fiber layer（神経線維層），IPL：inner plexiform layer（内網状層），OPL：outer nuclear layer（外網状層），IS/OS：photoreceptor inner and outer segment junction（視細胞内節・外節境界部），RPE：retinal pigment epithelium（網膜色素上皮層），GCL：ganglion cell layer（網膜神経節細胞層），INL：inner nuclear layer（内顆粒層），Henle：Henle層，ELM：external limiting membrane（外境界膜）

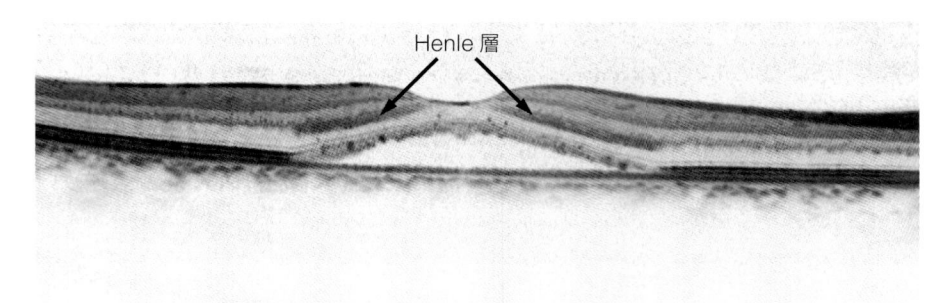

図10 中心性漿液性脈絡網膜症のOCT像
漿液性網膜剥離の発生によって，Henle層が高反射となり明瞭に識別できるようになった．

スペックルノイズを除去して初めて明瞭に描出される．

　c　内網状層（IPL：inner plexiform layer）
線維層は高反射帯の原則どおり高反射帯である．

　d　内顆粒層（INL：inner nuclear layer）
細胞は低反射の原則どおり低反射帯である．

　e　外網状層（OPL：outer plexiform layer）
狭い高反射帯である．黄斑部にはHenle層が存在する．このHenle層は，比較的低反射を示すが，網膜剥離が発生すると光軸との角度が変化するためか明瞭に高反射帯として描出されることがある（図10）．

　f　外顆粒層（ONL：outer nuclear layer）
低反射帯である．黄斑部では，ONLとHenle層の境界は必ずしも明瞭ではない．

　g　外境界膜（ELM：external limiting membrane）
細い高反射ライン．Müller細胞と視細胞のjunctionが形成する境界面である．

　h　視細胞内節（IS：inner segments）
低反射帯である．

　i　視細胞内節/外節境界部
　　　（IS/OS：photoreceptor inner and outer segment junction）
外境界膜よりも太い高反射帯．視細胞の内節と外節がなす境界面．

　j　視細胞外節（OS：outer segment）
低反射帯．

　k　外節・網膜色素上皮接合部
IS/OSと網膜色素上皮層の間にもう1本の高反射ラインが検出される．何かの境界に相当すると考えられるが，同定されていない．視細胞外節外縁と網膜色素上皮の接合部とする説が有力である．第3のライン（3rd lineともよばれる）．

　l　網膜色素上皮層（RPE：retinal pigment epithelium）
太い高反射ライン．網膜色素上皮剥離のある症例で，Bruch膜から剥離して持ち上がって描出されることより，網膜色素上皮層であることがわかる．

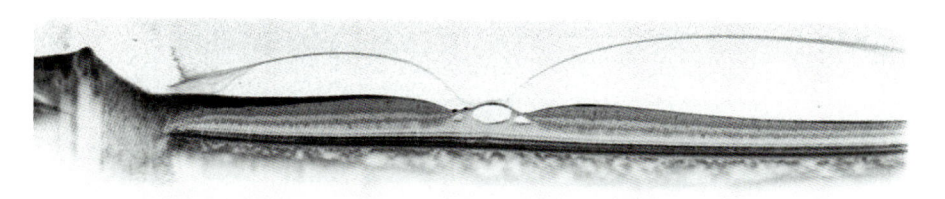

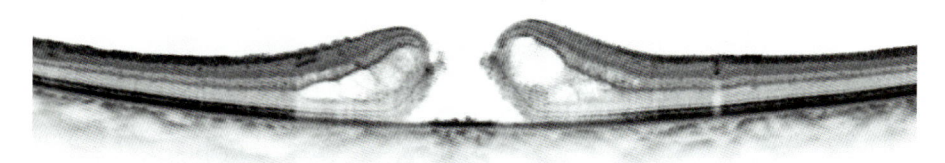

図11 黄斑円孔
a：Stage 1：perifoveal posterior vitreous detachment(PPVD)による網膜の前方牽引が描出されている．中心窩は囊胞を形成している．
b：Stage 4：後部硝子体剥離が完成してしまい，硝子体は映らない．

2. 中心窩と黄斑の形態
a 中心窩の意義
中心窩は視力を司る重要な部位であり，ほとんどが錐体細胞によって占められている．OCTのBスキャン像では中心窩独特の形態が描出される．中心窩の正常形態を理解することは，OCT読影の基本となる．

b 中心窩の構造
正常な中心窩は陥凹を有する．黄斑が肥厚する疾患では，この陥凹が消失する．中心窩では，中心小窩に向かうにつれて外顆粒層が厚くなり，それよりも内層側の各層は薄くなって中心小窩では消失する．しかし，外境界膜ライン，IS/OSライン，OS/RPE接合部ラインはすべてほぼ平行に観察される．疾患におけるこれら3本の高反射ラインの乱れは視力障害を理解する重要な指標である．

■ 代表的な病変
1. 網膜硝子体界面の病変
網膜硝子体界面の病変は，後部硝子体膜と網膜表面(＝内境界膜)との境界で発生する疾患群で認められる．

a 黄斑円孔，層状黄斑円孔，硝子体黄斑牽引症候群
後部硝子体皮質と中心窩の癒着が強いときに，中心窩または黄斑に前後方向の牽引がかかり(一時言われていたような水平方向の牽引ではない)，網膜内部の形態が変形する(黄斑円孔形成，層状黄斑円孔形成，黄斑肥厚，図11a)．牽引が認められる段階は後部硝子体皮質が観察され，牽引が解除されると，変形した黄斑部網膜のみが観察されることが多い(黄斑円孔 Stage 4，層状黄斑円孔，図11b)．

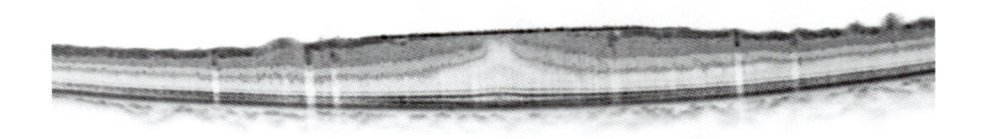

図 12　黄斑前膜
網膜表面の膜形成．波打つ網膜内層がよくみてとれる．

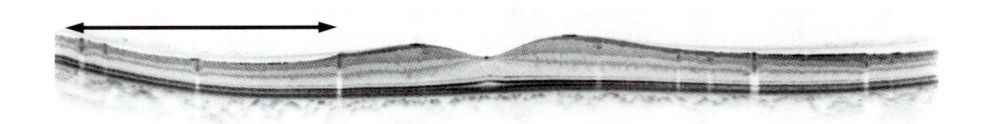

図 13　緑内障
中心窩を通る垂直 B スキャン像：方網膜（図では左側）の網膜神経線維層，神経節細胞層が下方網膜に比較して菲薄化している（赤矢印）．

b　黄斑前膜，黄斑偽円孔

後部硝子体剝離発生時に黄斑部に後部硝子体皮質の一部が残存することがあり，その求心性収縮によって生じる病変．網膜表面の膜とその直下の波打つ網膜内層が観察され，網膜は肥厚する（図 12）．

2．網膜内層の病変
a　菲薄化
緑内障では網膜神経線維層と網膜神経節細胞層の菲薄化が生じる（図 13）．
b　肥厚
黄斑前膜，囊胞様黄斑浮腫，糖尿病黄斑浮腫ではびまん性の肥厚と低反射腔として描出される囊胞様腔を伴う肥厚に分けられる（図 14）．

3．網膜外層（外網状層）の病変
a　牽引
強度近視網膜分離症では，外網状層に網膜分離とよばれる低反射腔を認め，網膜の前後方向に走る柵状構造物を伴う（図 15）．
b　黄斑浮腫
囊胞様黄斑浮腫，糖尿病黄斑浮腫では外網状層に漏出液が貯留しやすい．

4．網膜最外層（視細胞層）の病変
a　菲薄化
網膜色素変性症，錐体ジストロフィ，網膜剝離術後，中心性漿液性脈絡網膜症治癒後，囊胞様黄斑浮腫軽快後．

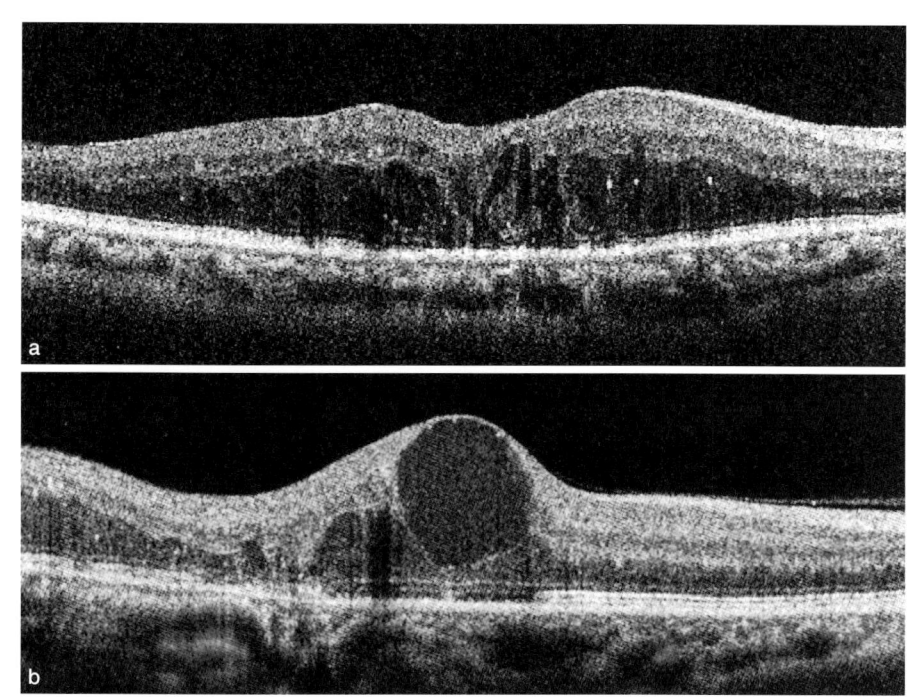

図14 糖尿病網膜症
a：網膜膨化（sponge-like retinal swelling）（症例3の図6aを再掲）
b：嚢胞様黄斑浮腫（cystoid macular edema）

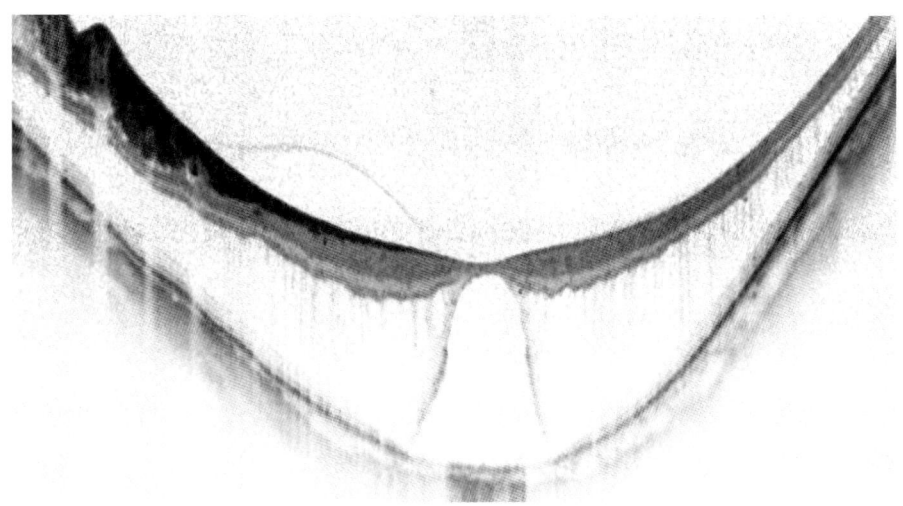

図15 近視性網膜分離
外網状層に網膜に対して垂直方向に走る構造物を認める．中心窩には網膜剥離も認められる．また，硝子体の牽引もわかる．

b 肥厚

稀ではあるが，中心性漿液性脈絡網膜症などで漿液性剥離が持続すると外節が肥厚することがある．

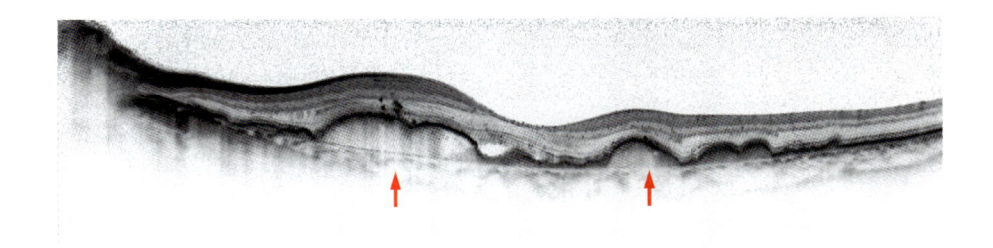

図 16　ドルーゼン様網膜色素上皮剥離（Drusenoid PED）
網膜色素上皮の隆起（drusenoid PED）を認め，その基底部には細い水平線を認める（矢印）．このラインは Bruch 膜とされている．

5．網膜色素上皮と Bruch 膜の病変
a　Bruch 膜内層と網膜色素上皮の間に生じる病変
　ドルーゼン，加齢黄斑変性，ポリープ状脈絡膜血管症，中心性漿液性脈絡網膜症では，比較的太い高反射ラインである網膜色素上皮のラインが前方へ突出したり波打ったりする．そのすぐ外方に細く直線上の Bruch 膜外層のラインがみえる（図 16）．
b　網膜色素上皮と Bruch 膜を同時に突き破り網膜下へ進展する病変
　加齢黄斑変性，ポリープ状脈絡膜血管症，近視性脈絡膜新生血管，特発性脈絡膜新生血管では，網膜色素上皮と Bruch 膜ラインの破綻が認められることがある．

出典一覧

症例 3
1) Topcon Medical Systems Inc. 社内資料.

症例 5
2) 吉村長久. 加齢黄斑変性. p17, 医学書院, 2008.
3) 同, p2.
4) 同, p3.

症例 10
5) 喜多美穂里. 血液疾患に伴う網膜変化. 増田寛次郎, 猪俣 孟, 他（編）：眼科学大系 5. 網膜硝子体・レーザー眼科. p162, 中山書店, 1994.
6) 喜多美穂里. 腫瘍・血液疾患. 眼科診療プラクティス. 85：100, 2002.

症例 19
7) The effect of intensive treatment of diabetes on the development and progression of long-term complications in insulin-dependent diabetes mellitus. The Diabetes Control and Complications Trial Research Group. *N Engl J Med*. 1993 ; 329 : 977-986.
8) Proposed international clinical diabetic retinopathy and diabetic macular edema disease severity scales. *Ophthalmology*. 2003 ; 110 : 1677-1682.
9) Unoki N, Nishijima K, Sakamoto A, et al. Retinal sensitivity loss and structural disturbance in area of capillary nonperfusion of eyes with diabetic retinopathy. *Am J Ophthalmol*. 2007 ; 144 : 755-760.

症例 21
10) Retina Society Terminology Committee

症例 25
11) 吉村長久（編）. 図解眼科. p163, 金芳堂, 2008.
12) 同, p166.
13) 宮本和明. 糖尿病に伴う視神経症. 根本 昭（編）：眼科プラクティス 23 眼科薬物治療 A to Z. p236, 文光堂, 2008.
14) 吉村長久（編）. 図解眼科. p167, 金芳堂, 2008.

症例 26
15) 吉村長久（編）. 図解眼科. p162, 金芳堂, 2008.

索引

欧文索引

数字

3rd line 248

A

acute posterior multifocal placoid pigment epitheliopathy (APMPPE) 204
acute retinal necrosis(ARN) 123
acute zonal occult outer retinopathy(AZOOR) 220, **227**
age-related macular degeneration(AMD) 31
AIDS 網膜症 125
amaurosis fugax 131
anemic retinopathy 72
angioid streaks 36
arteritic anterior ischemic optic neuropathy(AION) 180
autoimmune retinopathy 221

B

Behçet 病 108
—— の診断基準 108
bevacizumab 硝子体注入 141
Bietti crystalline retinopathy 203
birdshot chorioretinitis 204
Blau syndrome 111
Bloch-Sulzberger syndrome 176
blood retinal barrier 242
Bruch 膜の病変 252

C

cancer-associated retinopathy (CAR) 215, 220
central exudative chorioretinopathy 58
central retinal artery occlusion 130, **131**
central retinal vein occlusion 137, **138**
cherry red spot 130, 131
choroidal hemangioma 234
classic CNV 33
clinically significant macular edema(CSME) 19
Coats 病 27
compressive optic neuropathy 182, **187**
cystoid macular edema(CME) 17, 213

D

diabetic macular edema 14, 250
diabetic retinopathy(DR) 14, 144
disc diameter(DD) 194
disc-macular distance(DM) 194
double ring sign 196

E

Eales disease 126
——, 硝子体出血の原因 96
entral serous chorioretinopathy 49, **52**
external limiting membrane (ELM) 248

F

FA 244
familial amyloidotic polyneuropathy(FAP) 84
familial exudative vitreoretinopathy(FEVR) 174
FDG-PET 238
fine KP 116
fundus albipunctatus 201

G

ganglion cell layer(GCL) 246
Gass classification 26
geographic choroiditis 206
geographic helicoid peripapillary choroidopathy(GHPC) 206
Goldman-Favre syndrome 215
Grönblad-Strandberg syndrome 36

H

histospot 61
HLA-B27-related uveitis 110
HTLV-1-related uveitis 125

I

IA 245
idiopathic CVN 58
idiopathic epimacular membrane 3
idiopathic juxtafoveolar retinal telangiectasia(IJRT) 25
——, Type 1 25
——, Type 2 27
idiopathic macular hole 9

incontinentia pigmenti　176
inner nuclear layer(INL)　248
inner plexiform layer(IPL)　248
inner segments(IS)　248
international clinical diabetic retinopathy disease severity scale　150
Irvine-Gass syndrome　18
ischemic optic neuropathy(ION)　181
IS/OS　248

K・L

Kirisawa uveitis　123
lacquer cracks　60, 68
lamellar macular hole　2, 4

M

Müller cell cone　9
macular hole, lamellar　2, 4
macular microhole　12
macular pseudohole　2, 4
Mariotte spot, enlargement　192
masquerade syndrome　86
melanoma-associated retinopathy(MAR)　221
MP-1　151
multiple evanescent white dot syndrome(MEWDS)　205
mutton-fat KP　116

N

nerve fiber layer(NFL)　246
Norrie disease　177

O

occult CNV　33

occult macular dystrophy　229
OCT　245
ocular trauma　99, **101**, 132
operculum　7
optic disk coloboma　193, **194**
optic pit　51
outer nuclear layer(ONL)　248
outer plexiform layer(OPL)　248
outer segment(OS)　248

P

paraneoplastic retinopathy(PR)　221
pattern scan laser photocoagulator(PASCAL)　20
perifoveal posterior vitreous detachment(PPVD)　9
persistent hyperplastic primary vitreous(PHPV)　177
photoreceptor inner and outer segment junction(IS/OS)　248
pit-macular syndrome　**51**, 195
polypoidal choroidal vasculopathy(PCV)　32, **40**
Posner-Schlossman 症候群　118
presumed ocular histoplasmosis　60
primary intraocular lymphoma(PIOL)　86
progressive outer retinal necrosis(PORN)　125
proliferative vitreoretinopathy(PVR)　161
pseudoxanthoma elasticum　36
punctate inner choroidopathy(PIC)　60

R

relative afferent pupillary defect(RAPD)　179, 185, 218
retinal detachment　67
retinal macroaneurysm　92
retinal pigment epithelium(RPE)　248
retinitis pigmentosa　**213**, 214, 222
retinitis punctata albescens(RPA)　203
rhegmatogenous retinal detachment　94, 154, 158, 165
Rieger 型中心性滲出性網脈絡膜炎　58
Roth spot　73

S

sarcoidosis　115
serous retinal detachment　17
serperginous choroiditis　206
spectral-domain OCT　245
sponge-like retinal swelling　17
Stickler vitreous dystrophy　215
superior segmental optic hypoplasia(SSOH)　196

T

Terson syndrome　95
toxocariasis　177

W・X・Y

Wagner 硝子体網膜変性　215
X-linked juvenile retinoschisis　176, 215
Yannuzzi classification　26

和文索引

あ
朝顔症候群　194
圧迫性視神経症　182, **187**

い
イヌ回虫症　177
インドシアニングリーン　241
インドシアニングリーン蛍光眼底
　造影検査(IA)　245
萎縮円孔による網膜剥離　155
萎縮型 AMD　32

う
ウイルス性網膜炎　124
うっ血乳頭　189

え
円孔蓋　7
円孔弁　10
炎性視神経萎縮　183

お
黄斑
　── の皺襞　5
　── の定義　37
　── の毛細血管瘤　23
　── の網膜剥離　47
黄斑円孔　7, 249
　──, 全層　8
　──, 層状　4, 12
　──, 特発性　9
黄斑円孔網膜剥離, 強度近視に伴
　う　67
黄斑偽円孔　4, 250

── の手術適応　6
黄斑前膜　3, 250
　──, 続発性　3
　──, 特発性　3
黄斑浮腫　250
　──, 汎網膜レーザー光凝固後の
　　　　　　　　　　　　　150
　── を生じる主な疾患　18
黄斑部出血, 病的近視の眼底所見
　　　　　　　　　　　　　69
黄斑部の, 漿液性網膜剥離　50
黄斑部網膜分離症　64, **66**

か
ガス注入術　97
加齢黄斑変性(AMD)　31
　──, 硝子体出血の原因　95
　── による網膜出血　78
仮面症候群　86
家族性アミロイドポリニューロパ
　チー(FAP)　84
家族性滲出性硝子体網膜症
　(FEVR)　174
　──, 硝子体出血の原因　96
　── に伴う網膜剥離の治療
　　　　　　　　　　　　　178
外顆粒層　248
外境界膜　248
外傷後の感染対策　102
外傷性眼内炎の対処のポイント
　　　　　　　　　　　　　102
外傷性視神経症　132
外節・網膜色素上皮接合部　248
外網状層　248
　── の病変　250
角膜潰瘍　133
角膜後面沈着物　113
　── の種類　116

感染症による網膜色素変性　214
感染による硝子体混濁　85
眼外傷　132
　── による硝子体出血　99
　── のチェックポイントと治療
　　の原則　103
　── の分類　101
眼科救急疾患　131
眼感染症, 救急　133
眼球破裂　132
眼サルコイドーシスの診断基準
　　　　　　　　　　　　　115
眼脂　71
眼底出血　74
眼底の白点白斑　205
眼底変化
　──, 血液疾患に伴う　73
　──, 血液粘性亢進症候群による
　　　　　　　　　　　　　73
眼内異物　100, 132
眼内炎　133
眼内腫瘍
　── の鑑別診断　235
　── をみたときの診断手順
　　　　　　　　　　　　　238
眼ヒストプラズマ症　60
癌関連網膜症(CAR)　215
　── と鑑別を要する疾患　222

き
岸ポケット　3
球後視神経炎　229
急性後部多発性斑状色素上皮症
　　　　　　　　　　　　　204
急性前部ぶどう膜炎　110, **118**
　──, HLA-B27 関連　110
急性帯状潜在性網膜外層症
　(AZOOR)　220, **227**

急性網膜壊死　123
急性緑内障発作　132
救急を要する眼科疾患　131
巨大乳頭　194
虚血性視神経症　181
共焦点走査型レーザー検眼鏡　152
強度近視
　——，新生血管黄斑症　67
　——，網膜剝離　67
強度近視眼に発症する病態　66
強膜バックリング　155
桐沢型ぶどう膜炎　123
近視性脈絡膜新生血管　60
　——，滲出型 AMD との鑑別　34
近視の眼底所見　68

く
クリスタリン網膜症　203
グリア環　3

け
蛍光眼底造影検査　240
　——の実際　243
蛍光物質　240
血液疾患に伴う眼底変化　73
血液粘性亢進症候群による眼底変化　73
血液網膜柵　242
血糖コントロール，糖尿病網膜症　148
結核腫　126
結核性ぶどう膜炎　126
限局性網脈絡膜萎縮病変，病的近視の眼底所見　69
原発性眼内悪性リンパ腫　86
原発性マクログロブリン血症による眼底変化　73

こ
光視症　158
後部硝子体剝離，硝子体出血の原因　94
後部ぶどう腫，強度近視に伴う　68
虹彩結節　113
虹彩毛様体炎　123
格子状レーザー凝固術　20
高血圧網膜症による網膜出血　79

さ
サイトメガロウイルス網膜炎　124
サルコイドーシス　115
　——，硝子体出血の原因　96
細菌性網膜炎　124
散弾状脈絡網膜炎　204

し
視細胞外節　248
視細胞層の病変　250
視細胞内節　248
視細胞内節／外節境界部（IS/OS）　248
視神経萎縮　181
視神経乳頭
　——，大きな　194
　——，蒼白　179
視神経乳頭形態異常　192
視神経乳頭欠損　193，**194**
視神経乳頭腫脹　185
　——をきたす代表的な疾患　188
視神経乳頭小窩　51，195
視神経乳頭ドルーゼン　190
視野狭窄　218
視野欠損　158

色素失調症　176
若年網膜色素変性の鑑別診断　214
若年網膜分離症　176
腫瘍による圧迫性視神経症　187
出血性色素上皮剝離　75
硝子体黄斑牽引症候群　3，249
硝子体混濁　81
　——を生じる主な病態　85
硝子体サンプルのとり方　87
硝子体手術　159
　——，糖尿病網膜症　148
硝子体出血　77，**92**
　——，外傷による　99
　——による急激な視力低下　89
　——を生じる疾患　92
硝子体網膜ジストロフィ　215
漿液性網膜剝離　17
　——，黄斑部の　50
上方視神経部分低形成　196
神経線維層　246
真菌性眼内炎　110
進行性網膜外層壊死　125
新生血管黄斑症，強度近視　67
滲出型 AMD　32
　——と鑑別すべき疾患　34

す
スペックルノイズ　245
錐体ジストロフィ　214，229

せ
全身疾患に合併する網膜色素変性症　214
全層黄斑円孔　8
前部虚血性視神経症　188
前部視神経炎　188
前房蓄膿　105
　——がみられる疾患　109

そ

組織プラスミノーゲンアクチベーター　97
相対的求心性瞳孔異常（RAPD）　179, 185, 218
層状黄斑円孔　4, 12, 249
蒼白視神経乳頭　179
　——とその鑑別　181
増殖硝子体網膜症　161
増殖前糖尿病網膜症　146
増殖糖尿病網膜症　147
増殖膜, 血管を伴う　143
粟粒結核　126
続発性, 黄斑前膜　3

た

多発一過性白点症候群　205
多発性後極部色素上皮症　50
多発性骨髄腫による眼底変化　73
第3のライン　248
単純糖尿病網膜症　146
単性視神経萎縮　182
弾性線維性仮性黄色腫　36

ち

地図状脈絡膜炎　206
中心暗点　7, 29
中心窩と黄斑の形態　249
中心窩分離症　64, 66
中心性漿液性脈絡網膜症　49, 52
　——とポリープ状脈絡膜血管症の漿液性網膜剝離　54
　——と脈絡膜血管透過性亢進　53
　——のFAパターン　52
中心性滲出性脈絡膜新生血管　58
中枢神経原発悪性リンパ腫（PCNSL）　86

て

停止性夜盲　202
点状脈絡膜内層症　60
転移性脈絡膜腫瘍　235

と

ドルーゼン　203
　——, ポリープ状脈絡膜血管症と　45
糖尿病黄斑浮腫　14, 250
　——のOCT所見　17
　——の治療選択　20
糖尿病乳頭症　189
糖尿病ぶどう膜炎　110
糖尿病網膜症　144
　——, 硝子体出血の原因　94
　——による網膜出血　78
　——の国際分類　150
　——の治療　147
　——の病期分類　145
　——の病態　145
橙赤色隆起病巣を伴う黄斑病変　38
橙赤色隆起病巣, 眼底後極部の　231
動脈炎性虚血性視神経炎に対する治療の効果評価　184
動脈炎性前部虚血性視神経症　180
瞳孔不同　133
瞳孔ブロック　132
特発性黄斑円孔　9
特発性黄斑前膜　3
特発性傍中心窩毛細血管拡張症（IJRT）　25
特発性脈絡膜新生血管　58
　——, 滲出型AMDとの鑑別　34

豚脂様角膜後面沈着物　113, 116, 123
鈍的外傷, 硝子体出血の原因　96

な

内因性ぶどう膜炎による硝子体混濁　85
内顆粒層　248
内境界膜下出血　76, 97
内網状層　248

に

乳頭炎　188
乳頭コロボーマ　193
乳頭小窩黄斑症候群　51, 195

の

脳動脈瘤　133
囊胞様黄斑浮腫　17
　——, 網膜色素変性症に伴う　213

は

白色微細角膜後面沈着物　116
白点状眼底　201
　——に特徴的な所見　202
白点状網膜症　203
白点白斑, 眼底の　205
白血病網膜症　74
原田病　50, 116
　——, 硝子体出血の原因　96
半側網膜中心静脈閉塞症　138
汎網膜レーザー光凝固後の黄斑浮腫　150

ひ

ピット　51, 195
びまん性網脈絡膜萎縮病変, 病的
　近視の眼底所見　68
飛蚊症　158
光干渉断層計(OCT)　245
病的近視の眼底所見分類　68
貧血に伴う網膜症　72

ふ

フルオレセイン蛍光眼底造影検査
　(FA)　244
フルオレセインナトリウム　240
ぶどう膜炎　105
　——, HTLV-1関連　125
　——, 桐沢型　123
　——, 結核性　126
　——, 硝子体出血の原因　96
　—— に伴う脈絡膜新生血管　60
　—— による黄斑浮腫　18
複視　133

へ

ヘルペス性虹彩炎　110
変性近視　63

ほ

ポリープ状脈絡膜血管症(PCV)
　　　　　32, 40
　——, 大きな出血性網膜色素上皮
　　剥離を伴う　44
　——, 滲出型AMDとの鑑別
　　　　　34
　——, 中心性漿液性脈絡網膜症と
　　紛らわしい　43
　—— とドルーゼン　45
胞状網膜剝離　50

ま・み

マイクロペリメータ　151
未熟児網膜症　175
脈絡膜悪性黒色腫　235
脈絡膜外腔出血　74
脈絡膜血管腫　234
脈絡膜骨腫　236
脈絡膜新生血管(CNV)　56
　——, 弱年者の　60
　——, ぶどう膜炎に伴う　60

も

盲点拡大　224
　—— を示す疾患　229
網膜
　—— の層構造　246
　—— の白濁　128
　—— の白点　197
　—— の白点を生じる疾患　202
網膜炎
　——, ウイルス性　124
　——, 細菌性　124
網膜外層の病変　250
網膜下出血　75
　—— の治療　97
網膜芽細胞腫　237
網膜細動脈瘤　92
　——, 硝子体出血の原因　95
　——, 滲出型AMDとの鑑別
　　　　　36
　—— による網膜出血　78
網膜最外層の病変　250
網膜色素上皮　248
　—— の病変　252
網膜色素線条, 滲出型AMDとの
　鑑別　36
網膜色素変性症　213, 214, 222
　——, 全身疾患に合併する　214
　—— と遺伝子異常　216

　—— に伴う囊胞様黄斑浮腫
　　　　　213
網膜出血　71, 75
　—— を生じる疾患　78
網膜硝子体界面の病変　249
網膜静脈炎　126
網膜静脈の拡張蛇行　135
網膜静脈分枝閉塞症　140
　——, 硝子体出血の原因　94
網膜静脈閉塞症による網膜出血
　　　　　78
網膜神経節細胞層　246
網膜滲出性病変　113
網膜皺襞　1, 3
網膜性視神経萎縮　183
網膜前出血　77
網膜中心静脈閉塞症　137, 138
　——, 硝子体出血の原因　95
　—— に伴う眼底所見　139
網膜中心動脈閉塞症　130, 131
　—— に伴う眼症状・所見　130
網膜動脈炎　121
網膜内血管腫状増殖, 滲出型
　AMDとの鑑別　34
網膜内層の病変　250
網膜剝離
　——, 黄斑の　47
　——, 眼底周辺部の無血管野を
　　伴った　171
　——, 強度近視の　67
　——, 高齢者の　158
　——, 若年者の　154, 175
　——, 硝子体出血の原因　94
　——, 裂孔不明の　164
　—— における眼底検査のポイン
　　ト　157
網膜分離症, 近視による　66, 250
網膜膨化　17
網膜毛細血管拡張を生じる主な疾
　患　26
網膜裂孔, 硝子体出血の原因　94

や・ゆ

夜盲　197, 209
薬剤中毒による網膜色素変性　214
夕焼け状眼底　117

り・れ

緑内障性視神経萎縮　183

レーザー光凝固術
　——, 糖尿病黄斑浮腫に対する　20
　——, 糖尿病網膜症に対する　147
裂孔検出方法
　——, 術前の　166
　——, 術中の　169

裂孔原性網膜剥離
　——, 高齢者の　158
　——, 若年者の　**154**, 175
　——, 裂孔不明の　165
裂孔不明の網膜剥離　164

ろ・わ

ロドプシン遺伝子　216
ワイドビューシステム　163